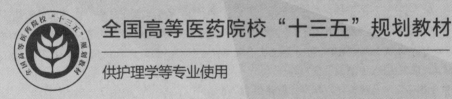

全国高等医药院校"十三五"规划教材

供护理学等专业使用

护理人际沟通与礼仪

主　编　谢　虹　王向荣　余桂林

副主编　文　华　任海静　笪玉荣　程　甦

编　者　（以姓氏笔画为序）

王向荣　湖北中医药大学

文　华　泸州医学院护理学院

任海静　河北大学护理学院

刘　静　武汉科技大学附属华润武钢总医院

杨　茜　泸州医学院护理学院

余桂林　武汉科技大学医学院

贺利平　长治医学院护理学院

贺清明　延安大学医学院

笪玉荣　江汉大学护理与医学技术学院

程　甦　武汉科技大学医学院

谢　虹　蚌埠医学院

廖碧珍　重庆医科大学

华中科技大学出版社

http://www.hustp.com

中国·武汉

内 容 简 介

本书是全国高等医药院校"十三五"规划教材。

本书依据护士应具备的沟通与礼仪修养要素,从各类医学、护理沟通与礼仪教育涉及的基本范围中,精选了重要内容进行重新整合。本书共八章,主要介绍了礼仪的起源与发展、人际沟通基本理论、人际关系基本理论、人际冲突协调、人际沟通技巧、护患沟通基本原理、治疗性沟通、临床常见情景应对、日常礼仪、护士礼仪的基本素养、求职礼仪、护士人文修养等。

本书可供全国高等医药院校护理学等专业使用。

图书在版编目(CIP)数据

护理人际沟通与礼仪/谢虹,王向荣,余桂林主编. —武汉:华中科技大学出版社,2017.1(2020.1重印)
全国高等医药院校"十三五"规划教材
ISBN 978-7-5680-2288-0

Ⅰ.①护… Ⅱ.①谢… ②王… ③余… Ⅲ.①护理学-人际关系学-医学院校-教材 ②护理-礼仪-医学院校-教材 Ⅳ.R47

中国版本图书馆 CIP 数据核字(2016)第 261019 号

护理人际沟通与礼仪 谢 虹 王向荣 余桂林 主编
Huli Renji Goutong yu Liyi

策划编辑:荣 静
责任编辑:罗 伟
封面设计:原色设计
责任校对:马燕红
责任监印:周治超
出版发行:华中科技大学出版社(中国·武汉) 电话:(027)81321913
　　　　　武汉市东湖新技术开发区华工科技园 邮编:430223
录　排:华中科技大学惠友文印中心
印　刷:武汉市籍缘印刷厂
开　本:787mm×1092mm 1/16
印　张:11.5
字　数:293千字
版　次:2020 年 1 月第 1 版第 3 次印刷
定　价:29.80 元

全国高等医药院校"十三五"规划教材编委会

前言

QIANYAN

随着医学模式的转变,医学得到了巨大的发展,医学工作的内涵远远超出了疾病医学的范畴。美国的一位医生特鲁多说过这样一句话:"有时,去治愈;常常,去帮助;总是,去安慰。"这句名言道出了医学所能起到的作用,从另外一个角度诠释了医学,揭示了医学的真谛。时至今日,很多医务人员仍在践行着这句名言,表达着医学对生命的挂牵。要做到这些,除了需要丰富的科学知识和实践积累,还需要医学人员具备丰富的人文知识与精神,包括沟通技巧、礼仪素养。

人类生活离不开人际沟通,医学健康促进活动是一种高层次的实践活动,更离不开人际沟通。然而要准确地表达自己和理解别人常常十分困难。医者通常不会有各种疾病的亲身体验,当患者向医者诉说他的痛苦、陈述他的感受时,医者不一定都能理解、都能产生共鸣;同样,当医者表达诊疗意见、提出配合要求时,也不一定能全被患者领会、赢得患者的合作。

医学界的人际沟通是一门值得研究的学问。医患交流知识和技能的学习之所以需要贯穿于医学教育全程,落实在医学服务实践中,是因为医者的医患交流水平直接或间接地关联着医学服务质量、效率和效益,影响到社会的文明与和谐。

南丁格尔说过:"护士其实是没有翅膀的天使,是真善美的化身。"作为一名护士,要陪伴所护理的人和家庭共同走过生命的旅程,一同经历生之奇迹到死之神秘。护士与期盼和渴求健康、愤怒和沮丧、痴呆和精神失常、快乐和绝望等各种各样的人相处。护士同处于压力之下的患者、家庭及同事进行沟通。护士不仅是患者的代言人,还是具有不同护理理念的跨学科队伍中的一员。护士接受专业的教育培训,进行护理科研。护士扮演着管理者、领导者、感染控制专家、质控专家和健康教育者等不同的角色。护士将临床技术同他们对卫生保健的理解相融合,以掌握获取护理信息的技能。护士们走进社区,改善社区广大人群的健康。护士为护理对象提供健康教育,帮助他们改掉不良习惯。这一切离不开良好的沟通,也离不开礼仪的润滑。

本书依据护士应具备的沟通与礼仪修养要素,从各类医学、护理沟通与礼仪教育涉及的基本范围中,精选了重要内容进行重新整合。教材一共分为八章,主要介绍了礼仪的起源与发展、人际沟通基本理论、人际关系基本理论、人际冲突协调、人际沟通技巧、护患沟通基本原理、治疗性沟通、临床常见情景应对、日常礼仪、护士礼仪的基本素养、求职礼仪、护士人文修养等。为便于学习,各章前列出了学习要点、学习目标,章节中有案例分析,为了加深对学习内容的理解,章节后还拓展了思考题,部分章节还设置了实训方案,以提高实践应用能力。

提高护士人际沟通能力是护理教育及护理管理者面临的任务。护理礼仪与人际沟通能力的培养绝非一朝一夕之功,还需要广大医学工作者共同努力。虽然我们努力使本书有较大的进步,但由于"护理人际沟通与礼仪"是十分年轻的学科和学术范畴,鉴于我们的水平和编写经验有限,书中不妥、疑惑、疏漏及不成熟之处,我们真诚地期待使用本教材的广大师生、医护人员、读者及专家和同行予以批评指正,以使我们不断进步提高。

编　者

2016 年 12 月

目录

MULU

第一章　人际沟通与礼仪导论

本章要点

自人类诞生之日起,"礼仪"和"沟通"就伴随着整个人类的发展过程,促进了社会文明的进步与发展。学会沟通、懂得礼仪是现代社会人必备的能力。在导论这一章,我们将阐述"人际沟通"、"礼仪"的概念和内涵,介绍礼仪的起源与发展历程,分析礼仪对形象塑造、家庭、工作、人际交往的影响,并以此为基础探讨人际沟通与礼仪对医学、护理工作者的意义。

学习目标

识记:人际沟通的基本特征、人际沟通的功能、礼仪的作用。

理解:

1. 解释下列名词:沟通、人际沟通、礼仪。

2. 理解礼仪对形象塑造、家庭、工作、人际交往的影响。

3. 通过了解礼仪的起源与发展,理解礼仪与社会发展的关系。

应用:能够结合工作、生活实际,正确把握人际沟通与礼仪在护理工作中的重要性。

在人类发展的历史长河中,很多错综复杂的因素交织在一起促进了社会文明的进步与发展。在这些熠熠发光的璀璨明珠里,"礼仪"和"沟通"无疑是难以磨灭的两颗。自人类诞生之日起,礼仪和沟通就伴随着整个人类的发展过程,深深地打下了人类发展的印记,也记录着人类从蒙昧野蛮走向高尚文明的发展历程。

第一节　什么是人际沟通

人际沟通自古有之,可以说自人类诞生起,沟通就无处不在。在远古时期,人类的祖先是用声音、动作、手势、表情来传递信息,表达感情的。随着认知的进步,人类又逐渐学会了用符号(如刻木、刻石、结绳、烽火等)传递信息。再后来人类创造了语言和文字,使得沟通交流活动变得更为方便、丰富、广泛而久远。近代,随着传播技术的发展,特别是媒介技术的发展,人际沟通方式也发生了很大的改变。人们不仅可以通过书信、电话进行交流,还可以通过互联网、视频进行交流。进入 21 世纪的今天,沟通作为人类赖以生存与发展的一种行为模式,无论是其深度还是广度,都达到了前所未有的程度。人类用自己的智慧创新着沟通、实践着沟通。没有沟通,人类社会的文明进步就不可能达到今天这样的高度和水平。现代人只有提高自我的人际沟通水平,才可能获得成功。

一、人际沟通的含义

汉语"沟通"一词的本义是指开沟使两水相通,后引申为彼此联通、相通。它与英文"communication"相对应。《大英百科全书》对"communication"的解释是"用任何方法,彼此交换信息"。沟通有广义和狭义之分。狭义的沟通是指以信息符号为媒介进行的人与人之间的社会行为交互活动,在活动的过程中信息发出者通过一定的途径或方式将信息传递给信息接受者。广义的沟通则是指整个社会的互动过程,不仅包含信息、思想、观念、知识、兴趣、感情、情绪等信息,还包括相互作用个体的全部行为。

人际沟通(interpersonal communication)是发生在人与人之间、群体与群体之间、人与群体之间彼此交流思想、感情和知识等信息的过程。它通过言语、副言语、表情、手势、体态以及社会距离等方式来实现。通过沟通,人际双方达到对信息的共同理解和认识,增进相互的了解与信任,形成良好的人际关系,从而实现对行为的调节。

二、人际沟通的特征

1. 目的性 沟通的本质是信息传递,而信息的交流与传递最终还是服务于人们的需要,即服务于沟通者的动机和目的性。任何沟通都有其目的存在,或服务于心理、情感需要,或服务于决策需要,或服务于社会功能,如购物、学习、问路等。

2. 互动性 人际沟通不同于通讯设备之间简单的信息往复,它是沟通双方的信息传递、反馈、再传递、再反馈,如此循环且螺旋上升的交流活动。沟通的目的主要是增进彼此认识和了解,促进双方达成共识,建立信任、合作、支持的互利互惠关系。在沟通过程中,沟通双方都需要准确判断对方的动机、目的、立场,并不断地将自己对信息的理解反馈给对方,并关注对方的反馈,再根据反馈及时调整自己的沟通内容和方式,以达到沟通目的。这种交流是对称的、相互影响、相互作用的,沟通双方都是积极的主体。

3. 符号公识性 人与人之间的交流是借助符号实现的。这不仅是指双方应有相同的词汇和语法体系,而且要对语义有相同的理解。语义在很大程度上依赖于沟通情境和社会背景,沟通场合以及沟通者的社会、政治、宗教、职业和地位的差异都会对语义的理解产生影响。如使用方言时,非本地人可能无法理解。因此,沟通双方需要相同的语言体系,沟通才能实现。

4. 情境制约性 任何沟通都是在一定情境下进行的。由于对社会交往情境理解的不统一,个体心理特征的差异,或是交流双方的文化特征,如风俗习惯、宗教信仰、民族观念等不统一,可能造成理解的差异。如"你吃了吗"这句话,中国人认为是客套话,而美国人可能认为你想请他吃饭。再如数字 13,不同国家对其理解不一样,有的国家认为它是吉利数字,有的认为它是不吉利的。这些都与使用的符号无关,而与不同的风俗情境有关。

5. 关系性 在任何的沟通中,人们不只是分享内容,而且会显示彼此之间的关系。在互动行为中涉及关系中的两个层面,一种是呈现于关系中的情感,另一种是人际沟通中关系的本质在于界定谁是主控者。而关系的控制层面有互补的,也有对称的。在互补关系中,一人让另一人决定谁的权力较大,所以一人的沟通讯息可能是支配性的,而另一人的信息则是在接受这种支配性。在对称关系中,人们不同意有谁能居于控制的地位,当一人表示要控制时,另一人将挑战他的控制权以确保自己的权力。或者是一人放弃权力而另一人也不愿承担责任。互补关系比对称关系较少发生公然的冲突,但是在对称关系中,权力较可能均等。

6. 形式多样 沟通可能是语言性的,也可能是非语言性的。如眼神、手势、动作、体态、语气、语调、面部表情等能够表现出非语言沟通信息,而书信、文摘等文字沟通,能够传达出其所表示的含义。一个人伤心时可以选择"大声哭泣"来宣泄自己,也可以蹲在某个角落不动。这些都是沟通的表达方式,并且可以排列组合,表达更复杂的含义。

三、人际沟通的功能

沟通在人们的社会生活中占有重要的地位。有科学家统计,人醒着的时候,接近70%的时间都在进行沟通,信息沟通占据了人一生中的大多数时间。英国作家萧伯纳曾经打过一个比喻:如果你有一个苹果,我有一个苹果,彼此交换后我们都只有一个苹果。但是,如果你有一种思想,我有一种思想,彼此交换后,我们每个人都有两种思想。任何一个人,他的时间和精力都是有限的,人要想适应外面不断变化的世界,就需要学会"海纳百川,博采众长","取人之长,补己之短"。良好的沟通是个人走向成功的阶梯。

1. 生理功能(physiological function) 人类作为有机体必须保持与外界环境的联系,必须接受外界的刺激,才能够维持正常的生命活动。1954年,心理学家贝克斯顿在加拿大的麦克吉尔大学进行了著名的"感觉剥夺"实验。他将志愿者关在一个和外界断绝(声音、光线均断绝)联系的实验室里,身体的各个部位也被包裹起来,以尽可能减少触觉体验。实验期间,除了给志愿者必要的食物外,断绝了一切外界的刺激。结果,仅仅三天的时间,志愿者的身心就出现了严重障碍。甚至连大动作的准确性都受到了严重损害。研究结果显示:人的生存离不开外界刺激,离不开沟通。

2. 心理功能(psychological function) 每个人都有沟通交流的需要。通过沟通交流,人们可以抒发自己内心的喜怒哀乐,增加彼此之间的感情交流,保持心理的平衡和健康。沟通还有助于人们增进自我了解,促进自我发展。在社会生活中,人与人之间时时刻刻都在进行着信息的交流与沟通,沟通者通过自省或者他人对自己的信息反馈不断地认识自我,完善自我,从而达到自我意识的发展与成熟,形成良好的个性心理品质。狼孩的例子正说明了,如果缺乏与人沟通的机会,没有沟通的经验,人们将失去自我识别感,就谈不上心理成熟与成长。

3. 社会功能(social function) 调节是指人们给自己制定行为标准,用自己能够控制的奖赏或惩罚来加强、维护或改变彼此的行为,使之达到一种平衡和谐状态的过程。人际关系确立后,如果缺乏正常的沟通就会使关系疏远、停滞、流于形式或产生误会,甚至会产生中断或恶化。相反,如果沟通做得比较及时和有效,不仅能加深彼此之间的人际感情,还能够使它朝着一个越来越好的态势发展。例如,马路上要维持好正常的交通秩序才能使车辆和行人有条不紊地安全通过马路;学校要制定合理的规范和行为准则,才能够保证良好的教学秩序。这些都离不开信息的传播沟通和调节作用。人际沟通的调节作用是保证社会正常运行的不可或缺的一部分。

4. 决策功能(decision function) 在日常的生活、工作、学习中,我们时时刻刻都在做决策,今天吃什么菜,买什么样的衣服,和谁一起去看电影,几点钟开始会议。这些决定有些是自己完成的,有些则是与他人共同商讨的情况下共同完成,最终实现决策的两个方面的功能:

促进信息交换和影响他人。准确和实时的信息是做出有效决策的必要前提。这些信息有些是通过自己获取的,有些是通过网络、电视或者别的传媒获取的,有些是通过与他人的沟通交流而获取的。这些信息时时刻刻在进行着交换,同时时时刻刻也在影响着他人的知识、信念和行动。

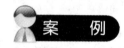

人际沟通的可能性有多大?

人与人之间建立沟通和进行交往的可能性远比我们想象的要大得多。让我们做一个小实验。假设在北京这样一个大城市中,你随便找一个人微言轻的目标人,间接交给他一封信。这封信必须通过相互熟悉的人转交,直到由那个目标人熟悉的人转交给他本人。请你想一想,从你开始,要经过多少次两两相互熟悉的人做中介,才能将你与这个纯粹随机选择的目标人联系在一起呢? 1000次? 500次? 心理学家米尔格拉姆通过研究证实,在一个超过200万人的群体中,只需2~10次转手,信件就可以交到收信人手中,最少只需要2次。其实,世界就是这样小!

第二节　什么是礼仪

礼仪是现代社会文明进步的标志,它是衡量一个国家和民族文明程度的重要尺度,也是一个人修养水平的具体体现。我国是一个历史悠久的文明古国,素有礼仪之邦的美称。在几千年的民族文化发展过程中,逐渐形成了一套系统完整的礼仪思想和行为规范,而重礼仪、守礼法、行礼教也已深深地融入了炎黄子孙的民族性格和文化心理,成为中华民族的文化特质,影响着中国社会的进步与发展。在现代化社会的今天,人际间交往日益广泛,国际间交流日益频繁,学习礼仪常识,提高自身修养,越来越成为每个人的必修课,注重礼仪越来越成为人们的一种共识。

一、礼仪的含义

礼仪一词由来已久,《春秋左传正义》称:"中国有礼仪之大,故称夏;有服章之美,谓之华"。《史记·礼书》曰:"至秦有天下,悉内六国礼仪,采择其善。"这里的礼仪包含了礼节和仪式两种含义,这是我国传统的解释。"礼"字和"仪"字指的都是尊敬的方式。"礼",多指个人性的,如鞠躬、欠身等,就是礼节;"仪",则多指集体性的,如开幕式、阅兵式等,就是仪式。古人讲"礼者敬人也",就指出了礼仪的本质是对人的尊敬。

英语中"礼仪"一词"etiquette"是由法语演变而来的。法语原意是指法庭上的"通行证",用来发给进入法庭的每一个人,上面写有进入法庭时应遵守的事项,作为入庭后的行为准则。后来,各种其他场合也都制定了相应的行为规则,这些规则由繁而简,形成体系,逐渐得到人们的公认,成为共同遵守的礼仪。

当今,人们给予礼仪的定义是人们在相互交往中,为表示相互尊重、敬意、友好而约定俗成的、共同遵循的行为规范和交往程序。它是人们在社会交往中由于受历史传统、风俗习惯、宗教信仰、时代潮流等因素而形成的,既为人们所认同,又为人们所遵守,是以建立和谐关系为目的的各种符合交往要求的行为准则和规范的总和。它既可以指在较大、较正规的场合隆重举行的各种仪式，也可以泛指人们在社交活动中的礼貌礼节，包含了礼貌、礼节、仪式三个方面。

礼貌是指人们在日常交往中，相互表示尊重和友好的品质和行为。礼貌总是在一个人待人接物的过程中，通过仪表、仪容、仪态及言谈举止来体现。对一个人来说，礼貌体现了时代风尚、道德规范，体现了人们的文化修养、文明修养。在日常社会中，人们难免发生这样或那样的矛盾，如果能够讲究礼貌，相互尊重，相互谅解，矛盾容易得到化解，生活就会充满友好和温馨。

礼节是人们在人际交往中，表示问候、祝愿、致意的常用形式，是表示对他人尊重与友好的外在行为规范。礼节与礼貌相比，礼节处在表层，礼节总是表现为一定的动作、行为。比如，尊重师长的礼节是见到长辈和老师要问好和行礼。表示对他人的欢迎，可以通过见到客人时起立、握手、微笑等礼节来表现。借助这些礼节，对他人的尊重与友好得到了适当的表达。

仪式是指在一定场合，为表示尊重、敬意、友好而举行的具有专门程序化行为规范的活动，如颁奖仪式、签字仪式、婚礼仪式、开业仪式、升旗仪式等。不论哪种仪式，都是非常郑重的社交活动，气氛要么隆重，要么庄严，要么神圣，要么肃穆。无论是主办方还是参加者，都必须遵守一定的流程、礼仪惯例、举止和言行。

二、礼仪的起源与发展

中华民族是人类文明的发祥地之一，有着五千年的文明历史，文化传统源远流长，礼仪作为中华民族文明的标志，有着同样悠久的历史。

（一）礼仪的萌芽

礼仪起源于原始社会的中、晚期，大约旧石器时代出现了礼仪的萌芽。那个时期，人们对日月星辰更替、风雨雷电变幻、灾害瘟疫流行等自然现象不能解释，认为鬼神、祖先是唯一能对人类生活进行干预的超自然的力量，因此用礼器举行祭祀仪式，以表达对神灵和祖先的敬献和祈求。生活在距今约1.8万年前的北京周口店山顶洞人，开始用穿孔的兽齿、石珠作为装饰品，挂在脖子上装扮自己。他们还在去世的族人身旁撒放赤铁矿粉，举行原始宗教仪式，这是迄今为止中国发现的最早的葬仪。公元前1万年左右，人类进入了新石器时代。这一时期，人们不仅会制作精细的磨光石器，而且开始从事农耕和畜牧。在其后的数千年岁月里，原始礼仪渐具雏形。例如在今天西安附近的半坡遗址中，发现了生活距今约五千年前的半坡村人的公共墓地。墓地中坑位排列有序，死者的身份有所区别，有带殉葬品的仰身葬，还有无殉葬品的俯身葬。此外，仰韶文化时期的其他遗址及有关资料表明，当时人们已经注意尊卑有序、男女有别。长辈坐上席，晚辈坐下席，男子坐左边，女子坐右边等礼仪日趋明确。公元前21世纪至公元前771年，中国由金石并用时代进入青铜时代。金属器的使用，使农业、畜牧业、手工业生产跃上一个新台阶。随着生活水平的提高，社会财富除消费外有了剩余并逐渐集中在少数人手里，因而出现了阶级对立，原始社会由此解体，礼仪也开始发生变化。

（二）礼仪的发展

进入奴隶制社会，大规模的奴隶劳动使社会生产力有了很大的提高，社会文明也进一步发展，人与自然、人与人之间的关系也更加深入和复杂。在这一阶段，人们修订了比较完整的国家礼仪和制度,提出了许多重要的礼仪概念,确定了崇古重礼的文化传统。

夏、商、周所处的奴隶社会,整个礼仪的思想基础都建立在鬼神、天命迷信上。商代的礼仪主要是祭祀祖先和鬼神,礼制则始于殷而成于周。周人把"礼"与"德"结合起来,逐步扩展为吉礼、凶礼、宾礼、军礼、嘉礼等各种礼制。"五礼"的范围基本包容了中国古代社会生活的各个领域,全面地规范着整个社会生活,制约着人们的行为,并逐步成为一种具有相对稳定性的精神内容。它的系统性和完备性,充分反映了上古时代中华民族的尚礼精神。西周末期,王室衰微,诸侯争霸。公元前770年,周平王东迁洛邑,史称东周。承继西周的东周王朝已无力全面恪守传统礼制,出现了所谓"礼崩乐坏"的局面。春秋战国时期是我国的奴隶社会向封建社会转型的时期。在此期间,相继涌现出孔子、孟子、荀子等思想家,他们发展和革新了礼仪理论。孔子(公元前551—公元前479年)是中国古代大思想家、大教育家,他首开私人讲学之风,打破贵族垄断教育的局面。他删《诗》、《书》,定《礼》、《乐》,赞《周易》,修《春秋》,为历史文化的整理和保存做出了重要贡献。他编订的《仪礼》,详细记录了战国以前贵族生活的各种礼节仪式。《仪礼》与前述《周礼》和孔门后学编的《礼记》,合称"三礼",是中国古代最早、最重要的礼仪著作。孔子认为,"不学礼,无以立。"(《论语·季氏篇》)"质胜文则野,文胜质则史。文质彬彬,然后君子。"(《论语·雍也》)他要求人们用道德规范约束自己的行为,要做到"非礼勿视,非礼勿听,非礼勿言,非礼勿动。"(《论语·颜渊》)他倡导"仁者爱人",强调人与人之间要有同情心,要互相关心,彼此尊重。孔子对礼仪的本质与功能的阐述,把礼仪理论提高到一个新的高度。孟子(约公元前372—公元前289年)是战国时期儒家主要代表人物。在政治思想上,孟子把孔子的"仁学"思想加以发展,提出了"王道"、"仁政"学说和民贵君轻说,主张"以德服人"。在道德修养方面,他主张"舍生而取义"(《孟子·告子上》),讲究"修身"和培养"浩然之气"。荀子(约公元前298—公元前238年)是战国末期的大思想家。他主张"隆礼"、"重法",提倡礼法并重。他说:"礼者,贵贱有等,长幼有差,贫富轻重皆有称者也。"(《荀子·富国》)荀子指出:"礼之于正国家也,如权衡之于轻重也,如绳墨之于曲直也。故人无礼不生,事无礼不成,国家无礼不宁。"(《荀子·大略》)荀子还提出,不仅要有礼治,还要有法治。只有尊崇礼,法制完备,国家才能安宁。荀子重视客观环境对人性的影响,倡导学而至善。这些礼仪理论和礼仪思想深入人心,传承沿袭,深刻地影响着世世代代炎黄子孙的心态、仪表和交际行为。

公元前221年,秦王嬴政统一了中国,建立了中国历史上第一个中央集权的封建王朝。秦始皇在全国推行"书同文"、"车同轨"、"行同伦"。汉代时,孔门后学编撰的《礼记》问世。《礼记》共计49篇,包罗宏富。其中,有讲述古代风俗的《曲礼》(第1篇),有谈论古代饮食居住进化概况的《礼运》(第9篇),有记录家庭礼仪的《内则》(第12篇),有记载服饰制度的《玉藻》(第13篇),有论述师生关系的《学记》(第18篇),还有教导人们道德修养的途径和方法,即"修身、齐家、治国、平天下"的《大学》(第42篇)。总的来说,《礼记》堪称集上古礼仪之大成,上承奴隶社会、下启封建社会的礼仪汇集,是封建时代礼仪的主要源泉。盛唐时期,《礼记》由"记"上升为"经",成为"礼经"三书之一(另外两本为《周礼》和《仪礼》)。宋代时,出现了以儒家思想为基础,兼容道学、佛学思想的理学,朱熹和程颐兄弟为其主要代表。程颐兄弟认为,"父子君臣,天下之定理,无所逃于天地间。"(《二程遗书》卷五)"礼即是理也。"(《二程遗书》卷二十五)朱熹进一步指出,"仁莫大于父子,义莫大于君臣,是谓三纲之要,五常之本。人伦天理之至,无所逃于天地间。"(《朱子文集·未垂拱奏礼·二》)家庭礼仪著作硕果累累,是宋代礼仪发展的另一个特点。在大量家庭礼仪著作中,以撰《资治通鉴》而名垂青史的北宋史学家司马光(公元 1019—1086 年)的《涑水家仪》和以《四书集注》名扬天下的南宋理学家朱熹(公元 1130—1200 年)的《朱子家礼》最著名。明代时,交友之礼更加完善,而忠、孝、节、义等礼仪日趋繁多。

礼仪的演变有其内部的思想哲学根源。儒家学者宣传"礼教",提倡以修身、真诚为本,认为"对人诚实无妄"是礼的最高境界。儒家礼仪将各种人的关系划分为五类,即君臣、父子、兄弟、夫妇、朋友,谓之"五伦"。各类人际关系中都规定相应的道德规范,这就是君惠臣忠、父慈子孝、兄友弟恭、夫义妇顺、朋友信诚。这些道德原则化为具体的行为规范,就是各种各样的礼仪。此外,道家崇尚自然无为,主张废除礼仪道德;法家主张以法代礼,实行强权政治;墨家以义代礼,主张平等、博爱、利他。这些学派都分别影响着后代礼仪的发展,形成了灿烂多姿的中国文化。礼仪的变化还与法律的发展有关。礼仪和法律都是社会公认的行为规范,但二者维护规范的力量不同。法律是依靠国家的权力来维护的,带有强制性,而礼仪的维系主要来源于文化传统、风俗习惯、社会舆论和道德准则。随着现代社会的发展,法律不断被修改和完善,法律与礼仪相互融通。一方面,许多礼仪规范变成了法律,如保护环境、保护妇女儿童合法权益等;另一方面,一些原先作为法律的内容,也被划为礼仪的范畴,如服饰、称呼等礼节。

(三)现代礼仪的发展

现代礼仪的出现和发展,反映了社会形态的巨大变革和社会文明程度的提高。在古代,礼仪的含义很广,既包括一般的行为规范,又涵盖政治、法律制度。近代以来,礼仪的范畴逐渐缩小,礼仪与政治体制、法律典章、伦理道德等基本分离。现代礼仪以科学精神、民主思想和现代生活为基础,删去了繁文缛节的内容,摆脱了封建落后的成分,反映了新型的社会关系和时代风貌。现在,我国对重大活动、重要事件的仪式、程序及出席人士的安排等都作出了具体规定,日常的行政、经济、文化、军事活动中的各种公务礼仪礼节也在不断得以完善。随着社会的发展及文明程度的提高,新的礼仪形式不断出现,交际礼仪、节庆礼仪、人生礼仪等各种新的形式越来越被人们广泛接受。同时国际交流的不断加强,也促进了世界各民族的礼仪礼节风俗的交流,使我国的传统礼仪文化不断发展,如礼炮、交际舞会、名片等都是从欧洲传入我国的。同时,现代科学技术、文化生活也被引入礼仪礼节活动,如礼仪电报、礼仪点歌、电话拜年、视频祝福等。

每一个时代的仪式和礼节都会有所变化,礼仪的演变随着时代的发展而加快,但其所蕴含的基本精神,即相互尊重和信任、信赖和友谊,从来都是一致的。礼仪是人类文明的结晶与标志,21 世纪的今天,弘扬"礼仪之邦"的优良传统,修养良好的道德和礼仪风范,是现代人拥有和谐美好生活的必然之路。

三、礼仪的作用

礼仪是一个人是否有道德的基本评价标准。礼仪的核心思想是尊重他人、关心他人、严于律己。礼仪的价值在于维护和体现人的尊严。"做人先学礼",礼仪教育是人生的第一课。礼仪必须通过学习、培养和训练,才能成为人们的行为习惯。每一位社会成员都有义务和责任,通过学习礼仪、传承礼仪,自然而然地成为这个民族和团体的一员。个人文明礼仪一旦养成,必然会在社会生活中发挥重要的作用。

1. 礼仪能够倡导、教育人们遵守道德习俗 礼仪是衡量一个人文明程度的标准。人们在见面时相互行礼、微笑、致意、握手,人们在人际交往时能够真诚热情,谦恭随和,耐心周到,是表示尊重和友好的礼貌行为,是讲究礼仪的表现。有礼貌、讲礼仪的人才能受人欢迎,也才能受到别人的尊重。礼仪以一种道德习俗的方式规范、约束着人们的态度和动机,规范、约束着人们的行为,对全社会的每一个人发挥着维护社会正常秩序的教育作用。礼仪看起来是日常生活和工作中极为普通的细小事情,但它却代表着一种深刻的道德力量。这种道德力量潜移默化地体现在全体公民身上,成为一种伟大的民族精神,它能够弘扬正气,增强凝聚力,陶冶情操,净化心灵。通过对礼仪的学习和应用,人们建立新型的人际关系,在交往中严于律己,宽以待人,互尊互敬,互谦互让,和睦相处,形成良好的社会风尚,并对社会发展产生重要的现实意义和历史意义。

2. 礼仪有利于人们建立良好的人际关系　每个人都希望生活在一个安定团结、和睦友好的环境中,而这种环境需要礼仪去创造和维持。礼仪就如春风拂面,暖人人心,润滑感情,化解矛盾,促使人们建立彼此尊重、彼此信任、友好合作的关系,进而有利于生活与事业的发展。一个微笑,一句问候,可以使你得到一个朋友,得到一份友情,生活会因此变得温馨和谐。一声"对不起"、"请原谅",可以减少人际摩擦,达成谅解;而面目僵化,出言不逊,高傲冷漠,就可能造成气氛紧张,矛盾横生,生活就可能因此变得不安宁,工作中也会困难重重甚至引起冲突,导致极端行为。礼仪是人际关系的"润滑剂"。礼仪在协调人际关系方面起着难以估量的作用。

3. 礼仪有助于人们社会交往的深入　随着传播技术的发展,人际沟通方式的巨大改变,改革开放的扩大和深入,人与人的交往也在不断地加深。在社交活动中,每个人总是以一定的仪表、装束、言谈、举止及某种行为出现,这些因素作用于对方的感官,会给其留下第一视觉印象,这种印象能产生直接的效果,常常会使人形成一种特殊的心理定势和情绪定势,无形中影响着人们相互交往的进展与深度。得体大方的衣着,彬彬有礼的举止,良好的精神面貌,温文尔雅的谈吐,定会给人留下深刻美好的印象,从而取得信任,建立友谊,有效地进行社交活动。在与人交往的过程中,只有有礼貌、懂礼仪的人,才能够左右逢源,应付自如,才能够被周围的人所接受。在社交活动中,礼仪不仅起着媒介的作用,而且起着"黏合"和"催化"的作用,对于表达感情,增进了解,树立形象是必不可少的。

四、礼仪的影响

(一)礼仪与公众形象

随着社会的发展,人们的生活空间大大增加,人们在公众场合进行人际交往的机会日益频繁。每一个人在工作、生活中都会有一定的人际交往的社会网络,都会以一定的身份参加一些社会活动,出现在特定的环境中给人们留下的印象就是公众形象。礼仪是建立良好公众形象的前提。作为衡量个人文明修养的准绳,礼仪的具体内容涉及一个人的仪容仪态、穿着打扮、言谈举止与为人处世的方方面面。孔子曰:"人无礼,无以立。"在日常交往中,人们在社会生活中要求具有良好的自身修养,才能赢得尊重。"教养体现于细节,细节展示素质。"只有具备了服饰适宜、以礼待人、举止得体、谈吐文雅、气质高雅的行为习惯,才能给他人留下良好印象,从而赢得公众的好感与尊重。当每个人都抱着与人为善的动机为人处世,以文明市民的准则要求自己时,那么所有的人都会体验到心底坦荡、身心愉悦的心情。公共场合的秩序反映了一个国家、一个民族、一个地区的文明程度,所以每一个公民都有责任维护自身的良好公众形象,崇尚礼仪,礼尚往来,营造出和谐的人际关系、和谐的社会人文环境。

（二）礼仪与人际交往

礼仪是人际关系（interpersonal relationships）和谐的基础。社会是不同群体的集合，群体是由众多个体汇合而成的，而个体的差异性是绝对的。在社会生活中，礼仪约束着人们的态度和动机，规范着人们的行为方式，协调着人与人之间的关系，维护着社会的正常秩序，在社会交往中发挥着巨大的作用。在人际交往中，自觉地执行礼仪规范，可以使交往双方的感情得到沟通，在向对方表示尊重、敬意的过程中，也将获得对方的理解和尊重。人们在交往时以礼相待，有助于加强人们之间互相尊重，建立友好合作的关系。在现代生活中，人们的相互关系错综复杂，有时会突然发生冲突，甚至会采取极端行为。礼仪有利于促使冲突各方保持冷静，缓和或者避免不必要的矛盾和冲突。俗语说"伸手不打笑脸人！"当矛盾不可避免时，主动道歉，以微笑的仪容礼仪来打动对方，化解矛盾。礼仪以一种道德习俗的方式对全社会的每一个人发挥维护社会正常秩序的教育作用。人们通过对礼仪的学习和应用，建立新型的人际关系，从而在交往中严于律己，宽以待人，互尊互敬，互谦互让，讲文明，懂礼貌，和睦相处，形成良好的社会风尚，建立相互尊重、彼此信任、友好合作的关系，进而有利于各项事业的发展。

（三）礼仪与职业

职业礼仪（professional etiquette）是指各行业的执业人员，在工作交往中，应遵守的行为准则和礼节。良好的仪表仪容，不仅仅是个人所好的问题，同时还体现着其精神状态和文明程度，表现出对工作热爱和对他人的尊重，在一定程度上也反映着组织的管理水平，这不仅是每一个从业人员素质高低的问题，而且事关行业的形象。当今社会行业竞争激烈，竞争压力包括硬实力和软实力的竞争，软实力的竞争即人才素质与服务质量的竞争。员工形象反映组织形象，所以说礼仪是职业的要求，是事业成功的重要条件。

（四）礼仪与家庭

家庭礼仪（family etiquette）是指人们在长期的家庭生活中，用以沟通思想、交流信息、联络感情而逐渐形成的约定俗成的行为准则和礼节、礼仪的总称。家庭礼仪的基本特点主要表现在以血缘关系为基础、以感情联络为目的、以相互关心为原则、以社会效益为标准四个方面。人的社会化起始于家庭，人的文明礼貌的养成也从家庭开始，家庭的礼仪文化熏陶着家庭的每一个成员，使之成为懂礼貌、有教养的人。俗话说"家和万事兴"，礼仪能调节家庭成员之间的和谐关系，是家庭美满和睦的根基。家庭是社会的细胞，虽是亲人，但有时相处不当容易造成亲人当仇人，影响家庭和睦。家庭礼仪包括以下几个方面：孝敬尊重长辈，是我们做人的本分，是中华民族的美德。夫妻"相敬如宾、白头偕老"才能保持家庭幸福、育儿有方。礼让同辈，兄弟姐妹之间相互尊重，相互帮助，谦让有礼，才能保持家庭和睦与幸福。"远亲不如近邻"，好的邻里关系对人的成长和社会稳定起着重要作用。居家、邻里交往、拜访接待中恰当的家庭礼仪有利于建立和谐家庭，有利于社会的安定、国家的发展。

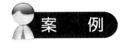 案　例

礼仪修养的作用

有一批应届毕业生22个人，实习时被导师带到北京的国家某部委实验室里参观。全体学生坐在会议室里等待部长的到来，这时有秘书给大家倒水，同学们表情木然地看着她忙活，

其中一个还问了句:"有绿茶吗?天太热了。"秘书回答说:"抱歉,刚刚用完了。"林晖看着有点别扭,心里嘀咕:"人家给你倒水还挑三拣四。"轮到他时,他轻声说:"谢谢,大热天的,辛苦了。"秘书抬头看了他一眼,满含着惊奇,虽然这是很普通的客气话,却是她今天唯一听到的一句。门开了,部长走进来和大家打招呼,不知怎么回事,静悄悄的,没有一个人回应。林晖左右看了看,犹犹豫豫地鼓了几下掌,同学们这才稀稀落落地跟着拍手,由于不齐,越发显得零乱起来。部长挥了挥手:"欢迎同学们到这里来参观。平时这些事一般都是由办公室负责接待,因为我和你们的导师是老同学,非常要好,所以这次我亲自来给大家介绍有关情况。我看同学们好像都没有带笔记本,这样吧,王秘书,请你去拿一些我们部里印的纪念手册,送给同学们作纪念。"接下来,更尴尬的事情发生了,大家都坐在那里,很随意地用一只手接过部长双手递过来的手册。部长脸色越来越难看,来到林晖面前时,已经快要没有耐心了。就在这时,林晖礼貌地站起来,身体微倾,双手握住手册,恭敬地说了一声:"谢谢您!"部长闻听此言,不觉眼前一亮,伸手拍了拍林晖的肩膀:"你叫什么名字?"林晖照实作答,部长微笑点头,回到自己的座位上。早已汗颜的导师看到此景,才微微松了一口气。两个月后,毕业分配表上,林晖的去向栏里赫然写着国家某部委实验室。有几位颇感不满的同学找到导师:"林晖的学习成绩最多算是中等,凭什么选他而没选我们?"导师看了看这几张尚属稚嫩的脸,笑道:"是人家点名来要的。其实你们的机会是完全一样的,你们的成绩甚至比林晖还要好,但是除了学习之外,你们需要学的东西太多了,修养是第一课"。由此可见,学习礼仪,运用礼仪,有助于提高个人的修养,有助于"用高尚的精神塑造人",真正提高个人的文明程度。

第三节　护理人际沟通与礼仪

随着医学模式的转变,医学得到了巨大的发展,医学工作的内涵远远超出了疾病医学的范畴。美国的一位医生特鲁多说过这样一句话:"有时,去治愈;常常,去帮助;总是,去安慰。"这句名言道出了医学所能起到的作用,从另外一个角度诠释了医学,揭示了医学的真谛。时至今日,很多医务人员仍在践行着这句名言,表达着医学对生命的挂牵。要做到这些,除了需要丰富的科学知识和实践积累,还需要医学人员具备丰富的人文知识与精神,包括沟通技巧、礼仪素养。

人类生活离不开人际沟通,医学健康促进活动是一种高层次的实践活动,更离不开人际沟通。然而要准确地表达自己和理解别人常常十分困难。俄罗斯有位诗人说:"没有任何痛苦能胜过语言的痛苦。"在很多民族语言中,一语多义、多语一义并不鲜见。如果你没有经历过失恋的痛苦,你无法体会这是一种怎样的悲伤;如果你没有受过巨大的挫折,又怎能体会庄子所说"哀莫大于心死"。医者通常不会有各种疾病的亲身体验,当患者向医者诉说他的痛苦、陈述他的感受时,医者不一定都能理解、都能产生共鸣;同样,当医者表达诊疗意见、提出配合要求时,也不一定能全被患者领会、赢得患者的合作。

医学界的人际沟通是一门值得研究的学问。医患交流知识和技能的学习之所以需要贯穿于医学教育全程,落实在医学服务实践中,是因为医者的医患交流水平直接或间接地关联着医学服务质量、效率和效益,影响到社会的文明与和谐。

作为一名护士,你要陪伴你所护理的人和家庭共同走过生命的旅程,一同经历生之奇迹到死之神秘。护士与期盼和渴求健康、愤怒和沮丧、痴呆和精神失常、快乐和绝望等各种各样的人相处。护士同压力之下的患者、家庭及同事进行沟通。护士不仅是患者的代言人,还是具有不同护理理念的跨学科队伍中的一员。护士接受专业的教育培训,进行护理科研。护士扮演着管理者、领导者、感染控制专家、质控专家和健康教育者等不同的角色。护士将临床技术同他们对卫生保健的理解相融合,以掌握获取护理信息的技能。护士们走进社区,改善社区和广大人群的健康。护士们深入工厂和学校,关注职业健康和青少年健康成长。护士为护理对象提供健康教育,帮助他们改掉伴随终生的不良习惯。这一切离不开良好的沟通,也离不开礼仪的润滑。

礼仪的本质是尊重,它在人际交往中有着不可估量的作用,而有效地沟通以尊重为起点。一个真诚的微笑、一句关心的话语都可以赢得患者的亲切感和信任感,增加护患关系的亲和力。南丁格尔说过:"护理人员就是没有翅膀的天使,是真善美的化身。"

作为一名护士,做好人际沟通和护士礼仪,是做好护理工作不可缺少的工具,是护士最基本的素质。在护理工作实践中,常常可以看到一些刚刚参加工作的青年护士在与患者交谈中出现手足无措的现象。如何改变这种状况,提高青年护士人际沟通的能力,是护理教育及护理管理者面临的任务。护理礼仪与人际沟通能力的培养绝非一朝一夕之功,还需要广大医学工作者共同努力。每一位医学工作者或未来的医学工作者都需要认真学习、掌握这一重要的技能。

（谢 虹）

思考题

1. 人际沟通的基本特征和功能什么? 如何理解沟通是人类赖以生存与发展的一种行为模式?

2. 礼仪的作用是什么? 如何理解礼仪对形象塑造、家庭、工作、人际交往的影响?

3. 通过拓展阅读《礼记》,思考古代饮食居住、家庭礼仪、服饰礼仪、师生礼仪与今天的礼仪要求有何异同?

4. 通过对礼仪发展历史的学习,试分析礼仪与社会发展的关系?

5. 完成本章的学习,你如何理解人际沟通与礼仪是医学护理工作者必备的素养和能力?

6. 作为医护人员必备的素质和能力,请为自己制定一份人际沟通与礼仪的学习策略。

第二章　人际关系

本章要点

人际关系学鼻祖戴尔·卡耐基认为:一个人获得成功的因素中,85%归结于人际关系。所以合理巧妙地利用人际关系,可以造就自己,成就事业,改变人生。在这一章里,我们将阐述"人际关系"、"人际交往"和"人际冲突"的概念和内涵,介绍人际关系的基本理论、人际交往的原则,分析人际冲突的类型和处理;在此基础之上,探讨当前社会关注的护患冲突发生的原因,以及解决策略。本章的重点是解释人际关系的基本理论,人际交往的原则;难点是如何正确处理护患冲突。

学习目标

识记:人际关系的基本特征、人际交往的特点和功能、人际交往的基本原则、人际冲突的层次和类型、护患冲突发生的原因。

理解:

1. 解释下列名词:人际关系、人际交往、人际冲突、人际认知、人际吸引、首因效应、近因效应、晕轮效应、社会刻板效应、投射效应、护患冲突。

2. 举例说明人际认知和人际吸引与人际交往的关系。

3. 分析人际关系的行为模式和需求。

4. 理解人际交往中的自我暴露。

5. 陈述人际冲突的处理模式。

应用:能运用人际关系的相关理论,正确处理护理工作中的人际关系及冲突。

俗话说"一个好汉三个帮,一个篱笆三个桩"。在当今社会,无论你从事何种职业,若想在事业上取得成功,就必须建立融洽的人际关系。护理的服务对象是人,护士只有掌握人际关系的理论知识,有意识锤炼人际关系的技能,才能发展护理工作中良好的人际关系,才能在成功的路上走得更顺、更远。

第一节　概　　述

人际关系是人们在生产或生活活动过程中所建立的一种社会关系。每个人一生中都处在各种人际关系之中,包括亲属关系、朋友关系、学友(同学)关系、师生关系、雇佣关系、战友关系、同事关系及领导与被领导关系等。关系处理的好坏直接影响到人们的情绪、生活、工作,甚至对组织气氛、组织沟通、组织运作、组织效率及个人与组织的关系产生极大影响。所以我们需要重视人际关系,学会处理人际关系。

一、人际关系的概念和基本特征

(一)人际关系的概念

人类社会学研究认为,人具有自然属性和社会属性。因此,人不仅要与自然环境保持和谐平衡,还要与周围环境中各种各样的人以及人群、团体组织保持良好的人际关系。每一个人的人生旅途中,不同的人生体验如愉快、烦恼、怨恨、喜爱、关怀等都与人际关系相关联。人若丧失社会人际关系的体验,心灵将会是一片空虚、一片死寂、一片荒漠。心理学实验证明人一旦脱离社会交往,假以时日,失去社会体验的痛苦就会导致人发狂、发疯、丧失理智。虽然每个人在人际交往中获得的体验不尽相同,但相同的是他们不能没有人际关系,不能丧失与他人的交往,即人需要与他人建立和发展一定的情感联系,建立必要的人际关系。

"人际"(interpersonal)就是社会上人与人之间的交际和交往,也有人认为是指两个人以上的数量。"关系(relation)"是指事物之间相互作用、相互影响的状态,也表示人和人或人和事物之间某种性质的联系。

人际关系(interpersonal relationship)是人类社会特有的一种现象,哲学、社会学、社会心理学、行为科学等学科都将其作为自己的研究内容,但不同学科的研究角度迥异。哲学将人际关系定义为人与人、人与社会的关系,即人在社会中的地位;社会学将人际关系定义为社会人群因交往而构成的相互依存和相互联系的社会关系;社会心理学将人际关系定义为人与人之间心理上的关系,表示心理距离的远近;行为科学将人际关系定义为人与人之间的行为关系,体现人们社会交往及联系的情况。尽管这些定义表述各不相同,但通过综合分析,人际关系的概念有广义和狭义之分。广义的人际关系是指社会中所有人与人之间的关系,以及人与人之间关系的一切方面,包括经济关系、伦理关系、政治关系、道德关系等;狭义的人际关系是指在社会实践中,个体为了满足自身生存与发展的需要,通过一定的交往媒介与他人建立及发展起来,以心理关系为主的一种显在的社会关系。

人是社会性动物,人类社会的构成离不开每一个个体,而每个个体均有其独特之思想、背景、态度、个性、行为模式及其价值观,人际关系对每个人的情绪、生活、工作、事业都有很大的影响,甚至对组织气氛、沟通、运作、效率及个人与组织的关系均会产生极大的影响。人际关系是我们在社会实践中与人交往产生的社会关系,其是否和谐不仅受个人的直接影响,也受到他人和周围环境的间接影响,绝对不是孤立的。

现代社会人际关系错综复杂,而且随着社会与科学技术的发展,人际关系的形成、发展、走向、结果发生着复杂的变化。人际关系的分类众多,可分为先天性和后天性两种,也可根据不同的分类标准和方法进行不同的划分,如根据人际交往的内容、交往的主体情况、人们对人际交往的需求不同来划分。

人际关系根据联结的纽带来划分,包括:血缘关系,是指因血缘联系和婚姻联系而形成的人际关系;地缘关系,是指以地理位置为联结纽带,由于在一定的地理范围内共同生活、活动而交往产生的人际关系;趣缘关系,是指人们在社会生活中出于情趣相投交往而建立的人际关系;业缘关系,是指以职业、行业、专业或事业为纽带而结成的人际关系。众多人际关系中影响最大的是上下级关系、师生关系、同事及同学关系等。

（二）人际关系的基本特征

人际关系在其形成、发展、维持中所形成的基本特征为社会性、情感性、主观性、复杂性、变化性以及网络性。但是，随着高科技、互联网、手机的普及与应用，人际交往的时间、空间都发生了根本性变化，人际关系的特征增加了不少新的内涵，包括功利性、虚拟性、开放性和个性化等。

1. 社会性 社会性是指人际关系是社会的，是人们通过社会关系所表现出来的独特的属性，是人际关系的基本特征。人是一切社会关系的总和，人际关系必然也是社会性的关系，它把人的群体关系同动物的群体关系明显区别开来，把社会同自然界区别开来。劳动创造了人类，人际关系的社会性是由劳动所决定的。人们在劳动过程中，不仅要与自然界发生关系，而且相互之间也要发生一定的联系。人与人之间的社会关系制约和影响着人与自然界的关系。劳动在推动人类进化的同时，也使人际关系得以发生与发展。劳动从一开始就是社会性的活动，因此，作为劳动产物的人际关系，也必然是社会性的；人际关系总是在一定的社会背景中得以建立并发展。无论什么人，不管从事什么活动，都离不开社会，都要受到社会各种因素的制约和影响，当然，人际关系也毫不例外。

人际关系的产生、发展、性质和状况，都是与一定社会的历史条件联系在一起的。在古代，社会是一个松散的结构，人际关系的自然性大，社会性小。现代社会复杂而紧密、发达而虚拟，人们活动的社会化程度越来越高，人际关系的社会性大大增强。随着社会生产力的发展和科学技术的进步，人们的活动范围不断扩大、活动频率逐步增加、活动内容日趋丰富、活动的时空距离越来越短，人际关系的社会属性也在不断更新变化与增强。一方面人们同社会联系和与社会交换，其活动的途径与方式更多，所涉及的领域和范围更广阔；另一方面人们同社会联系的内容更丰富、更深刻、更广泛。现代化的集体劳动把越来越多的人紧密地联系在一起，构成了结构复杂、功能齐全、联系紧密的产业系统；人们所使用的工具、生产资料、交往手段，凝结着更加复杂的社会劳动与科学技术；在人们所消费的物品中，自然产品越来越少，社会商品种类、规格越来越多，性能与作用呈现多元化倾向。随着现代社会科学技术这一生产力的高度发展，世界日益成为"地球村"，每一个人也正在成为"国际人"。这一切的一切，昭示着人际关系的社会性越来越被强化。

2. 情感性 人际关系的基础是人们彼此间的情感活动与交流。情感因素是人际关系的主要成分。在人际交往过程中，随着时间的推移必然会产生感情，同样，人们也因感情的存在而不断交往，感情也是加深关系的纽带或桥梁。人际间的情感倾向有两类：一类是使彼此接近和相互吸引的情感；另一类是使人们互相排斥分离的情感。前者使人际关系更加密切，后者使人际关系更加疏远。人们在心理上的距离趋近，个体会感到心情愉悦和快乐，如若有矛盾和冲突，则会感到孤独和抑郁。人际关系是人与人在交往中建立的直接的心理上的关系，这种人际关系将会伴随着你的一生，因此了解人际关系的这一特征，才能更好地把握自己的人际关系，建立并经营好自己的人脉，为将来的事业、工作成功奠定必要的人际关系基础。

3. 主观性 人际关系的主观性主要是指人际交往是以交往主题的心理需要为前提，以交往主、客体是否获得满足主观感受为尺度。主观性首先表现为选择性，人际交往通常是基于人们某种需要或为了满足某种目的而进行的有意识的活动，交往的需要和目的决定了人际交往具有选择性的特点。"物以类聚，人以群分"就是指人际关系具有主观选择性，小孩子喜欢和同龄的伙伴一起玩耍，有相同爱好的人往往容易成为朋友。人际关系的主观性还表现在人们选择交往的对象有时难免具有功利的目的,即为了满足自身的某种目的而选择交往的对象。因此,人际关系的亲近或疏远与交往双方的主观能动性密切相关。在当今追求个性化的社会氛围中,人际关系的主观性也表现为强烈的个性化特征,个性化选择与谁交往、如何交往在一些新生代青年人当中显得尤为突出。当然,我们也不排除不带功利目的的人际交往,即一般性、礼节性、短暂的人际关系。

4. 复杂性 社会是由形形色色的人和事所构成的,社会中各种人际关系是复杂的,尤其在以我国人情社会为主导的传统文化为背景的语境下,人际关系的复杂性更为突出。主要体现在两个方面:一方面,人际关系是多方面因素联系起来的,而且这些因素均处于不断变化、不断发展的过程中;另一方面,人际关系还具有明显的个性化特征以及以心理活动为基础的特点。因此,在人际交往过程中,由于人们交往的目的、时间、空间以及准则、方法不尽相同,交往的结果亦相差遥远,交往后心理距离或拉近或疏远,交往双方的情绪状态或积极或消极,交往过程或冲突或和谐,评价态度的满意或不满意等复杂现象。人际关系的复杂性还体现于构成关系的各种角色在性格、文化程度、信仰、生活背景、地域、风俗习惯等是有明显差异的,因此,人际关系的建立与演变是复杂的,同时也是动态发展的。

5. 变化性 人际关系随着年龄大小、生活环境、工作变动、迁徙出行等条件的改变而不断发展、变化。人际关系的变化性彰显了人际关系的多重性,就是指人际关系具有多因素和多角色的特征。我们每个人随着时空改变在社会人际交往中扮演着不同的角色,比如一个职业护士,在患者面前扮演护士角色,在同事面前扮演朋友角色,在孩子面前扮演母亲角色,在丈夫面前扮演妻子角色等。人在扮演各种角色的同时,会因物质利益或精神因素导致某种角色的强化或减弱,这种集多角色多因素的人际交往状况,使人际关系具有复杂的变化性和多重性。

6. 网络性 在人际关系的形成和发展过程中,均具有不同程度的目的性。随着市场经济的推进和人们交往方式、交往时空的极大改变,以及互联网、智能手机的普及与应用等,人际关系的目的性不仅更加突出而且变化复杂。人类社会中每一个成员在与他人交往中,难免形成重叠交叉、错综复杂等方式的必然联系,所形成的人际关系就像网格似的相互融合,因此人际关系具有网络性,整个社会就像一张大网一样把我们每一个人的人际关系圈网络其中。人际关系的网络性相对而言具有一定的稳定性,但也会因工作调动、迁移等而发生改变,部分人可因人际关系改变而产生文化休克,进而无法适应新的环境而产生悲观、孤独、失落等心理反应。

二、人际关系的行为模式

人际关系的状况是通过行为表现出来的,一方的行为会引起另一方相应的行为,一定的人际关系往往会表现出一定的人际行为模式。一般的人际关系行为模式的规律是,一方表示的积极行为会引起另一方相应的积极行为。反之,一方表示的消极行为会引起另一方相应的消极行为。

(一)利瑞的人际关系行为模式

美国社会心理学家利瑞(Leary)在研究了几千份人际关系报告的基础之上,归纳出八类人际关系的行为模式。

1. 管理-服从型 由一方发出的管理、指挥、劝告、指导、教育等行为,导致另一方的尊重和顺从等反应。

2. 帮助-接受型 由一方发出的帮助、支持、同情等行为,导致另一方的信任和接纳等反应。

3. 同意-温和型 由一方发出的合作、赞同、友谊等行为,导致另一方的协助、温和和友好等反应。

4. 求援-帮助型 由一方发出的尊重、信任、赞扬、请求帮助等行为,导致另一方的帮助和劝导等反应。

5. 害羞-控制型 由一方发出的怯弱、害羞、礼貌、敏感、服从等行为,导致另一方的骄傲和控制等反应。

6. 反抗-拒绝型 由一方发出的反抗、怀疑、异样、厌倦等行为,导致另一方的惩罚和拒绝等反应。

7. 攻击-敌对型 由一方发出的攻击、惩罚、责骂等行为,导致另一方的仇恨、敌对、反抗等反应。

8. 炫耀-自卑型 由一方发出的夸张、拒绝、偏激、自炫等行为,导致另一方的不信任和自卑等反应。

利瑞的研究证明人际关系受多种社会因素制约,单纯的行为模式是很少发生的,并认为一方的刺激必定引起另一方的若干反应,强调人际关系双方的相互作用、相互制约,对人际关系的建立和维持有积极意义。但是这种描述只是一个粗略的估计,缺乏对行为产生过程的研究,因此人际关系行为模式的研究只停留在表面层次,忽视了人在行为过程中动机和需要等因素的作用。

(二)霍尼的团体人际关系行为模式

美国社会心理学家霍尼(Horney)根据个体对他人的态度,交往双方的相互关系情况将团体人际关系行为模式分为三类。

1. 谦让型 具有"朝向他人"的行为特征,表现为顺从行为,讨人喜欢,无论何时遇到何人,首先想到"他喜欢我吗?"。多从事社会、医学、教育工作。

2. 进取型 具有"对抗他人"的行为特征,喜欢与别人竞争,总在与他人比较,考虑他人对自己是否有用。多从事商业、金融、法律方面的工作。

3. 疏离型 具有"疏离他人"的行为特征,总在想着他人的行为是不是干扰到了自己。多从事艺术、科研工作。

根据霍尼的理论,可以看出主动与他人交往,主动表示友爱、谦让、进取等特点有利于建立良好的人际关系。

(三)修正的霍尼人际关系行为模式

我国学者对霍尼人际关系行为模式进行了修正,具体如下。

1. 合作型 相互交往以宽容、忍让、帮助、给予为特征;遇事为他人着想,考虑问题全面细致;具有团结、协作、支援、友谊的关系。

2. 竞争型 相互交往中表现为敌对、封锁、相互利用等特征;遇事只为自己打算,总想胜过或压倒对方;团体人际关系较为紧张。

3. 分离型 这种人在交往时,以疏远他人、与世无争为特征;团体人际关系较冷淡,离异。

三、人际关系的需求

人际关系是人的基本社会需求。人际关系可帮助每个人进行自我了解,也可达到自我实践与肯定,还可用于自我鉴定社会心理是否正常与健康。

一个人一辈子都要学的学问,那就是与人相处。人的一生就是在与人相处的一生,不管是学生时代还是创业阶段,甚至一直到老。与人相处得不好将会影响学业和事业的成功,而相处的确要讲究方法。心理学告诉我们,打造个人魅力显得尤为必要,同时相处也要因人而异。根据不同人的性格对症下药,方能水到渠成。

美国心理学家马斯洛曾指出,如果一个人被别人抛弃或拒绝于团体之外,他便会产生孤独感,精神受到压抑,严重的还会产生无助、绝望的情绪,甚至走上自杀的道路。

社会心理学家舒尔茨(Schutz)认为每个人都期望得到别人的支持,都需要他人,因而具有人际关系的需求。他在《人际行为三维理论》一书中指出:人们对人际关系需求有三个向度,即包容需求、支配需求、情感需求;同时呈现两种行为方式,即主动型人格特质和被动型人格特质。舒尔茨根据人们的三种需求和两种行为方式把人际反应倾向分成六种基本的交际关系类型。

(一)包容需求

包容需求是指每个人都希望和别人交往,乐意建立并维持和谐的关系,具有积极交往、参与、融合、相属的行为特征。如果这种需求个人没有得到满足,在人际交往中就会与他人形成否定的相互关系,在行为上表现为疏远、退缩、排斥、忽视和对立等特征;如果个人这种需要得到过分满足,在人际交往中,会过分地寻求与人接触、寻求他人的注意,过分地热衷于参加群体活动。

1. 主动包容型 主动与他人交往,坦然共处于群体之中,热情参与合作性工作。在人际交往中可以主动定位于某一角色,能灵活地随群体的动态变迁变换不同的角色,可以容纳不同层次、不同性格的人,交往态度是合群附众,求同存异。

2. 被动包容型 期待别人接纳自己,表现为少言寡语。主要原因是成长过程中过于以自我为中心,成长环境中人际关系过于单一,没有机会接受各种不同人际交往刺激的训练。这类型人一旦步入社会,便会疏远人群,若被迫参加某一组织或活动,不能主动地选定适合自己的角色,在独来独往中被动地期待和感受群体的包容。他们需要被包容,但是在被包容于群体之中时,又往往是处于缄默孤僻之境地。

(二)支配需求

支配需求是指个体控制别人或被别人控制的需要,是个体在权力关系上与他人建立或维持良好人际关系的需要,具有运用权力、权威和威望去积极地影响、支配和超越他人的行为特征。如果个体缺乏这种需求,在人际交往时,这种人甘愿当配角,表现为过分顺从、依赖别人,完全拒绝支配别人,不愿意对任何事情或他人负责任;反之,则表现为倾向于控制别人,但却绝对反对别人控制自己,喜欢拥有最高统治地位,喜欢为别人做出决定等。

1. 主动控制型 这一类型的人大胆、主动支配他人,爱发号施令,运用权力、权威超越和领导别人。

2. 被动控制型 这一类型的人期待被他人领导,表现为等待、模仿、追随他人,愿意与他人携手合作。

(三) 情感需求

情感需求是指个体爱别人或被别人爱的需要,是个体在人际交往中建立并维持与他人亲密的情感联系的需要,具有对他人表示喜爱、亲密、友好、同情、照顾等行为特征。如果个人缺乏这种需求则表现为表面上对人友好,但在个人的情感世界深处却与他人保持距离,总是避免亲密的人际关系;若个体被过于溺爱,在行为表现上强烈地寻求爱,并总是在任何方面都试图与他人建立和保持情感联系,过分希望自己与别人有亲密的关系。

1. 主动型 这一类型的人喜欢主动与别人建立情感,主动与人表示亲密、友情、同情和照顾等,并乐于向别人表达自己的情感。

2. 被动型 这一类型的人期待他人对自己表示亲密,而不主动表达自己的感情。

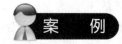

护士小王来到某医院实习,进入科室之前,她先找师姐了解有关情况。第一天实习,她穿戴整齐,提前了 15 分钟到岗,见到科室的工作人员,不管是医生、护士还是护工,她都主动礼貌地喊"老师好!"。在指导老师的带领下进入病房后,她主动微笑着与患者打招呼。尽管她操作不娴熟,动作不够准确,但是她非常认真地做着每一件事情;操作完成后也没有在办公室休息,而是到病房巡视,主动询问患者有什么需要帮助。整整一天,她一刻也没闲着,给老师和患者留下了深刻的印象。因此,在实习情况汇报会上,护理部主任特意表扬了她。

请问:护士小王是如何建立良好的专业性人际关系的?

第二节　人际关系的基本理论

社会中的每一个个体都生活在人际关系网中,每一个个体的成长和发展都依存于人际交往。人际关系的好坏往往是一个人心理健康水平、社会适应能力的综合体现,然而并不是每一个人都能处理好人际关系的。因此,了解人际关系的基本理论具有重要的意义。

一、人际交往理论

人类的交往活动是一个复杂的过程,只有从各个方面对交往的过程分析,才能全面、深入地认识其规律性。动机是激发、维持和调节人们从事某种活动,并引导活动朝向某一目标的内部心理过程或内在动力。对人际交往的分析,应从其起点—交往的动机开始。

(一) 社会交换理论

社会交换理论(social exchange theory)是所有解释人际交往动机的理论中最有影响的理论。无论人们的交往动机如何,最基本的动机就是为了从交往对象那里满足自己的某些需求。霍曼斯受经济交易理论的启发,于 1961 年采用经济学的概念对人的社会行为进行解释,提出了社会交换理论。他认为人际间的交往活动具有社会性,当个体做出某种行为时,必会引起交往对方相应的行为反应;而人和动物都有寻求奖赏、快乐并尽量少付出代价的倾向,因此在社会互动过程中,人的社会行为实际上就是一种商品交换。人们所付出的行为肯定是为了获得某种收获,或逃避某种惩罚,希望能以最小的代价获得最大的收益。人的行为服从社会交换规律,如果某一特定行为获得的奖赏越多,他就会越多地表现这种行为;而某一行为付出的代价很大,获得的收益又不大的话,个体就不会继续从事这种行为,这就是社会交换。社会交换不仅仅是物质的交换,还包括赞许、荣誉、地位、声望等精神的以及心理财富的交换。

社会交换理论的基本前提是人乃理性动物,总是会趋利避害,以追求最大效益。人们在进行社会交换时,在付出代价的同时得到报偿,而报偿的差值就是利润。社会交换理论认为,人们对一个人的喜欢与否,是基于成本与利益所做的评价。社会交往过程中,包含了深层的心理估价问题。当我们认识到从人际交往中得到的报酬超过成本时,便会喜欢和我们交往的人。社会交换理论过于强调在交往中获得利益,得到报偿,忽视了个人在交往时表现出的无私和付出远大于报酬的代价,但这一理论毕竟注意到了人们在交往中的功利性因素。

(二)自我呈现理论

社会学家戈夫曼在自己和其他人广泛研究的基础上,于1959年提出了自我呈现理论(theory of self-presentation),它属于社会相互作用理论的一种。其理论观点主要表现在三个方面:一是人际交往是交往者借助自己的语言行动向对方叙述有关自己的事情,即向他人表现自己;二是认为人在交往中可能有不同的动机和目的;三是强调自我呈现是影响社会的一种手段。

戈夫曼对自我呈现理论做了较系统的阐述,认为每人都有向他人表现自己的问题。通常在不同的人际交往和公众面前,人们总是对不同的人展现不同的自我,以便给他人留下最佳印象。交往者把自己的形象呈现给对方,不但希望留给他人一个可接受的角色形象,而且还希望对方提出相应的报答行为,每个人都在社会情境中试图保持适当的印象,以求得到肯定的评价。同时社会生活也要求每个社会成员都通过合适的自我呈现,给他人一个可接受的角色形象。因而,每个人都可能通过多种方式——包括有意的和无意的——来控制别人对自己的印象。每个人都有自我呈现的范围和策略,并期望在社会活动中通过适当调节来保护良好的印象。

自我呈现理论过于强调在交往中树立自我形象,以达到对他人行为进行控制,而没有注意到许多人在交往过程中并不关注自己的形象,也不会企图对他人进行控制,但自我呈现理论阐明了个人在交往中所起的主导作用以及对他人产生的影响。

(三)社会实在理论

菲斯汀格用社会实在理论(social reality theory)来解释人际交往的动机。菲斯汀格认为,个体的能力体验、评价,直到人格的形成,均是通过与他人能力的比较而实现的,是一个"社会比较过程"。社会实在理论是指为了维护和发展某一群体,其个体通过人际交往参照他人的标准,使自己的态度行为与他人保持一致,避免认知失调。

当人们对自己的态度或意见的正确与否缺乏判断的标准时,往往会将周围人的态度、意见或行为作为暂时性的判断标准,以使自己的认知与周围人保持一致。菲斯汀格认为,当社会团体内的态度和意见出现不一致时,容易使团体活动产生盲目性。因此,为了维护和发展有效的团体活动,必须在团体内开展人际交往,使团体活动协调有序。

虽然社会实在理论过于强调交往的原因是由于个体的认知平衡受到威胁,担心团体活动将处于无秩序状态下而产生的,但它说明了人们在交往中是积极地保持个体与团体认知的和谐,使团体活动能够保持协调一致的原因。

从以上的分析可以看出,人类的交往动机是错综复杂的,不同的理论说明了交往动机中的部分问题。无论是试图改变他人行为,还是为了维护团体规范和准则,或是为了情感上的满足、心理上的安慰、利益上的获取,都只是交往过程中某一阶段的动机。人类的交往动机不能用某一个因素来解释,必须结合具体的情境来综合分析。

二、人际认知理论

人际交往的心理基础包括认知、情感和行为。认知是人际交往的前提,是人们了解自己和他人的基础,在很大程度上影响人们的交往和人际关系的建立。因此,要把握人际关系的实质,必须了解人际认知的相关知识。

(一)人际认识的概念

人际认知(interpersonal cognition)是个体在与他人交往时,根据他人的外显行为,理性分析与判断他人的心理状态、行为动机和意向的过程,包括感知、判断、推测和评价等心理活动过程。

人际认知的内涵包括自我认知、他人认知和人际环境认知。自我认知是指对自己存在的认知,包涵对自己身体状态、心理状况和社会关系的认知;他人认知是指认知主体对交往对象的认知,包括对他人情感、情绪、能力及个人倾向的认知;人际环境认知是指对自身交往的小环境、小空间进行有目的的观察,即对自己与他人关系及人与人之间关系的认知。这就提示我们,若想建立良好人际关系,就要做到知己知彼,即每个个体需要做到有自知之明,在社会中找到恰当位置,还要善于认识和鉴别他人,同时要对自己所处的人际环境有所了解。

(二)人际认识的特征

人际认知是认知个体主观能动性的反应过程,其受认知主体、认知客体和认知情境等多因素影响,这决定人际认知是一项复杂系统的工程。为了更好地分析人际认知,有必要深入认识其特征。

1. 知觉信息的选择性　在交往中,个体以固有的人际认知为基础,选择性地接受对方的信息进行加工,从而形成对他人的印象。人际交往中,每个人都是通过自己的外表、神态、言语、能力等向他人传递信息,但他人并不是对这些信息都接受,只接受个体的中心特质,即选择对其印象的形成起关键性作用的特质。

2. 人际认知的互动性　认知者和被认知者是相互作用的。在人际认知过程中,被认知者有意识地控制他人对自己形成各种印象。如面试时,个体通过对自己的着装等修饰、言谈举止的选择,达到他人心中完美的形象。

3. 认知行为的一致性　个体把认知对方作为一致性的认知对象来观察,即使认识对象的信息来自相互矛盾的两个方面时,个体会通过寻求更多信息做进一步认识来消除这种矛盾的认知,从而形成一致的印象。

4. 印象形成的局限性　人际认知过程中,个体会根据以往的知识经验,在有限信息的基础上形成对他人的总体印象。这种印象必然会受到自身原有认识结构的影响,这就造成印象形成的局限性。

(三)人际认知的途径

1. 外表　对人的容貌、体态、服饰、发型、风度等一切身体所属物的认识。外表是人际认知的一个首要途径,对陌生人的认识首先从外表开始,这是因为外表是心理活动的外在表现,与人格和印象的形成紧密相连。

2. 表情　表情是内心世界最直观的外在表现形式,具有跨文化和后天习得两种特性。

一般包括动作表情、面部表情和言语表情。

3. 行为 行为是指待人接物的言行举止,即听其言,观其行。虽然外表和表情是人际认知的重要途径,但是更为直接有效的信息还是个体的行为。因为许多行为和某些人格特征有着密切的联系,如吃饭的速度。实践证明,个人的办事效率和本人吃饭速度的快慢相吻合。有时甚至可以通过他人的错误言行表现洞察其内心的真实想法,这是由于人们在日常生活中,压抑着各种各样的欲望,并在此基础上维持社会关系的平衡,但这些欲望一旦突破抑压的"厚壁"显露出来,就成为说错话、做错事的机缘。

4. 作品 如书信、日记、论著、书法、艺术品等。通过这些作品可以深入地了解他人的才情、学识、思维、兴趣等。如:写字毕恭毕敬者,做事谨小慎微;遒劲有力者,性格倔强等;花里胡哨者,虚荣心严重;流畅潇洒者,性格豪放等。

5. 背景 背景是指通过考察一个人的生活环境、受教育经历、工作经历及社会角色等来认知他人。生活环境对个人性格形成作用重大,如逆境造就孤僻倔强或软弱顺从的性格,温暖安定的家庭环境的人,其性格多半乐观友好;而教育及工作背景决定了个人的学识才能、行事经验、甚至思维等。另外,社会角色对个人的心理也会产生影响,通过对他人角色的认知,有助于了解其内心活动和行为表现。

6. 长期观察 人际认知是一个没有终点的过程,要想真正准确地认知他人,需要长期观察,克服各种认知偏差,不断根据各种信息的变化及时修正、完善对他人的认知。这就是所谓的"路遥知马力,日久见人心"。

（四）人际认知的效应

心理学把人际认知方面具有一定规律性的相互作用称为人际认知效应,即人们在认识过程中,形成的一些对人或事所特有的反应。常见的人际认知效应如下。

1. 首因效应（primacy effect） 即第一印象效应（first impression effect）或最初印象效应,指个体在与他人首次接触时,根据对方的表情、体态、言谈、举止等外显行为做出综合判断和评价而形成的初次印象,即人们在对他人总体印象的形成过程中,最初获得的信息比后来获得的信息影响更大的现象。心理研究指出,人际认知是一个以知觉为主体的认知过程。因此,在人际交往中,我们应该重视和利用首因效应,加强自己的个性表现力,力争给人以良好的第一印象,从而为日后保持和谐的人际关系打下成功的基础。然而,首因效应往往会使人际认知产生片面性和表面性,在人际交往中出现"以貌取人"和"先入为主"的现象,阻碍人际关系的良性发展,所以我们应尽量避免受第一印象的影响,以免对他人产生错误的看法。

首因效应的产生与个体的社会经历、社交经验的丰富程度有关。如果个体的社会经验丰富、社会阅历深厚、社会知识充足,则会将首因效应的作用控制在最低。同时,个体如果能理性地认识到首因效应只是依据认知对象的一些表面的非本质的特征做出的评价,并在以后进一步的人际交往中不断地修正、完善这种评价,首因效应的影响作用也可以在一定程度上得到控制。

2. 近因效应（recent effect） 亦称新因效应,指在人际认知中,因最近或最后获得的信息而对总体印象产生了最大影响的效应,即喜新厌旧的现象。一般来说,近因效应给了我们改变形象,弥补过错,重新来过的机会,但是也容易形成人际认知偏差。因此,在人际交往中,不能只看一时一事,而要历史地、全面地看,这样才能消除由于近因效应产生的认知偏差。

首因效应和近因效应在人际认知过程中都起着重要作用,但在不同条件下的作用有所不同。其主要规律为:①在关于某人的两种信息连续被人感知时,人们总倾向于相信前一种信息,并对其印象较深,即此时起作用的是首因效应,而在某人的两种信息断续被人感知时,起作用的则是近因效应;②认知者在与陌生人交往时,首因效应起重要作用,而认知者与熟人交往时,近因效应起重要作用;③首因效应和近因效应的作用取决于认知主体的价值观念。

3. 晕轮效应(halo effect) 又称光环效应(light circle effect)或月晕效应,指在人际交往中,对个体的某种特征形成固定看法后,会泛化到个体的其他特征,并推及个体的总体特征的现象。晕轮效应形成的原因与知觉整体性的特征有关,即个体在知觉客观事物时,并不是对知觉对象的个别属性或部分孤立地进行感知,而总是倾向于把具有不同属性、不同部分的对象知觉为一个统一的整体。多数情况下,晕轮效应会使人出现"以偏概全"、"爱屋及乌"的认知错误。这提醒我们,在人际认知过程中,要善于倾听和接受他人的意见,尽量避免感情用事,全面评价他人,理性与人交往。

4. 社会刻板效应(social prejudice effect) 社会刻板效应是指某种社会文化环境对某一类人或事持有固定不变、概括笼统、简单评价的现象。如人们一般认为工人豪爽、农民质朴、军人雷厉风行、教师文质彬彬、商人精明。社会刻板效应表现形式分为三种:角色刻板效应、区域刻板效应和国民刻板效应。角色刻板效应是指人们对不同社会阶层、社会地位和职业的人的一些固定看法;区域刻板效应是指人们对不同区域的人都有的固定看法;国民刻板效应是指人们对每一国家的人的固定看法。

社会刻板效应是认知者通过归类、概括而产生的人际认知,既有积极的一面,也有消极的一面。它的积极面在于将群体的主要特征典型化,帮助人们认知各群体的差异,简化了人们的认知过程,帮助人们迅速有效地适应社会环境。其消极面表现为在有限经验的基础上做出带有普遍性的结论,不仅会使人在认知过程中忽视个体差异,同时容易使人的认识僵化、停滞,导致对某些群体成员产生偏见和歧视。因此,要纠正社会刻板效应的消极作用,关键是要努力学习新知识,不断扩大视野,开阔思路,更新观念,培养良好的思维方式。

5. 投射效应(projection effect) 投射效应是指以己度人,认为自己具有某种特性,他人也一定会有与自己相同的特性,即把自己的感情、意志、特性投射到他人身上并强加于人的一种认知倾向。投射效应使人们倾向于按照自己是什么样的人来知觉他人,而不是按照认知对象的真实情况进行知觉。投射效应是一种严重的认知障碍,克服这种心理倾向的关键是认清别人与自己的差异,以避免以己之心度他人之腹。同时,要客观地认识自己,既要接受自己,又要不断地完善自己。

投射效应的表现形式多种多样,其中典型的两种形式是情感投射和愿望投射。情感投射就是认为别人的好恶与自己相同,如自己喜欢某一事物,认为别人也会喜欢。愿望投射是指把自己的主观愿望投射到他人身上,认为他人也如自己所期望的那样,把希望当成现实,这种投射容易产生猜疑心理。

6. 移情效应 移情效应是指对特定对象的情感迁移到与该对象相关的人或事物上来的现象。"爱屋及乌"就是移情效应最好的例证。

移情效应按其表现形式分为三种:人情效应、物情效应、事情效应。人情效应即以人为情感对象而迁移到相关事物的效应。例如,勇士为朋友"两肋插刀",珍藏去世亲朋好友的遗物等。物情效应是因喜欢某事物而将情感迁移到相关人身上。比如"以酒会友"、"以文会友"等。事情效应是对某事某物的好恶情感迁移到同类事与物的一种现象。如女性对酗酒深恶痛绝,因而对所有酗酒的人均抱有成见。

移情效应是一种心理现象,不能从道德角度来评价,但移情效应有时确实涉及道德领域。

比如送礼办事、行贿、溜须拍马等,被认为违法或不道德行为,但它以移情效应为基础,在一定时空范围内是有效的人际交往,所以"投其所好",各人的理解不一样,但都是自觉或不自觉地利用移情效应。

7. 经验效应 经验效应是指交际个体凭借以往的经验进行认识、判断、决策、行为的心理活动方式。经验不仅是一种财富,也是一种包袱。经验越丰富,人就越老练,为人处世、待人接物也得心应手,但经验也有其局限性,不顾时间、地点照搬套用,有时也会出洋相。现代社会,新生事物不断涌现,思想观念不断更替,单靠经验行事越来越行不通了。

经验效应在人际交往中最典型的表现是怀疑。曾经有过上当受骗的教训,遇到同类对象或事物的时候总会犹豫不决,惧怕重蹈覆辙。有的人喜欢用"这样的人我见得多了"来炫耀自己是有经验的人,人们也常用"没有经验"来安慰自己或理解别人的轻信轻率。

8. 仁慈效应 又称宽大效应,是指人们在对他人特性进行评价时,好的评价常多于不好的评价。实验研究证明,无论对方是不是熟悉的人,在被试者对他们的评价中,总是肯定多于否定。有些社会心理学家解释说,每个人都希望得到他人承认和接受,因而经常会设身处地地考虑他人的意愿,放宽对他人的尺度。但是有趣的是,这种情况只见于对人的评价而不见于对物的判断。心理学家库尔在1983年进行的一项研究发现,大学生将学校里97%的教授评价为"好的",而对于课程内容的评价明显降低。

三、人际吸引理论

人际吸引是人与人之间建立感情关系的基础,是影响人际关系的基本因素。了解人际吸引的规律可以提高个人在人际交往中的吸引力,正确判断个人的人际关系状态,调节不融洽的人际关系结构。

(一)人际吸引的概念

人际吸引(interpersonal attraction)又称人际魅力(interpersonal charm),是人与人之间产生的彼此注意、欣赏、倾慕等心理上的好感,从而促进人与人之间的接近以建立感情的过程。人际吸引是人际关系的一种肯定形式,人际吸引的程度反映了交往双方心理距离的远近。

按照吸引的程度,人际吸引可分为三个层级:亲和、喜欢和爱情。亲和是指与他人在一起,接近他人的倾向。喜欢是指愿意与他人在一起,且共处时感到轻松愉快,当给了他人正面和积极的评价时则产生喜欢。爱情是男女两性之间一种特殊强烈的感情,是人类最高层次的吸引。

(二)人际吸引的形成和发展阶段

人际吸引的形成和发展一般要经历四个阶段。

1. 注意 注意是指在交往初期,交往主体根据自己的需要、兴趣和价值观对交往对象的选择,是对某一交往对象喜欢、感兴趣的表示。

2. 认同 认同是指通过知觉、想象、思维、记忆等认识活动,接纳和内化交往对象的行为及表现,并对其给予积极和正面的评价。当我们专注于某一交往对象并对之产生好感时,就会主动地接近他,加倍地关心有关他的信息,于是通过信息的传递增加了对他的认同。

3. 接纳 接纳是指情感上对对方接纳,常以喜欢、亲切、同情、热心等形式表达与对方的情感联系。凡是能驱使人们之间接近、合作、联系的情感,都称为结合性情感。结合性情感越强,彼此之间就越相容,越相互吸引。

4. 交往 交往是注意、认同、接纳的必然结果。一般地说,交往的初期,双方会尽力约束自己,并努力通过行为来显示自己的诚意,表明自己愿意与对方交往。随着交往水平的提高,双方的关系就会发展到心理上相互依附的高级阶段,相互的吸引力进一步增强。

(三)人际吸引的规律

根据心理学家的研究和人际交往的经验,可将人际吸引的规律概括如下。

1. 接近吸引律(approaching and attracting rule) 接近吸引律是指由于交往双方存在着接近点而导致相互之间的时空距离和心理距离缩小,因此彼此之间容易相互吸引,成为知己。人际吸引的接近点很多,主要包括以下几个方面。

(1)时空接近 俗话说"远亲不如近邻","近水楼台先得月","向阳草木早逢春",这都说明人们生活的空间距离越小,时间上越接近,彼此之间越容易相互吸引。如同乡、同学、同龄、同事、邻居。

(2)兴趣、态度接近 在人际交往中,如果双方志趣相投、性格特点相似、态度观点一致或价值取向相同,就容易相互吸引,结成"知己"。我们平时说的"情投意合"、"惺惺相惜"、"酒逢知己千杯少,话不投机半句多"、"物以类聚"等都说明了相似的人易结交成友。这是因为每个人都具有自我评价的倾向,而他人的认同,是支持自己评价的有力依据,具有很高的酬偿和强化力量,因而产生很强的吸引力。

(3)职业、背景接近 专业、国籍、民族、经历接近的人,易找到共同的语言,缩短相互的距离,因而相互吸引。古诗中的"同是天涯沦落人,相逢何必曾相识"表达的就是这层意思。因此,在与他人初次交往时,应多交谈些双方感兴趣的话题,努力寻找双方的接近点和共鸣点,以深化关系,促进交往。

2. 互惠吸引律(mutually beneficial and attracting rule) 在人际交往过程中,如果双方能够给对方带来收益、酬偿,就能增加相互之间的吸引。这种收益和酬偿包括知识的、生理的、心理的(喜欢、尊重、信任、赞扬、认可)、政治的(权力、地位)等需要的满足。一般来说,估计得到报偿的概率越大,收益与付出之比的比值越大,越接近预期的报偿,吸引力就越大。因此,要增强自己的人际吸引力,必须在与他人交往时,尽力使自己的付出大于收益,使自己的言行给他人带来愉快和好处。

互惠吸引律主要的表现形式有以下几种。

(1)感情互慰 是指交往的双方,都以自己的表情、姿态和言语动作给他人带来愉快的感情体验,从而增加相互的吸引。在人际交往中,如果一方真情实意,另一方却怀有戒心,工于心计,则会使对方产生失信之感,而造成心理隔阂。正如宋代人程颐所说:"以诚感人者,人亦以诚而应。以术驭人者,人亦以术而待"。

(2)人格互尊 得到他人尊重、信任和认可是每个正常人的需要。因此,真诚地尊重他人,是获得人际吸引的最佳方法。你愈尊重和关心他人,你在他人生活中的重要性也就愈大,人们就会以同样的态度回报你。反之,必然会伤害对方自尊心而引起反感甚至气愤,从而造成交往的障碍。

(3)目标互促 人们之间的交往如果有助于双方有关目标的实现,则双方的吸引力就能增强。如果在交往中,具有"听君一席话,胜读十年书"之感,那么交往的水平就会提高。这就需要培养自己成为博学识广的人,以便使与你交往的人受益匪浅。

(4)困境互助 患难识知己,逆境见真情。当一个人遭遇坎坷、困难和失败时,往往对人情世态最为敏感,此时如能雪中送炭,双方的人际吸引力就能得到增强。

(5) 过失互谅 人非圣贤,孰能无过,当他人出现过错时,应以宽宏大量的态度而谅解,这样当你有了过错时,他人才会以同样的度量容忍谅解你。

3. 对等吸引律(equalizing and attracting rule) 对等吸引律是指人们都喜欢那些同样喜欢自己的人,即"敬人者,人恒敬之"、"爱人者,人恒爱之"。但是,对于不同的人来说,他人的喜欢激发的回报并不会完全相同。自信心强的人,他人的喜欢和排斥对他的自我评价影响不大,即"宠辱不惊";自信心低的人,因无法从自身获得尊重的满足,便非常渴望他人报以尊重,因而对他人的喜欢与厌恶反应强烈而敏感。这说明,在交往中,我们应以热情、信任和尊重的态度对待那些遭受挫折、犯过错误的人。

心理学家研究证明,对等吸引律是按照得失原则变化发展的。得失原则,又称增减原则,是指我们更喜欢那些开始对自己予以否定性评价,以后转变为肯定性评价的人,这种转变谓之"得",更讨厌那些开始对自己予以肯定评价,以后转变为否定性评价的人,这种转变谓之"失",故称得失原则。这就告诉我们,在人际交往中:一要注意对方的心理承受力,使关系建立在充分了解认识的基础上;二是良好关系一旦建立,就要用热情去浇灌、用真诚去培育、用谅解去护理;三是人与人之间的关系,要留有渐进发展的余地。

4. 诱发吸引律(inducing and attracting rule) 诱发吸引律是由自然的或人为的某一因素而诱发的吸引力。在人际交往中,如果人们受到某种诱因的刺激,而这种刺激正是对方所关注和感兴趣的,就会彼此吸引。诱发的因素和形式如下。

(1) 自然诱发 是指由人的外貌、气质、风度、声音等自然因素而引发的吸引力。在初次交往时,一个人如果五官清秀、举止从容、风度优雅大方、衣着整洁得体,就会对他人产生很强的吸引力,促使人们进一步接触,形成良好的人际关系。

(2) 蓄意诱发 是指有意识地设置某些刺激因素(打扮、谈吐、眼神、香水等),以引起对方的注意和兴趣,从而产生吸引力。蓄意诱发设置因素应注意:①投入要适度;②应瞄准对方的需要和兴趣;③应含蓄自然,没有矫揉造作之感。

(3) 情感诱发 是指通过真诚的关怀、帮助、信任、容忍等因素而激发对方的情感,缩小双方的心理距离,从而相互吸引,如患难之交。

5. 互补吸引律(mutually complementary and attracting rule) 互补吸引律是指交往双方在需求利益、能力特长、性格气质、思想观念等方面相辅相成而形成的人际吸引。如性格外向、直率、主观武断、脾气暴躁的人与性格内向、耐心、脾气随和、思维周密的人配合工作时,由于能够互相取长补短,相得益彰,就易相互吸引,团结合作。

互补吸引律在地位不等、角色不同的上下级关系和家庭关系中体现得最突出。这是因为人们都有追求自我完善的倾向,当这种追求个人无法实现时,便会设法从他人身上获得补偿,以达到个人需要的满足。但是,当交往双方的地位完全平等或角色作用相同时,人际吸引一般服从相似律。

6. 光环吸引律(light circle attracting rule) 光环吸引律是指一个人在能力、特长、品质等某些方面比较突出,或社会知名度较高,于是这些积极的特征就像光环一样使人产生晕轮效应,感到他一切品质特点都富有魅力,从而愿意与他接近交往。光环吸引律最突出地体现在能力、成就和品格等方面。

(1) 能力吸引 人们一般都喜欢聪明能干的人,这是因为聪明精干的人说话办事恰到好处,给人带来赏心悦目的酬偿。但是,社会心理学家的研究表明:一个极其聪明能干的人,会使他人产生屈尊感,从而敬而远之,降低了吸引力。因此,才能与吸引力在一定范围内成正比关系,但超出一定范围,会产生"己不如人"的压力心理,使人倾向于逃避或拒绝。在现实生活中,人们经常看到伟人往往不拘小节,使人感到他不再是超凡脱俗的神,而是有血有肉的人了,因而更亲近他,更喜欢他了。

（2）**性格和品质吸引**　如果一个人品质端庄,待人真诚、热情,就会使人产生钦佩感、敬重感和亲切感,从而产生人际吸引力。吸引朋友的良好品质有信任、忠诚、热情、支持、帮助、幽默感、宽容等品质,其中忠诚和热情是友谊的灵魂和核心。这就启示我们:待人要诚恳、热情;对位尊者不谄媚讨好,对位卑者不冷落歧视;对人热情而不过度,端庄而不矜持,谦虚而不矫饰作伪,充分显示自己的诚意,赢得他人的好感。

（3）**社会地位和声望**　常言道"名望是一种强有力的催欲剂","明星崇拜"就是这个道理。

7. 异性吸引律（opposite sex attracting rule）　男性与女性在一起会产生奇妙的轻松、愉快的感受,这种感受使异性间产生相互吸引,这就是异性吸引律。在异性吸引中,男性更多地注重女性的身体特征,而女性则更多地注重男性在人际交往中的品质特征。异性吸引有"情爱"和"友爱"之分。"情爱"往往会产生激烈的情绪波动,希望见到对方,而见不到时,就会感到怅然若失、烦躁不安;而"友爱"则具有较多的理性成分,仅仅表现为乐于与对方相处,并没有非见不可的欲望,只是喜欢、信任对方而已。

案　例

毕业生马某准备去某公司参加最后一轮应聘,主考官正是公司的谢总。临到考试时间快要结束时,马某才满头大汗地赶到了考场。谢总瞟了一眼坐在自己面前的马某,只见他大滴的汗珠从额头上冒出来,满脸通红,上身一件红格子衬衣,加上满头乱糟糟的头发,给人一种疲疲沓沓的感觉。谢总仔细地打量了他一阵,疑惑地问道:"你是研究生毕业?",似乎对他的学历表示怀疑。马某很尴尬地点点头回答:"是的。"接着,心存疑虑的谢总提出了几个专业性很强的问题,马某渐渐静下心来,回答得头头是道。最终,谢总经过再三考虑,决定录用马某。

第二天,当马某第一次来上班时,谢总把马某叫到自己的办公室,对他说:"本来,我第一眼看到你的时候,不打算录用你,你知道为什么吗?"马某摇摇头。谢总接着说:"当时你的那副尊容实在让人不敢恭维,满头冒汗,头发散乱,衣着不整,特别是你那件红格子衬衫,更是显得不伦不类,不像一位研究生,倒像个自由散漫的社会小青年。你给我的第一印象太坏。要不是你后来在回答问题时很出色,你一定会被淘汰。"马某听罢,这才红着脸说明原因:"昨天我前来赶考时,在大街上看见有人遇上车祸,我就主动协助司机把伤员抬上出租车,并且和另外一个路人把伤员送去医院。从医院里出来,我发现自己的衣服沾了血迹,于是,我就回家去换衣服。不巧,我的衣服还没干,我就把我二弟的一件衬衫穿来了。又因为耽误了时间,我就拼命地赶路,所以时间虽然赶上了,却是一副狼狈相……"

谢总这才点点头说:"难得你有助人为乐的好品德。不过,以后与陌生人第一次见面,千万要注意自己给别人的第一印象啊!"

请问:你从这则案例获得了什么启示?

第三节 人际交往

人生如一条缓缓向前的长河,既有长度也有宽度。我们不能延伸生命的长度,但我们可以拓宽生命的宽度。而生命的宽度就是人际交往的半径和质量。中国是一个人情社会,人际交往是个体生存和发展的基本条件,这就是所谓的"世事洞明皆学问,人情练达即文章"。

一、人际交往的概念、特点和功能

(一)人际交往的概念

人际交往(interpersonal communication)是指在社会活动中,人们运用语言符号系统或非语言符号系统相互交流和沟通的过程;交往的内容既包括客观的物质、能量和信息,又包括主观的思想、情感和态度,目的是达成沟通、理解,协调和建立融洽的人际关系。

人际交往和人际关系的关系表现为:人们交往之后必定会在情感上产生一定的结果和积淀,从而形成相对稳定的情感纽带,这就是人际关系。与人际关系相比,人际交往更具有整体性,而且强调人们在心理和情感上交流的动态过程。从人际交往出发,我们可以更好地了解人际关系。

(二)人际交往的特点

1. 对象的广泛性与多样性 人际交往的具体对象可以是任何事物,即一方可以"出售"所有形式的事物,另一方可以用所有形式的事物进行"支付",只要这些事物含有对方所需要的使用价值。

2. 内容的模糊性和多变性 人际交往的内容一般比较模糊而且复杂多变。例如,人与人在生活上的相互关心与体贴,在精神上的相互鼓励与安慰,在工作上的相互支持与帮助等。

3. 程序的灵活性和多样性 人际交往活动一般没有严格的规定程序,都是根据双方的具体需要来灵活确定,主要以便利、快捷、高效为原则。军事战争、外交活动、政治渗透、文化交流、思想沟通等都是人际交往的具体形式,有着复杂多样的运行程序。

4. 时间的异步性和持久性 人际交往可以跨越较大的时间距离,即一方在做出"贡献"后,往往需要经过相当长的时间才能得到"回报"。

5. 约束力的宽泛性 规范人际交往行为的约束力有政治、经济和文化等多方面的力量。

6. 主体的宽泛性 人际交往可以发生在亲戚、邻居、同事、朋友(或敌人)、家庭成员甚至陌生人之间,其交往规模往往取决于两者关系的亲疏远近、信任程度以及两者利益互补性的强弱。

(三)人际交往的功能

1. 获得信息功能 一个人直接从书本上学得的知识毕竟是有限的,但是通过社交建立良好的人际关系后,人就能以各种方式迅速地获得信息。人际交往相较于书本获得信息有内容更广泛、渠道更直接、速度更迅速等特点。

2. 完善自我意识的功能 成熟的自我意识是通过交往,在与别人的相互作用中逐渐成熟起来的。首先,人是以他人为镜,在与别人的比较中认识自己的。其次,人还可通过他人对自己的态度和评价,以及自己与他人的关系来认识自己的形象。人际交往范围越大,接触的人越多,也就越能了解更多人的品行。人生的许多经验,就是在人际交往过程中积累和丰富起来的。

3. 自我表现功能 人总是希望别人了解自己、理解自己、信任自己。只有扩大交往范围,在更大的范围内表现自己,别人才可以了解你的为人、你的性格、你的学识、你的才能。

4. 人际协调功能 作为一个现代人,要想获得成功,就要学会善于与人合作。要能组织、协调各种力量,调动各方面的智慧。要想做到这一点,就不能离开人际交往。

5. 社会化功能 青少年在与家人、同伴的交往中,积累社会生活经验,学到社会生活所必需的知识、技能、态度、伦理道德规范等,逐步摆脱以自我为中心的倾向,意识到集体和社会的存在,意识到自我在社会中的地位和责任,学会与人平等相处和竞争,养成遵守法律及道德规范的习惯,从而自立于社会,取得社会认可,成为一个成熟的、社会化的人。

6. 身心保健功能 人作为一个社会成员,有着强烈的合群需要。通过相互交往,诉说个人的喜怒哀乐,爱憎恐悲,就会引起彼此间的情感共鸣,从而在心理上产生一种归属感和安全感。

二、人际交往中的自我暴露

社会心理学研究证明,良好的人际关系是在自我暴露逐渐增加的过程中发展起来的。因此,在人际交往中,如果我们能够恰如其分地暴露自己,就容易赢得对方的信任。

(一) 自我暴露的概念

自我暴露(self-disclosure)是指个体在与他人交往时自愿在他人面前真实地展示自己的行为,倾诉自己的思想。自我暴露是健康人格的表现,是维持个体正常的活动和避免心理障碍的先决条件。

(二) 自我暴露的层次

由浅到深分为四个层次:

(1) 第一层次是关于情趣爱好方面,如兴趣爱好、生活习惯等。如普通朋友、同学和同事。

(2) 第二层次是关于态度方面,如对人的看法、对政府和时事的评价等。如亲朋好友。

(3) 第三层次是关于自我概念和自我的人际关系状况,如自己的社会关系情况,自己的情绪,与家人、朋友的关系等。如知己。

(4) 第四层次是关于隐私方面,如自己的不为人知的秘密,不被社会所接受的一些态度、想法和行为等。如闺蜜、伴侣和莫逆之交等。

人际交往由低水平的信任和自我暴露开始,随着双方交往程度越深,感情越亲密,自我暴露的层次也就越高,这就是自我暴露的"贴近效应"。但是值得注意的是,在人际交往中并不是自我暴露越多越好,而是需要掌握一定的技巧和分寸;交往双方自我暴露的程度要趋于一致,暴露的过程一定要循序渐进。

(三) 影响自我暴露的相关因素

1. 回报和自我暴露 当人们与自我暴露水平较高的个体交往时,最有可能进行较多的自我暴露,这与自我暴露的相互性原则相关,即接收者按他们所接收到的暴露私密程度回报给对方。人们往往会回报或模仿其他人所欣赏的自我暴露水平,这是因为每个人都喜欢得到积极的反馈而不喜欢得到消极的评价,如果一个人的暴露在内容、强度或稳定性上不匹配,会引起对方的不愉快,也无法建立亲密的人际关系。

2. 喜欢和自我暴露　个体会对那些他们一开始就喜欢的人暴露出更多的个人信息,个体也倾向于喜欢那些向自己暴露更多个人信息的人。自我暴露中的"回报"原则决定着喜欢程度。喜欢与自我暴露之间的联系还有性别差异。许多研究表明,只有对女性来说,喜欢和自我暴露才有联系,对于男性来说,他们所喜欢的人与对方所作自我暴露的水平没有关系。

3. 社会赞同和自我暴露　自我暴露对社会赞同是相当敏感的。获得对方赞同时,人们的自我暴露就增多,对方表示不置可否或冷淡时,人们的自我暴露显著地减少。

4. 非语言行为和自我暴露　非语言行为在选择恰当的自我暴露和人际亲密关系水平方面,也起着重要的指导作用。如目光接触,对于女性来说,在高度目光接触条件下,谈话者比较亲密。对于男性来讲,倾听者频繁的目光接触会使谈话者感到不自在,因而,谈话者用减少自我暴露的方法来降低谈话的亲密水平。

5. 自我暴露的速度　自我暴露必须缓慢到相当温和的程度,缓慢到足以使双方都不致感到惊讶的速度。如果过早地涉及太多的个人亲密关系,反而会引起忧虑和自卫行为,扩大双方之间的距离。

(四)约哈里窗户理论

社会心理学家约瑟夫·鲁夫特和哈里顿·英格拉姆于20世纪50年代创立了人际交往中的"约哈里窗户理论"。他们认为,人际交往的成败与否,人际关系能否健康发展,在很大程度上取决于各自的"自我暴露",并将人的自我暴露比喻为一扇大的窗户,即所谓的约哈里窗户。

1. 约哈里窗户理论的四个区域　根据人们在人际交往中存在的相互了解程度,将人的全部自我信息区分为开放区、盲目区、秘密区和未知区。

(1)开放区　指自己知道,别人也知道的那部分信息,属于共享信息。如姓名、年龄、身高、体重、肤色、婚姻等。

(2)盲目区　指他人知道而自己不知道的信息。如自己的一些习惯性动作、情感表露、认知误差等。

(3)秘密区　指自己知道而他人不知道的信息。如自己的一些内心感受、情感秘密、生活隐私等。

(4)未知区　指自己不知道,他人也不知道的信息。如一些潜在特质、创造能力等。约哈里窗户不是静止的而是动态的,我们可以通过自我泄密改变约哈里窗四个区域的分布。

2. 约哈里窗户理论在人际交往中的作用

(1)扩大自我信息的开放区,适度自我暴露,充分展示自我的人格魅力:在人际交往的过程中,通过自我暴露自我信息的开放区,有助于自己和交往对象更深入了解自己。在自我暴露的过程中,太少的暴露不利于和他人建立起亲密关系,但相反太多的暴露则会被看做难以与人相处,可能被认为是拥有唯我论的自我中心主义。因而,我们应该适时、适当地进行自我暴露。

(2)注意倾听,缩小自我盲区:"约哈里窗户理论"认为我们每个人都存在着自我认知上的盲区,因此为了不断完善自我,为了在人际交往中成为一个成功者,我们必须虚心向他人请教自己的不足或者看不到的方面,不断反思与改进,在人际交往中多采用倾听与换位思考等方式来最大限度地缩小自我的盲区,这样我们才能够更好地与他人进行交往。

三、人际交往中的控制

（一）控制的概述

1. 控制的概念　控制（control）是指主体按照给定的条件和目标，对客体施加影响的过程和行为。控制最初运用于技术工程领域。自从维纳的控制论问世以来，控制的概念在生命机体、人类社会和管理系统、社会心理学等不同领域得到广泛应用。从一定意义上说，管理的过程就是控制的过程。因此，控制既是管理的一项重要职能，又贯穿于管理的全过程。人际交往中控制的应用对人际关系的建立及维持产生了极大影响，起到了对已经形成的人际关系管理及矫正的作用。

控制就是人际沟通中双方相互影响的结果。在每一次人际沟通中，控制是必不可少的，它是人际沟通中的一个内在成分。控制是人际沟通中一个难以捉摸、惟妙惟肖却很有影响的因素，沟通中只要一个人影响了他人他事，或被他人他事所影响，就存在控制。

2. 控制的分类

（1）个人控制　人们在能控制环境对他们生活影响时产生的一种感觉。沟通双方在交往中都希望获得个人控制的需要。临床上，护患沟通时护士常通过个人控制来更好地服务于患者，但沟通中个人控制是相互的，这也是沟通双方的基本心理需求，个人控制对护患沟通的结果以及护理质量都有直接或间接的影响。

个人控制又可分为四类。①行为控制：就是用自身的行为去改变某一威胁性事件发生的可能性、强度及持续时间。如对于手术后患者，护士可指导患者改变体位来减轻切口疼痛，这就是行为控制的应用。②认识控制：就是个人采取某些心理、精神措施来改变影响自己生活的环境。如术前焦虑的患者可通过分散注意力（想一些愉快的事情）以减轻焦虑症状，这就是认识控制的应用。③信息控制：就是个人通过影响自身境况的外部因素来获得知识。护患沟通时，护士将有关手术或检查的步骤及可能产生的感觉告知患者，就可帮助患者增强信息控制。④回顾性控制：就是个人从过去的事件中接受教训来应对以后可能发生的类似情况。对于某些慢性病患者，护士对其进行健康教育，讲明疾病的原因、机制、预防措施等，在以后的生活中，患者便能主动地预防该病的再发生，这就是回顾性控制的应用。

（2）关系控制　就是人际沟通中沟通双方相互联系、相互影响所产生的一种感知。这种控制属于人与人之间的相互关系，其焦点为关系或人际特征，也就是沟通双方所提供的信息对双方关系影响的结果，通过分享信息的内容以决定双方在关系中的地位。关系控制是人际沟通中重要的要素，通过关系控制建立起来的相互关系有三类：互补关系、对称关系和平行关系。

互补关系中，控制不是平均分配，沟通双方中一方处于支配地位，另一方处于顺从地位。传统医学模式下，医务人员和患者就属于这种关系，医务人员处于主动支配地位，患者在沟通中被动接受信息。

对称关系中，关系双方平均分享控制，但有时对控制或顺从双方发生竞争，双方相互关系可不断发生变化，谁在控制有时也不很明确，医院内医务人员之间的关系多为对称性的。

平行关系介于互补和对称关系之间，关系中控制来往于沟通者之间，使沟通更加灵活、更有弹性，医护之间的关系因治疗与护理轮流处于控制地位，所以双方关系是平行、平等、合作的伙伴关系，重医轻护是不正常现象。

（二）控制在护患沟通中的应用

1. 患者的沟通控制 患者患病后因生理、心理的原因而失去了个人控制。疾病使患者对自己的生活产生了不确定感，随之而来的是失控感，失控使患者对生活丧失信心，产生恐惧、愤怒、无望无助的感觉，严重的可使患者去人格化，表现为无望或愤怒的行为，对所患疾病的生理反应出现过分敏感的现象，甚至不加选择地在许多人中获得有关所患疾病的信息。

护患人际沟通时，护士要熟知患者因失控而导致的心理上或行为上的一些异常，进一步分析评估患者发生失控的原因，在沟通中，护士一方面向患者提供治疗及护理的有关信息，鼓励患者将所有的感受表达出来，另一方面，护士应指导患者参与自我护理，学习一些简单的技能，指导患者恢复一定的自控能力或参与自己的管理。

恢复患者的个人控制在护患沟通中很重要。首先，增强了患者的独立性和自主性，减少无助感，从而使他们感到自身的价值；其次，患者参与了医疗及护理，对其生理和心理方面的异常进行了调节。

2. 护士的沟通控制 护理人际关系研究许多院际人际关系，如医护、护患、护际等人际关系，护士在工作中与他人沟通的首要问题是关系控制，要与他人合理地分享控制，消除个人的失控感，达到沟通双方相互依存的关系。护理交际中各种人际关系的形式有三种，即互补、对称和平行，沟通中如何分享控制取决于这三种关系的性质。

互补关系稳定、有效、可预见，但只有一方可享有沟通的控制权，所以不利于分享控制。对称关系比较平等，可促进相互之间思想和感情的沟通，可以分享控制，但又可引起不必要的竞争而产生矛盾和冲突。平行关系是关系控制中最合理有效的关系，能平等或轮流分享控制，最大限度地减少人们的相互冲突，达到对沟通信息及内容的共同控制，从而建立护际沟通中公平、合作的各种人际关系。

四、人际交往的基本原则

人际交往的原则是人们对长期人际交往实践规律的总结，是人们在人际交往中应该遵循的标准或规则。要想成功地建立良好的人际关系，就要在社会生活中了解、遵循和掌握人际交往的一般原则。

（一）适度原则

适度原则是指与人交往时，一切行为要得体，把握分寸，恰如其分，恰到好处。这就要求交往主体在不同场合，根据不同的交往对象体现出不同的交往程度，具体应掌握以下几个"度"。

1. 自尊适度 自尊是获得他人尊重的前提条件。一要防止自尊过弱，缺乏自尊心，导致自卑，从而减弱人际吸引力；二要防止自尊过强，过于看重自己的尊严和价值，导致自傲，拒人于千里之外。

2. 表露适度 适时、适度的自我表露，常常是成功交往的开始。如有些人总是向别人喋喋不休地谈论自己，这容易被人当作自我中心主义者。心理学家认为，理想的自我表露是：对少数亲密的朋友做较多的表露，而对一般朋友和其他人做中等程度的表露。

3. 忍让适度 忍让是指在人际关系中适当的谦让及忍耐，以减少人际冲突。忍让是理性的以柔克刚，以退为进；能忍让者，意志坚韧，具有良好的心理素质和道德品质，能得到他人的拥护和尊敬，正如郑板桥在《说苑丛说》里说的"能忍耻者安，能忍辱者存"。但是如果忍让过度则会表现为懦弱或退缩不前;而忍让不足,会留给对方计较或苛刻的感觉。

4. 热情适度 热情是个人良好修养的表现,但人际交往中必须表露得恰如其分。热情过度,则会使人产生轻浮或不礼貌的感觉,但缺乏热情,则会使人产生冷淡、无诚意交往的感觉。因此,在交往时,应在恰当的时候表现出恰当的热情。

5. 信任适度 适度的信任是建立和发展人际关系的前提条件。但对他人轻信或过度猜疑是破坏人际关系的重要原因。如曹操因猜疑误杀吕伯奢:刺杀董卓败露后,曹操逃至吕伯奢家,曹吕两家是世交,吕伯奢一见曹操到来,本想杀一头猪款待他,可是曹操因听到磨刀之声,又听说要"缚而杀之",便大起疑心,以为要杀自己,于是不问青红皂白,拔剑误杀无辜。

6. 谨慎适度 在采取任何行动之前都要深思熟虑,深入调查分析,权衡利弊。但若在人际交往中过分谨慎,容易导致拘束的表现。

7. 谦虚适度 谦虚待人,是尊重他人,严格要求自己的表现。"泰山不让砾石,江海不辞小流,可以成其大",所以每个人要虚怀若谷,做泰山一样的谦谦君子。但谦虚过度,容易使人产生虚伪的感觉,从而破坏人际关系。

8. 幽默适度 适度的幽默应做到庄重而不冷漠,幽默而不讽刺,且应根据时间、场合、地点和人物采用恰当的幽默方式。因此,适度的幽默是建立在一定的学识、经历及经验的基础上的,只有人格较为成熟的人才有能力运用幽默提高人际吸引力。

9. 期望适度 包括角色期望和自我期望。期望过高,会使人疲于表现,整日处于失落中;期望过低会影响双方潜能的发挥,不利于人际关系的发展。

10. 频率适度 任何人际关系都需要通过一定的交往次数而建立。但交往频率过高,将时间浪费在不必要的交际应酬上,也容易给人际关系造成不良影响;交往频率过低,难以建立亲密的人际关系。

(二)人性原则

人性原则是指在人际交往中,要尊重个体的选择权及自主权,包括关系人的存在、本质、理想、自由、个性、尊严、创造性及生活质量等。

1. 交互原则 指人际交往双方主动接纳对方,强调人际交往行为的相互对应性。许多研究表明,人际交往中的喜欢与厌恶,接近与疏远是相互的,在一般情况下,喜欢我们的人,我们才会喜欢他们;愿意接近我们的人,我们才愿意去接近。而对于疏远我们,厌恶我们的人,我们反应也是相应的,对他们也会疏远和厌恶,即"投桃报李"、"来而不往非礼也"。所以我们在人际交往中,要遵循交互的原则,保持自己在交往上的主动地位,并尽自己所能维护好相互之间的关系,求得发展。

2. 互利原则 指在人际关系中,关系主体的双方都能得到一定的精神或物质利益,满足各自的身心需要。人际间的交往,从本质上说是一种社会交换过程,交往双方会考虑各自的利益。因此,同别人交往时,必须注意关系的维护,即交往过程中应有得有失。

3. 理解原则 指交往双方相互包涵,互相换位思考,替对方着想,相互体谅的原则。通过换位思考,了解对方的处境、心理、特性、需求等,了解彼此之间的权利、需要、义务和行为方式,并以此为基础主动调整或约束自己的行为,尽量给对方以关心、帮助和方便。己欲立而立人,己欲达而达人,己所不欲勿施于人,以减少人际关系的矛盾及冲突。

4. 诚信原则 指在人际交往中双方诚实守信的原则,即表里如一,言行一致。诚信是做人之本,人们在交往中应做到"言必信,行必果",也就是说要真诚待人,说真话、实话,不要轻易许诺,一旦许诺,要设法实现,以免失信于人;要严守对方的秘密,不炫耀和披露大家不知的隐私,也不要依据自己的臆想来推测对方如何如何。孔子提出"人而无信,不知其可也",也就是说自私自利、虚伪狡诈、言而无信的个性品质阻碍人际吸引,很难取信于人,非常不利于人际关系的建立和融洽。

5. 人道原则 指在人际关系中爱护人的生命,关怀人的幸福,维护人的尊严及权利。在人际交往过程中,只有尊重他人才能得到他人的尊重,而且常常宽容对方的"短处"会促进人与人之间的和谐相处。

6. 平等原则 尽管由于主观、客观因素的影响,人与人在气质、性格、能力、知识等方面存在差异,但在人格上是平等的。平等是交往的基础和前提,不论职务高低,财富多寡,人与人之间的交往应平等相待,一视同仁,相互尊重,不亢不卑。如刘备桃园三结义,虽然后来刘备称王,但仍然以兄弟对待关张二人,关张以死相报。

7. 真诚原则 指交往双方真心实意、坦诚相待,实现心理的真实交融。罗兰认为美好的东西时常是由于它是真诚的。心理学家安德森(Anderson)在 1968 年的研究中也发现,在人际交往中,真诚是最受人欢迎的个性品质;这是因为真诚能使交往双方真切体会到彼此的需求,从心底感动对方而获得信任,正所谓"精诚所至,金石为开"。

8. 文明原则 指交往过程中要讲究文明行为,表现为人际交往内容健康、动机纯正、方式恰当、气氛友好,以保持人际关系的健康。

（三）择善原则

择善原则是指人际交往的选择性原则,个体会选择对社会、自己和他人无害或有益的人际关系。也就是说在交往时,我们不仅要"择其善者而从之,择其不善者而弃之",而且要"两害相取,取其轻,两利相取则取其重"。包含以下两层含义。

1. 择善而交 强调在人际关系中与何人交往要慎重、要有所选择,坚持择善去恶的价值取向,即我们应该积极建立和发展一切有利于个人学习、工作、生活向良性方向发展的人际关系。

2. 择善而从 强调在人际关系中,交往双方相互学习对方好的方面,即互相取长补短,保持良好的品德和人格。

（四）调衡原则

调衡原则是指协调和平衡各种关系,使之不相互冲突与干扰。在人际交往中,每个人的精力和时间都是有限的,同时每个人都承担着不同的角色,并对自身及他人产生不同的需求。因此,在人际关系中要善于协调和平衡不同角色和不同需求之间的关系,避免过多或不足。过多则忙于交往,影响自己履行岗位职责;不足则会使自己陷于孤独苦闷,导致信息闭塞、孤立无援,使自己减少了发挥能力的机会与范围。

（五）积极原则

积极原则是指在人际交往中行为要主动、态度要热情,即待之以礼,晓之以理。

五、护患人际交往的原则

1. 了解语言环境 语言环境即语境,是人们在语言交际中理解和运用语言所依赖的各种表现为言辞的上下文或不表现为言辞的主观因素。时间、空间、对象等与语词使用有关的都是语境因素。语境的构成:一是主观因素,包括语言者的身份、思想、职业修养、性格、心情、处境;二是客观因素,如语言的时间、地点、场合、对象、情景、话语前提等。语境极大地影响着语言的效果,作为护士了解和运用这些主、客观因素,将有助于形成良好的护患关系。

2. 了解交往对象 护患交往效应受患者身份、文化、职业、思想、性格、心情、处境等因素的影响,护士要了解患者的文化水平、理解能力、性格特征、心情处境,以及交际时间、场合的具体情况,选择患者易于接受的语言形式和内容进行交流沟通。

3. 善于综合运用语言和非语言技巧 俗话说,"良言一句三冬暖,恶语伤人六月寒",这充分说明语言艺术的魅力。如以高雅脱俗的言谈、诚挚温馨的笑容、亲切谦逊的态度、庄重稳健的举止相结合,构成护理语言和非语言交流系统,也是护理艺术和护理道德的本质体现。例如,老年患者由于听觉、视觉功能逐渐衰退,交谈时会产生不同程度的沟通障碍。为了良好地沟通,护士应减慢语速,清晰语音,选用通俗易懂的语言,适时停顿和重复。同时辅以倾听、触摸、拉近空间距离等非语言技巧,增进与老年患者的情感交流,以便收集到完整而准确的资料。

4. 发挥主导作用 在护患交往中,由于护士掌握着医疗知识和医疗资源,决定了护士处于这种关系的主导地位,具有决定影响。因而在发展良好护患关系过程中,护士应充当积极主动的一方,促进护患关系的和谐发展。

5. 展现自信 对于护士而言,自信就是相信自己有能力帮助患者解决问题。自信的行为表现为:姿态放松、表情自然、衣着整洁大方、语言清晰明确、语音响亮坚定,眼光正视对方、语言行为和非语言行为保持一致等。具有充分自信的护士可以使患者获得安全感,有利于建立相互信任的支持性关系,使交往顺利展开。

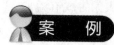

患者徐某,70岁,因住院期间每天需要静脉输液,导致患者静脉不好,对穿刺感到特别紧张。当护士小王去给徐某输液时,患者拒绝配合。经了解,原来小王到病房后,直接说:"8号徐某某,打针了!"扎好止血带之后,一边拍打患者手背一边抱怨:"你的血管长得不好,一会我帮你扎上之后不要乱动,不然要肿了"。护士长立即派护士小李去给徐某输液。小李来到病房,微笑地向徐某解释输液的重要性之后,说:"我用小针头给你穿刺好吗?您放松些,就不会那么疼了,来深吸气!"趁患者放松时,小李一针见血地完成了输液操作。

请问:(1)小王在与患者徐某的交往中出现了什么问题?

（2）你从小李的行为中获得了什么启示?

（贺利平 贺清明）

第四节 人际冲突协调

人际冲突是社会生活中不可避免的现象,同样也存在于健康照护中。在医疗机构中,由于护士与患者之间的价值观念不同,发生冲突在所难免。因此,护理人员应正确认知、了解和分析护患冲突,才能更好地解决冲突,为患者提供优质护理服务。

一、人际冲突协调

（一）人际冲突的概念

人际冲突(interpersonal conflict)是指个人与个人之间发生的冲突,即由于个人之间生活背景、教育、年龄、文化、价值观、态度和行为方式等的差异，或者双方潜在利益的对立，导致的一种对抗性相互交往方式，表现为紧张、不和谐、敌视，甚至争斗状态。

人际冲突既有消极的一面，也有积极的一面。从消极方面来看，它破坏人际关系，降低解决问题的机会，导致冲突升级，容易演变为团体和组织的冲突，造成多边关系不和谐；从积极方面来说，它能促进问题的公开讨论和尽快解决，使人们宣泄愤怒与敌意，激发人们创意或创造新的理念。因此，如果能够有效解决人际冲突，可以使交往双方的关系更加亲密，并且能促进个体的成长和需要的满足。

（二）人际冲突的层次和类型

1. 人际冲突的层次 布瑞克和凯利区分了三个层次的冲突。

（1）特定行为上的冲突 双方对于某个具体问题存在不同意见，例如，两人外出度假时，对搭乘什么交通工具意见不一致。

（2）关系原则或角色上的冲突 双方对于如何处理两个人的关系及在关系中各自的权利、义务有不同的理解。在人际关系中，有些角色规范比较明确，也有一些角色规范比较模糊，如果两个人对于规则看法不同，就难免发生冲突。如在宿舍，有的同学界限分明，有的同学大大咧咧，随便使用室友的物品。

（3）个人性格与态度上的冲突 这往往牵扯到双方人格与价值观的差异。如在办公室，有的人喜欢独处，而有的人喜欢热闹。

在人际交往中，这三个层次的冲突有可能交织在一起。行为上的分歧，可能引起关系原则或角色上的矛盾，并进一步导致个性上的冲突。一般来说，冲突层次越深，涉及因素就越多，情感卷入程度越高，矛盾就越复杂，解决起来也越难。

2. 人际冲突的类型 不同层次的冲突纠结在一起，形成不同类型的人际冲突。根据冲突的基础不同，多伊奇将人际冲突分为五种类型。

（1）平行冲突 存在客观的分歧，而且双方都非常准确地知觉到这种分歧。如你和你的好朋友在一起看电视，你很想看一个电视连续剧，你的朋友却想看足球比赛的转播，你们俩都清楚地知道双方的愿望，但是却不愿意相让。

（2）错位冲突 一方可能有一个客观的理由，而且知觉冲突的存在，但是却不直接针对真正的问题本身。如你觉得老师在考试中给你打的分数太低，心理不满，但是又不好直接去说，于是你就在课堂上故意提一些刁难他的问题。

（3）错误归因冲突 存在客观的分歧，但是双方对这种分歧并没有准确的知觉。如一位同事发现办公室里面有异味，她很讨厌这种气味；她以为是办公室的同事没有及时扔掉坏掉的食物，所以见面时就告诉她要及时清理自己的抽屉，事实上，异味来自于另一位同事喝剩的茶水。

（4）潜在的冲突 存在客观的分歧，但是双方对这种分歧并没有什么感觉。如护士长将同一句话重复讲给一名护士，或者让这位护士重复做同一件事，对方就会失去耐性和工作的积极性，继续发展下去会导致这位护士工作不配合，甚至辞职。

（5）虚假冲突 双方有分歧，但是这种分歧并没有客观的基础。例如你的同学举行生日聚会，你没有得到邀请，为此你很不高兴，而他也正因为你没有去参加聚会而不满。事实上，他本来打电话邀请你，因为你不在，拜托你的同学转告你，但是你的同学却忘记了这回事。这时双方的冲突纯粹是因为误会。

（三）人际冲突形成的原因

冲突发生的原因很多，大体可分为三类：沟通差异、结构差异和人格差异。

1. 沟通差异 主要是由于误解、沟通不畅、语义困难造成的，不同的角色要求、组织目标、人格因素、价值系统以及其他类似因素所造成的冲突。

2. 结构差异 主要源于组织中存在结构上的水平和垂直的分化，从而导致了沟通的整合困难，表现为不同个体在目标、决策变化、绩效标准和资源分配上意见不一致，源于组织结构之本身。

3. 人格差异 冲突源于个人的特征和价值观，与个人背景、教育、经历、培训等因素所塑造的独特的个性特点相关。

研究发现，在我国社会主义转型阶段，经济环境、人文环境相互渗透导致人们思想观念上的急剧变化的认知差异，人们面临的各种信息的大爆炸等，与传统文化、认知之间的差异，相互碰撞，也会产生冲突。

（四）人际冲突的管理

人际交往中，各种冲突无处不在。如何应对冲突就要在人际管理中寻找具体策略，根据人际冲突过程，人际冲突的管理可以分为三个阶段。

1. 预防 研究认为团队成员的不公平待遇是人际冲突的最根本原因，预防冲突就要充分考虑造成人际冲突的原因与潜在条件，在管理中要注意团队成员的个人因素，即个人处事风格，对成员的搭配使用尽量人尽其才，减少相互之间的冲突。设计单位政策、福利及绩效考评时，一定要公平、平等、不歧视，避免因顶层设计或管理不当造成成员冲突。

2. 提供解决条件 人际交往随着时间延长，彼此了解的加深，双方的不一致也会增强。这也就会使成员之间的冲突可能性增大，但此时双方仅仅是意识到而没有明显行为表现，管理者就要为冲突的个人解决创造条件，组织一些有意义的娱乐活动来增加成员之间的沟通，消除误会，规避冲突。

3. 人际冲突的解决 管理者在自己的管理范畴内，有重点地解决问题，应集中处理那些功能正常的建设性冲突，常用方法有回避、迁就、强制、妥协和合作。管理中采取区别对待，每一种方法均有其长处和不足，管理者要有敏锐的洞察力和分析判断能力，正确使用不同方法，尽量做到方法适当，效果最佳。

（五）个体人际冲突的预防

1. 明确人际关系的原则 人际关系的基础是人与人之间的相互欣赏、相互扶持。对于那些真心接纳我们、欣赏我们的人，我们也更愿意同他们交往并建立和维持关系，这就是人际关系的最基本原则。

2. 克服人际认知的偏差 第一印象在人际交往中所产生的作用很大，好与不好均会影响双方的正常交往及关系发展。也有的人在人际交往时，喜欢"以貌取人"、"以名字取人"或者因"刻板效应"来主观判断交往对象，这些先入为主的想法常常妨碍正常的人际交往，不利于人际关系的建立和维持，必须加以纠正和改变。

3. 塑造良好的个人形象，增进个人魅力 首先要提高个人的心理素质。人际交往是思想、能力与知识及心理的整体作用，任何一方面的欠缺都会影响人际关系的质量。加强自我训练，提高自身的心理素质，以积极的态度与人交往。在交往中要树立良好的交往品质，真诚、信任、自信、克制、富有热情，要真诚待人，以心交心；以大局为重，避免冲动；要落落大方，不卑不亢;要相互理解,热情温暖。良好的品质、人格魅力是获得他人欣赏和好感、与人建立良好关系的基本保障。

4. 掌握一定的交际技巧 交际能力绝非天生具有的,是需要在社会实践中不断锻炼、总结,才能与日俱增。掌握一定的交际技巧很重要。要主动积极交往,了解和理解对方;要善于应用移情,获得对方的好感;要耐心、虚心倾听,少打断对方的叙说;适度地自我暴露;要信任他人,宽容对待他人;要学会主动与人交往,不要怕遭到拒绝;要学会善意赞扬他人,但绝不可刻意奉承;批评他人要委婉、真诚,不可伤害彼此的感情;得到他人的帮助要尽早感谢,绝不可认为他人的奉献理所当然;如果发生冲突并为人际关系所困扰,改变当前困境的办法是,既要认知改变和重建关系,又要改变行为与尝试新的交往。不能故步自封或画地为牢,把自己封闭起来或者拒人千里,都是不可取的。把握人际沟通的技巧,吸引和抓住对方,就会赢得良好的人际关系。

（六）人际冲突协调

1. 常见的人际冲突处理方式 美国行为科学家托马斯和克尔曼提出了一种两维冲突处理模式,以个体潜在意向为基础,认为冲突发生后,个体有两种可能的策略可供选择:关心自己和关心他人。如图 2-1 所示,纵坐标为"关心自己",表示在追求个人利益过程中的武断程度,具体指个人面对冲突时,主要关注的焦点在于自己的目标达成,不管别人的态度如何;横坐标为"关心他人",表示在追求个人利益过程中与他人合作的程度,指个人在面对冲突时,重点考虑如何与他人维持良好的人际关系。于是出现了五种不同的冲突协调的策略:竞争、合作、妥协、迁就和回避。

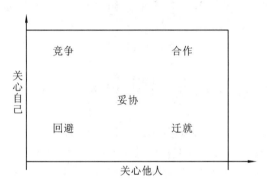

图 2-1 托马斯冲突处理模式

（1）回避（avoidance） 指既不合作又不武断,既不满足自身利益又不满足对方利益的策略。这一冲突处理方式属于不自信且不合作型。人们运用这一方式来远离冲突,对不同意见者置之不理或保持中立。这种做法或者是为了让冲突自行发展,或者是为了避免紧张或挫败。其优点为有利于避免冲突的升级。然而,对于重要问题采取置之不理的方式是不明智的。太多地运用这种方式,会导致他人对自己不太好的评价。

（2）竞争（competition） 即强制策略,指高度武断且不合作,为了自己的利益,不惜牺牲他人利益。这一冲突处理方式属于自信但不合作型。它是人际冲突中的"赢-输"处理模式,常涉及强权和支配因素。这种策略有时能够帮助达成个人目标,但是正面冲突,直接对抗容易导致冲突表面化,妨碍人际关系的和谐。

（3）迎合（accommodation） 即克制策略,指合作精神很高,武断程度很低,愿意牺牲自己的利益来满足他人利益的策略。这一冲突处理方式属于合作但不自信型。迎合是一种无私行为,是对他人愿望的服从,往往会赢得他人的好评。当冲突问题不十分重要或非原则问题时,或需要以暂时的退让以换取长久的信誉时,可以考虑采取此策略。然而一味迎合他人,会被视为软弱和顺从。

(4)合作(cooperation) 指合作和武断程度都很高,冲突双方对他人和自己的利益都高度关注的策略。这一冲突处理风格属于合作且自信型。它是人际冲突中"双赢"的处理模式。采用这种方式的人往往被认为是精干的,而且受到的评价也比较高。这类人认为,冲突是一种自然现象,具有积极作用,假如处理得当,可以带来开创性的结果。他们彼此信任和坦诚,期望每个人在解决冲突过程中扮演平等的角色,不会为了局部利益而牺牲整体的利益。同时,他们能充分看到对方的长处,对自己的绩效及能力进行恰当的评价。它是十分理想的模式,但应用比较困难。

(5)妥协(compromise) 指合作和武断程度均处于中间的状态,冲突双方试图寻找一种权宜的可接受的解决办法。这一冲突处理方式属于基本合作和较自信型,它涉及谈判和让步。妥协在冲突处理中被广泛运用,与他人做出妥协的人往往得到好评。较之合作,妥协不追求双方的最佳满意度,而是取得各方适中的,部分的满足。但是妥协不能真正解决问题,还会导致问题再次出现,所以应谨慎使用。

在处理人际冲突过程中采取何种方式,主要取决于冲突中个体本身的需求或目标。

2. 人际冲突协调的步骤

(1)澄清并界定问题 了解双方冲突的焦点,倾听双方对问题的看法,在此基础之上,思考如何去处理冲突。

(2)找出彼此的需求和愿望 找出冲突的症结之后,还需明确双方的需求或愿望,这样才能找到双赢的解决方案。

(3)评价各种可能的解决方案 双方可以讨论有哪些可能的解决方案,这些方案的可行性及彼此的接纳程度。

(4)达成共识 将所有方案列出之后探讨其优缺点,筛选出双方都接受的方案,加以实施。

(5)反馈 实行方案之后的结果可能不如预期,此时需双方重新磋商。

3. 人际冲突协调的原则 人际冲突协调应遵循以下几个原则。

(1)对事不对人 在人际冲突发生时,将焦点集中于事情本身,客观分析冲突的原因和双方对错,不将冲突扩大化。

(2)学会控制情绪 冲突发生时,如果意识到自己情绪失控,请对方给自己留下空间和时间,了解自己生气的原因,并换位思考,并学会正确表达自己情绪,如"我很生气,因为我觉得被欺骗了……"代替"我很生气,因为你骗了我……"

(3)当时当地解决冲突 出现人际冲突时,直面问题,坦诚相待,立即处理,而不是互相暗自较量及记仇。

二、护患冲突协调

(一)护患冲突的概念

护患冲突(nurse-patient relationship conflict)是指在诊疗护理过程中,护患双方为了维护自身利益,对某些医疗护理行为、方法、态度及后果等存在认知和理解上的分歧,以致发生争执或对抗,即护患双方在交往过程中发生障碍,言行上表现为针锋相对。

（二）护患冲突的原因

在所有医护人员中,护士与患者接触的机会最多,关系也最密切,护患之间产生争议的机会也较多。因此,必须分析其主要原因,才能有针对性地加以解决。目前护患冲突的原因主要有以下几个方面。

1. 理解分歧 指护士在诊疗护理过程中不完全理解服务对象的权利和义务,或服务对象不了解护理工作的内容与性质等,造成护患双方的冲突。如一些护士之间习惯于用专业术语来进行交流,但这些专业术语对患者来说是陌生的,容易造成患者误解。

2. 权益差异 每个服务对象都有权力要求获取安全而优良的健康服务。但随着服务对象维护自身权益意识的不断增强,在诊疗护理过程中,患者提出了更多心理、社会、精神、文化等多方面的要求。而由于多数服务对象难以维护自己正当的权益,需要依靠医护人员来维护,这就增加了护士的优越感,在处理护患双方的权益之争时,有时过多地关注自身权益,而忽视了服务对象的权益,对护理安全文化重视不足,从而导致了不可避免的护患冲突。

3. 信息缺乏 多数服务对象对疾病知识了解不多,且强烈的康复愿望驱使其想全面了解自身疾病情况及诊疗护理的每一细节,而部分护士没有及时准确地为服务对象提供有关疾病的信息,对服务对象的反复提问缺乏耐心,只是简单敷衍,甚至给出错误的信息等,这也是引起护患冲突的常见原因之一。

4. 责任冲突 责任冲突主要表现在两个方面:一是对已造成的健康问题该由谁承担责任,双方意见有分歧;二是对已改变的健康状况该由谁承担责任,双方意见有分歧。这两种分歧在护患交往中时有发生,需要护士发挥主导性作用,加强沟通,以解决问题。

5. 角色模糊 护患关系发展的关键是双方对关系的角色期望及定位是否明确。护士对患者的角色期待要从实际出发,不能期待患者个个通情达理,更不能对患者某些不适当的言行妄加指责。

（三）影响护患冲突处理的因素

1. 个人因素 包括护士的年龄、工作年限、受教育程度、性别和人格等。

（1）年龄与工作年限 年龄较大,工作年限较长的护士倾向于采取"合作"方式处理冲突,而年轻和工作资历浅的护士在面对冲突时更倾向于"回避"方式。

（2）教育程度 教育程度低的护士采取"竞争"方式处理冲突,而教育程度高的护士采取"合作"方式处理冲突。

（3）性别 与女护士相比,男护士更喜欢采取用"竞争、回避"的不合作行为。

（4）人格 人格是个体处理冲突方式的决定性因素。

2. 文化传统 文化在一个群体价值观的形成中扮演着很重要的角色,对群体出现冲突时所采用的方式起着至关重要的作用。有研究表明,与美国人相比,中国人更注重团体的和谐,因此常采用退让和避免方式来解决冲突,而美国人更多采用竞争方式来解决冲突。

（四）有效化解护患冲突的策略

和谐的护患关系是护士人际交往的核心,护士应用自身良好的情绪去影响患者,为患者创造最佳的护理服务。而在促进护患关系向良性发展的过程中,护士起主导作用。

1. 建立信任关系,减少理解分歧 护士在护理过程中,应通过沟通向服务对象表达自身的爱心、耐心、细心、责任心和同理心,同时以规范的护理礼仪增加服务对象对自身的信任感,发展良好的护患关系。

2. 提高业务水平,维护双方的权益 护士在工作中,应注意业务的不断钻研,知识的持续更新。除了强化专科方面的知识外,也应注意心理、法律、社会等相关交叉学科的学习,以保障护患双方的合法权益。

3. 主动沟通交流,提供疾病信息 经常及时地与服务对象沟通,不仅可以帮助服务对象缓解焦虑、恐惧等不良情绪,而且还能增强服务对象对护士角色功能及分工的认识,更好地满足服务对象的需求。

4. 注重安全文化,避免责任冲突 护士可以通过卫生宣教和健康指导纠正服务对象的一些不健康行为,如吸烟、酗酒等。因此,应注重护理安全文化服务理念对服务对象健康的影响。

5. 讲究职业修养,克服交往阻抗 护患交往阻抗是指在护理过程中虽然护患双方都有积极交往的愿望,但是仍然会产生对对方的抵抗心理,从而影响护患交往的广度和深度。因此,护士在与服务对象沟通的过程中,应尊重对方,以礼待人,注重运用沟通技巧,不把自己的不良情绪展现在服务对象面前,解除服务对象的阻抗心理。

6. 注意与患者家属的相处 主要是护士应当体谅家属焦灼的心情,为其提供便利,使其对患者目前的状况有充分的了解,并对医疗与护理有信任感。

7. 知己知彼,扬长避短 护士作为一个主动的沟通者,应对自身有一定的认知,并尽可能纠正不利于冲突处理的影响因素,逐步成为沟通高手。

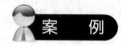

患者张某,女,40 岁,农民。车祸致其头部、腹部复合外伤,处于昏迷状态,暂无家属看护。责任护士小李为确保张某安全,避免其坠床,按照操作规范为其使用保护具,固定张某的手腕和膝部。次日,张某家属来院,看到张某被使用保护具,大呼:"护士太不负责任了,为什么要将我老婆绑起来呢?"之后,护士小李为张某换药,家属提醒小李:"液体还没有输完呢,你怎么就给换下来呢?"此时,小李正准备给另一床患者王某吸痰,便不耐烦地说:"就剩那么一丁点,又没有多少。"于是张某家属愤怒地喊道:"怎么就没有多少呢,不花你的钱当然这么说了。这药这么贵,我们的经济很困难的,你知道吗?"遂引来了其他患者家属围观。

请问:(1) 引起本次护患冲突的原因是什么?

(2) 作为小李,如何认识和解决本次护患冲突?

实训内容:游戏体验

游戏一:我们是朋友

1. 目的 掌握何谓人际关系,何谓人际吸引、人际吸引的规律,学会运用人际交往的原则。

2. 游戏过程

(1) 将全体同学分成人数相等的两组,一组同学围成一个内圈,另一组同学围成一个外圈。内圈同学背向圆心,外圈同学面向圆心,即内外圈的同学两两相视而站。同学在教师指导下做出相应的动作。

(2) 当教师发出"手势"的口令时,每个同学向对方伸出 1～4 个手指:伸出 1 个手指表示

"我现在还不想认识你";伸出 2 个手指表示"我愿意初步认识你,并和你做个点头之交的朋友";伸出 3 个手指表示"我很高兴认识你,并想对你有进一步的了解,和你做个普通朋友";伸出 4 个手指表示"我很喜欢你,很想和你做好朋友,与你一起分享快乐和痛苦"。

(3) 当教师发出"开始"的口令,成员就按下列规则做出相应的动作:如果两人伸出的手指不一样,则站着不动,什么动作都不需要做;如果两个人都是伸出 1 个手指,那么各自把脸转向自己的右边,并重重地跺一下脚;如果两个人都是伸出 2 个手指,那么微笑着向对方点点头;如果两个人都是伸出 3 个手指,那么主动热情地握住对方的双手;如果两个人都是伸出 4 个手指,则热情地拥抱对方。

(4) 每做完一组"动作-手势",外圈的同学就分别向右跨一步,和下一个同学相视而站,跟随教师的口令做出相应的手势和动作。以此类推,直到外圈的同学和内圈的每位同学都完成了一组"动作-手势"为止。

3. 分享与交流

(1) 刚才自己做了几个动作? 握手和拥抱的亲密动作各完成了几个? 为什么能完成这么多(或为什么只完成了这么少)的亲密动作?

(2) 当你看到别人伸出的手指比你多时,你心中的感觉是怎样的? 当你伸出的手指比别人多时,心里的感觉又是怎样的?

(3) 从这个游戏中你得到了什么启示?

4. 教师点评

游戏二:解开人际千千结

1. 目的　掌握何谓人际冲突,能正确认识人际冲突,学会解决人际冲突。

2. 游戏过程　将全体同学以 10 人左右为一组分成不同组,手拉手站成一个圈,让小组同学看清楚自己的左右手位置是谁,确认后松手。然后小组成员可在圈内自由走动,直到教师喊停。要求小组同学手拉手以钻、跨、绕的形式还原成最初的一个圈。

3. 分享与交流

(1) 一开始面对这个"结"的时候,感觉是怎样的? 通过解开这个"结",你的感觉变了吗? 你觉得成员间的关系发生了什么变化? (未解开时提问:当努力了很久"结"都没有解开,你的感觉是怎样的? 想到放弃了吗?)

(2) 在现实生活中,你是否也有这样的心"结"? 你的心态是怎样的,如果很久都无法处理矛盾,你会怎么办?

(3) 大家运用了哪些方法来解开这个"结"? 联系现实生活,这对你解决人际矛盾有何启示?

4. 教师评价

实训内容:情景模拟

1. 目的　掌握护患冲突发生的原因,能正确处理护患冲突。

2. 情景介绍　患者王某,女,38 岁,教师,经常熬夜备课,饮食不规律。3 年来常感上腹痛、寒冷、情绪激动时加重,有时进食后稍能缓解。2 小时前进食并饮少许酒后,突然感到上腹刀割样剧痛,迅速波及全腹,呼吸时加重。送入我院消化科进行治疗。

3. 人物准备　在学生中招募扮演不同角色的人物:一位消化科病房的护士小张、一位患者王某、一位患者家属袁某。

4. 情景实施

情景一

地点：护士站→病房。

人物：护士小张、患者王某、患者家属袁某。

王某经过紧急抢救，现已是术后 2 天，仍然昏迷不醒。由于病情危重，家属袁某一直陪伴在身边。护士小张正在办公室写护理病历。这时袁某来到护士站。

袁某："护士，王××液体快输完了，麻烦你去换一下。"

护士小张（没有抬头）："知道了，你先回去吧。"

因为王某接下来的液体中需要加入先锋霉素，所以小张没有马上去病房，而是先到治疗室去配制液体。一会袁某再次来到护士站。

袁某（不耐烦）："怎么搞的？等了那么长时间还不来换液体？患者的病情这么严重，我们都急坏了，你们倒好，总是慢慢吞吞地不着急！"

护士小张处理方案：

（1）竞争。护士小张："我正在给输液瓶里加先锋霉素，加好了药才能换瓶。你吵什么，我又没有闲着。"

（2）回避。护士小张板着脸，一言不发，走到病房换上液体瓶，调好输液速度，然后默默地离开了病房。

（3）合作。护士小张（一边配制药液，一边说）："对不起，让你等着急了。你父亲的病情确实比较严重，我能理解你的心情。因为液体里要加入先锋霉素，所以耽搁了一点时间，请你谅解。"（走进病房更换了输液瓶，调好输液滴速后离开病房）

情景二

地点：护士站→病房→护士站。

人物：护士小张、患者王某、患者家属袁某。

王某经过紧急抢救，现已是术后第 2 天，仍然昏迷不醒。由于病情危重，家属袁某一直陪伴在身边。护士小张正在办公室写护理病历。这时袁某来到护士站。

袁某："护士，王××液体快输完了，麻烦你去换一下。"

护士小张："好的。"

起身来到病房巡视一下，对袁某说："液体还有一点没有输完，我去准备药液。要在液体里加入先锋霉素，需要稍等一会，请你不要着急。"

袁某点头表示领会，小张准备好药液来换液体瓶。

护士小张："刚才主治医生说你父亲的情况还比较稳定，你不要过分担忧。"

袁某点点头。

护士小张："好了，我过一会再来看你父亲。"（调节好输液速度后离开病房）

5. 分享与交流

（1）角色扮演者谈角色扮演的情感体验，其他同学对扮演者进行行为评价。

（2）通过两个情景的比较，结合自身经验谈谈不同冲突处理方式的体会。

6. 教师评价

（贺利平）

思考题

1. 人们常说:"嘴上没毛,办事不牢。"是哪种人际认知效应? 请结合自身人际交往的经验,谈谈你对这种效应的理解。

2. "肝胆相照"、"刚柔相济"两个成语分别说明交往双方属于哪种人际吸引的规律。

3. 人际交往的原则有哪些?

4. 简述自我暴露的层次。

5. 常见的人际冲突处理方式包括哪些? 结合自身经历分析其对人际关系的影响。

6. 为了促进和谐的护患关系,你认为应采取哪些策略?

7. 社会上有些人认为护士不是白衣天使,而是"白眼狼",这是哪种人际效应的反映? 这种效应可能对你的工作产生影响,应如何面对?

第三章 人际沟通技巧

本章要点

沟通是人际关系的润滑剂,良好的人际沟通有助于人际和谐关系的建立。在这一章里,我们将阐述沟通的构成要素、特点、原则,介绍人际沟通的分类、信息失真的原因及沟通的影响因素,并在此基础之上,详细介绍常用沟通技巧及日常沟通技巧。希望借此帮助学习者提高沟通能力、改进沟通策略、建立良好的人际沟通。

学习目标

识记:沟通的构成要素、人际沟通中的信息失真、倾听的层次、有效倾听策略、非语言沟通的主要形式。

理解:

1. 解释下列名词:沟通、倾听、语言沟通、非语言沟通。
2. 理解沟通的基本原则及人际沟通的影响因素。
3. 分析非语言沟通的主要类型、特点。

应用:能运用人际沟通理论的知识和技巧,提高沟通能力,建立良好的人际沟通。

第一节 沟通的构成要素、特点与原则

沟通是形成人际关系的手段,人们通过沟通与周围的社会环境相联系,沟通就像血液流经人的心血管系统一样存在于社会系统中,为整个社会服务。

一、沟通的构成要素

根据 Hein 1973 年提出的理论,沟通的基本结构包括信息背景、信息发出者、信息、信道(信息传递途径)、信息接收者及反馈六个要素。

1. 信息背景(information background) Hein 认为,一个信息的产生,常受信息发出者过去的经验、对目前环境的领会以及对未来的预期等影响。这些可能影响整个沟通过程的每一个因素就称为信息的背景因素。如沟通发生的场所、时间、环境、引发沟通的缘由,也包括沟

通参加者的个人特征,如情绪、知识水平、经历、文化背景等。它们都可能是影响沟通过程的重要因素。在沟通过程中,背景可以提供许多信息,也可以改变或强化语词、非语词本身的意义,所以在不同的沟通背景下,即使是完全相同的沟通信息,也有可能获得截然不同的沟通效果。因此,要了解一个信息所代表的意思,必须考虑到背景因素,不能只接收信息表面的意义,还必须注意到其中可能的含义。

2. 信息发出者(message sender) 信息发出者是指拥有信息并试图进行沟通的人,即发出信息的人,也称信息来源。信息发出者的信息必须通过一定的形式才能进行传递,这种形式就是对信息进行编码。所谓编码就是信息发出者将要传递的信息符号化,即将信息转换成语言、文字、符号、表情或动作。口头语言和书面语言是最常用的编码形式,除此以外,还可以借助表情、动作等进行编码。沟通的过程通常由信息发出者发动,沟通的对象和沟通的目的通常也由其决定。一般说来,信息源的权威性和经验、可值得信赖的特征、信息源的吸引力等都会影响整个沟通过程。比如我们通常更愿意相信有关领域的专家传递的信息,也更愿意相信具有公正品质的信息传递者所传递的信息,而且当信息源具有外表吸引力的时候,我们也倾向于喜爱他们,从而听从于他们。

3. 信息(message) 信息是指沟通时所要传递和处理的信息内容,即信息发出者期望传达的思想、感情、观点、意见等。信息必有一定的内容意义,其内容意义可能会带有背景因素的色彩及信息发出者的风格,可以说是上述两者的具体化。信息是通过一定的信号(如语言、微笑等)来显示的,这些信号又是按一定规则(如语法规则)组织起来的,这种有组织并能表达一定内容意义的信号称为代码,信号和代码都是信息的载体,包括语词的和非语词的。语词信号既可以是声音的,也可以是形象(文字)的。运用语词进行沟通时,沟通的双方必须具有共同的理解经验。非语词信号包括身体姿态、表情动作、语调等。一般情况下,中等程度的信息差异量较容易引起信息接收者的态度改变,差异量如果过大或过小,都不易导致有效的态度改变。

4. 信道(route of message transmission) 信道是指信息由一个人传递到另一个人所通过的渠道,即信息传递的手段,如视觉、听觉和触觉等。这些途径可同时使用,亦可以单独使用,但同时使用效果更好。如一部录音电话与幼儿园老师集动作、声音、表情、手势一起配合使用相比,显然后者效果比前者好。当今,科学技术迅速发展,一条沟通渠道通常可以同时传送多种信息,如电视、电话会议和其他多媒体技术可以同时传送声音、数字、文字、图像等,极大地方便了复杂信息的传递。通常信息发出者在传递信息时使用的途径越多,对方越能更快、更多、更好地理解信息内容。美国护理专家罗杰斯在 1986 年做过一项科学研究,结果表明护士在与患者的沟通交流中,应尽最大努力,使用多种沟通途径,以便使患者有效地接收信息,促进交流。但在信息传递过程中,如果沟通渠道选择不当,可能导致信息传递中断或失真。因此有效的沟通离不开有效的信息传递途径。

5. 信息接收者(message receiver) 信息接收者是指沟通过程中获得信息的人。信息接收者接收信息有三个过程,即接收、解码、理解。首先,信息接收者要处于接收状态,然后要将接收的信息还原为可以理解的内容,最后根据个人的思维方式理解信息内容。信息接收者因受个人的教育程度、价值观念、文化背景、生活背景、愿望、经验、情感、推论能力等因素的影响,对于所接收的信息也会有不同的解释。只有当信息接收者对信息的理解与信息发出者发出的信息含义相同或近似,才能形成有效沟通。事实上,在整个沟通过程中,信息发出者和信息接收者的角色是不断互换的。

6. 反馈(feedback) 反馈是信息接收者回应信息发出者的过程。信息发出后,不管有意识还是无意识,必然会引起信息接收者的某种变化(反应),包括生理的、心理的、思想或行动的改变等。不管这种改变多么微小,有时甚至从表面上看不出来,但反应和改变是客观存在的。这些反应和改变又会成为新的信息反过来传递给信息发出者。此时,发出反馈信息者便从信息接收者的角色转变为信息发出者。在人际沟通中,信息发出者和信息接收者的角色是不断互换的,所以沟通才会是一个连续不断的过程。在这个交互作用的过程,沟通双方不断地将自己对接收到的信息的反应提供给对方,使对方了解自己所发送的信息引起的作用,了解对方是否接收了信息,是否理解了信息,他们接收信息后的心理状态是怎样的,从而根据对方的反应调整自己的信息发送过程,以便达到预期的沟通目的。只有通过反馈,信息发出者才能最终判断和确认信息传递是否有效,只有当发出的信息与接收的信息相同时,才能形成有效沟通。所以,我们护士在与患者交流时,要及时反馈,并把患者的反馈加以归纳、整理,再及时地反馈回去。沟通的过程,如图3-1所示。

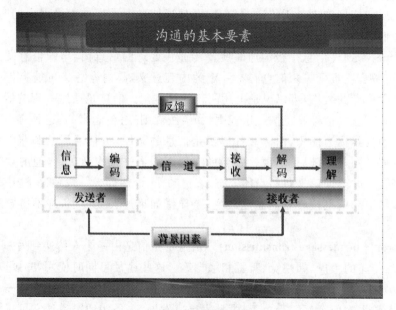

图 3-1　沟通的过程

二、沟通的特点

沟通的过程和因素呈现出沟通的四个特点。

1. 互动性 沟通是发送者和接收者之间的相互活动。就是说,沟通要有两人或两人以上的沟通主体参加,是发送者和接收者相互作用的活动,即参加沟通的一方都试图影响另一方,每一方都既是信息的发送者又是接收者,各自不断发出信息,期待对方作出某种反应,同时也不断地受到来自双方信息的影响,在不断地变化。

2. 不可逆性 沟通过程一旦完成,所发出的信息就无法收回。因此沟通者在沟通过程中言行要慎重,以免产生不良影响。

3. 社会性 沟通具有社会性。沟通的社会性就在于人类能够运用符号系统来沟通彼此的思想,调节各自的行为,结成一个有机的整体,去从事各种社会活动。英文沟通与社区(community)、公社(commune)有共同的词根,这并非偶然,没有社区就不会有沟通,没有沟通,社区也难以实现。这也从侧面说明了沟通的社会性。

4. 习得性 沟通能力是可以通过后天的学习获得的,并非像有些人认为的"人的沟通能力是与生俱来的、天生的"。如果人们在实践过程中,注重学习和掌握沟通的方法与技巧,其沟通能力将不断提高。

三、沟通的基本原则

要想进行有效地沟通,除了需要具备良好的文化素养和语言表达能力之外,还需要掌握一些基本的原则。所谓基本原则有两层含义:一是这些原则对任何人都适用,任何希望在人际沟通中获得成功的人,都可以运用它们;二是这些原则是其他任何沟通技巧的基础,如果违背这些原则去追求表面的技巧,多半不会奏效。所以,人际沟通的基本原则是说话、行事的准则。

(一)尊重的原则

美国行为科学家马斯洛在他 1943 年发表的《人类动机理论》中提出了著名的需要层次论,其中尊重需要属于第四层次。尊重需要包括自我尊重的需要和获得别人尊重的需要。人一方面要感到自己的重要性,另一方面也必须获得他人的认可,包括被给予尊重、赞美、赏识和承认地位,以支持自己的感受。

被尊重是人的本质需要,人们渴望被肯定,受到称赞,就像哲学家杜威说的那样,人类本质里最深远的驱动力就是"希望具有重要性。"既然我们如此渴望尊重,那毫无疑问,尊重是人际沟通的首要原则。在人际沟通中,人们只有学会尊重,才会有真正意义上的沟通。

尊重不分对象,学会善待每一个人,有时你会得到意外的收获。尊重是一种涵养,无论对方的地位和身份如何,尤其对弱者和身处逆境的人更要尊重。尊重是相互的,只有尊重他人,才能赢得他人的尊重。

在沟通中实现尊重还可以采用含蓄的暗示。暗示是为了保全他人的自尊和面子,可以成为他人行动的动力。人们在接受暗示时,已经感到了尊重,就会主动帮你达到你渴望的结果。暗示可以让人心甘情愿地和你沟通。

不是所有的沟通都能达成共识,观点冲突、意见相左是常有的事。我们要学会尊重差异,不要马上就否定对方的观点,要抱着谦虚的态度,智者千虑还必有一失。甚至在必要时我们可以乔装成弱者,做个陪衬,突出一下其他人,这也是对他人的尊重。

(二)理解的原则

沟通不仅是信息的传递,更是对信息的理解和把握,准确地理解信息的意义才是良好的沟通。理解又是人际沟通的润滑剂,凡事一被理解就顺畅了。我们常说理解万岁,懂得理解的人,其沟通能力一定很强,一定很受欢迎。

促进理解的最佳方式是站在对方的角度看问题。当你不知道他人的想法和需要时,你不妨换位思考,设身处地地想一想。因为人的想法和需要,往往是由他所处的立场所决定的。在人际沟通中,凡事多问几次"如果我是他,那么……",你就不难理解对方的做法,了解他的处境了,这样能比较容易赢得他人的信任和好感。多站在对方的立场上考虑问题,还会避免很多误解和摩擦,也容易达成共识。从伦理学的角度看,这是一种善良的品德,是一种关爱他人、与人为善、高尚的处世方式。同时,也是一种行动策略、人际沟通的原则。

(三)赞美的原则

人们除吃饱穿暖和必要的安全保障外,还渴望被人重视,通过赞美和鼓励,人们能获得这方面的满足。不要吝啬赞美和鼓励,你将会得到更多的朋友。即使是那些负责最不起眼工作的人也渴望得到别人的肯定。无论是谁,你都可以找到他的某些值得称赞的特点。我们可以通过赞美使人感到快乐而不给我们自己造成任何损失。

赞美和鼓励,目的是帮助别人发现自身的价值,获得一种成就感。它与"讨好、献媚"不同,稍微细心一点,就可以分辨出什么是真诚的赞美,什么是虚伪的奉承。有效的赞美应该注意以下几点。

1. 赞美必须出自真诚 有些人知道赞美在人际沟通中的作用,于是遇到任何人,不管是不是值得赞美,一开口就是一大堆风马牛不相及的夸赞之辞。这种赞美纯粹是一种虚伪的奉承,没有一点儿内在的真诚。被赞美的人听到这样的赞美,不但没有一点儿愉快的感觉,反而感到浑身不自在。言不由衷的夸奖,一般会给人留下虚伪的印象,只会增加对方的戒备心理。

2. 赞美应该有独到之处 有一些赞美是人们常用的。例如,看起来比实际年龄显得更年轻,长得漂亮潇洒,有领导能力等。这类习惯性的赞辞,虽然也可以用,但用得多了效果并不好。有时甚至会感到说话的人只不过是完成一个习惯性的交往程序,其实对自己并没有真正了解。因此,要想使赞美真正起作用,就应该尽量使自己的赞美新颖一些,与对方有可能经常听到的赞美有所不同,因为新鲜的东西更能引起人的重视。要想做到这一点,就必须对你要赞美的人细心观察,发现他不易为常人发现的优点。

3. 赞美要找准时机 当有很多学生在场的时候,如果你赞美一位年轻的教师活泼好学,肯定会让对方尴尬;当对方的上司在场的时候,如果你夸奖他具有领导才能,不但会使被赞美者无所适从,而且还可能引起对方上司的不快。所以,赞美要选准时机,否则,即使你很有诚意,也可能造成负面的效果。因此,一定要在最合适的场合表达你由衷的赞美。

4. 要针对对方的好恶进行赞美 有些人最关心自己的内在修养,别人对他外表的过分称赞,可能会使他感到是暗示他涵养不够丰富。因此,你一定要洞悉对方的喜好,让他听到自己渴望听到的评价。例如,有一对夫妇,养了一个智力有些缺陷的女儿,所以他们一般不太愿意别人谈起孩子。在这种情况下,你如果对他们的苦衷不太了解,见到他们的女儿时,习惯性地夸奖孩子如何乖,他们有可能觉得你是话中带刺。因此,一定要用心观察你赞美的对象,尽可能对他们多加了解,寻找他们的喜好和忌讳。

5. 赞美显得自然 赞美别人的时候,无论是开诚布公地直接赞美,还是委婉含蓄地由衷称道,都应该让自己的话显得自然,千万不要矫揉造作。赞美是为了使对方感到高兴,如果你的用词没有把握好分寸,就达不到使对方愉悦的效果。因此,直接赞美时最好不要使用过分的语言,力求准确、得体,尽量显得优雅大方。使用含蓄的方式时,则应该语句清楚,忌讳支支吾吾、犹豫不定,否则会让人感到你缺乏诚意。

6. 不妨试一试背后赞美的方法 当面赞美收获较快,能够在很短的时间里赢得对方的欢迎,这是人们最常用的方式。但是,孙子兵法讲究虚实结合、奇正相生,在赞美别人的时候,除了正面直接的方式外,不妨试一试背后赞美的方式。人们对背后的坏话恨之入骨,是因为相信背后的评价更能体现人们内心的真实想法,因此,当人们知道一个人在背后赞美自己的时候,就会感到更加高兴。不必担心背后的赞美别人听不到,"没有不透风的墙"。退一步说,即使你的赞美传不到他本人的耳朵,别人也会因为你在背后夸奖人而增加对你的敬重。

7. 有时沉默也是一种赞美 除了你的赞美付之于语言之外,有时候沉默也是一种赞美。如果你希望与某人建立好的关系,而恰巧别人都在当面指责这个人,那么,你的沉默就有可能赢得他的好感,这种情况并不少见。

（四）真诚的原则

日本著名的电器企业松下电器公司的创始人松下幸之助有句名言："伟大的事业需要一颗真诚的心与人沟通。"松下幸之助正是凭借这种真诚的人际沟通艺术，驾轻就熟于各种职业、身份、地位的客户之中，赢得了他人的信赖、尊重和敬仰，使松下电器成为全球电器行业的巨人。

有人做过一个统计：从描述人品的词语中选出你认为最重要的几个，真诚被排在了第一位。崇尚真诚是时代的主旋律。真诚既然是人心所向，在沟通中我们更应该坚持它。沟通最基本的心理保证是安全感，没有安全感的沟通是难以发展的，只有抱着真诚的态度与人沟通，才能使对方有安全感，觉得你可信，从而引起情感上的共鸣。用真诚去沟通，会得到意想不到的效果，一个人尽管不善言辞，但有真诚就足够了，没有什么比真诚更能打动人。

（五）宽容的原则

宽容是一种胸怀、一种自信、一种修养，也是一种人生境界。宽容能够使自己对别人的言论行为给予理解，尊重差异，不轻易把自己认为"正确"或者"错误"的东西强加于他人。当我们有不同于别人的观点或做法的时候，应该学会尊重别人的选择，给予别人自由思考和选择的权利。

宽容会带来自由。记得胡适先生说过，如果大家希望享有自由的话，每个人均应采取两种态度：在道德方面，大家都应有谦虚的美德，每个人都必须持有自己的看法不一定是对的态度；在心理方面，每人都应有开阔的胸襟与兼容并蓄的雅量来容纳与自己不同甚至相反的意见。换句话说，采取了这两种态度以后，你会容忍我的意见，我也会容忍你的意见，这时大家都享有自由了。

成熟的人应该了解，世界上的人都是千差万别的，完全相同的人是不存在的，要有容人之过的雅量。只要不"以恶为仇，以厌为敌"，奉行宽以待人的沟通原则，就能广建人脉、成就事业。宽容是建立良好人际关系的法宝。

（六）互动的原则

沟通是互动的，不是一方的事情，需要双方共同参与。有传递有反馈，有说有听，才有双方意见的交流，在来来回回互动中达成共识。

共享说话权利是互动的前提。谈话是不该一个人唱独角戏的，每个人都有表现的本能欲望。所以，共同支配时间对沟通尤为重要。说者尽可能长话短说，言简意赅，给别人时间，听听他人的意见，既是对对方的尊重，也会让你有所收获。美国前总统克林顿就说过，他在倾听别人时能学到很多东西。在交流时，不要只谈论自己，更不可自我吹嘘，这种炫耀会影响你的形象，必要的神秘感反倒会增加你的魅力。

沟通从"你"开始。不要只顾谈论自己，尤其在众人聚会的场合里，最糟的莫过于将所有话题集中在自己身上。只要场合及语法恰当，尽可能用"你"做每个句子的开头，这样会立刻抓住听者的注意力，同时能得到他人正面的回应。

要想得到对方的反馈，需要有一定策略。罗斯福的方式很简单，就是在与人接触的前一个晚上，花点时间研究一下客人的背景，于是一见面，共同的话题就源源不断，谈话自然让对方兴趣盎然。在这种氛围中，沟通就能更顺畅。

第二节　人际沟通的层次、类型与信息失真

一、人际沟通的层次

根据沟通的信息，Powell 提出沟通的五个层次，随着相互信任程度的增加，层次逐渐升高，沟通的信息也进一步增加。

1. 一般性交谈　一般性交谈是指一般性社交应酬的开始语，属于沟通中的最低层次。如"下班了"、"您好"、"今天天气真好"、"有空来家坐坐"、"您吃饭了吗"等之类的寒暄、应酬式语言，这种交谈方式可以短时间内打开局面和帮助建立关系，因为一般性交谈无需深入思考，也不用担心说错话，能够让人有"安全感"。

2. 陈述事实　陈述事实是指不掺杂个人意见，不牵涉人与人之间的关系，报告客观事实的沟通。沟通双方还没建立信任感，交谈多采用这种陈述事实的方式，防止产生误解或引起麻烦。

3. 交换看法　交换看法是指沟通双方已经建立了一定的信任，彼此可以谈论看法、意见的沟通。在此层次上，双方容易引起共鸣，得到认可或产生同情感。

4. 交流感情　交流感情是指沟通双方彼此无戒心，有安全感后进行的沟通。在此层次上，沟通双方愿意说出自己的想法和对各种事件的反应，彼此间可以尊重感情和分享感觉。

5. 沟通高峰　沟通高峰是一种短暂的、完全一致的、高度和谐的感觉。可偶尔产生在第四层次的沟通时，它是沟通双方分享感觉程度的最高层次，也是沟通交流时希望达到的理想境界。

二、人际沟通的类型

沟通的形式十分复杂，千变万化。根据分类角度不同，人际沟通可分为：语言沟通与非语言沟通；单向沟通与双向沟通；直接沟通与间接沟通；横向沟通与纵向沟通；正式沟通与非正式沟通等。

（一）按沟通符号分类

按沟通使用的符号系统，分为语言沟通和非语言沟通，见图 3-2。最有效的沟通是语言沟通和非语言沟通的结合。

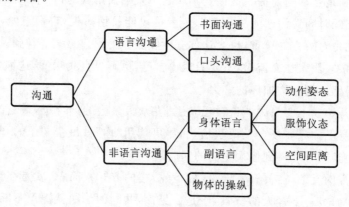

图 3-2　沟通的结构和内涵框架图

1. 语言沟通（language communication） 主要指借助语言文字和符号进行的人际沟通，包括口头沟通、书面沟通等。口头沟通是指借助于口头语言实现的信息交流，是日常生活中最常用的人际沟通形式。它具有信息传递速度快、灵活性强、可信度高的特点。书面沟通是以文字为载体的信息传递过程，主要包括文件、邮件、信函、书本、报纸、广告、手机短信等沟通。它具有有形保存、传播范围广、表达详细的特点，更加有利于接受者的阅读。语言沟通具有高效、准确、运用广泛的特点。它可以超越时空限制，既可以记载、研究和撰写人类的历史与现状，还可以将先进的思想和知识与更多的人分享。

2. 非语言沟通（nonverbal communication） 主要指借助于非语词符号，如服饰、表情、姿势、动作、体触等实现的沟通。包括声音与语气（比如音乐）、停顿与肢体动作（比如手势、舞蹈、武术、体育运动等）。通过非语言沟通，人们可以更直观、更形象地判断你的为人、做事的能力，看出你的自信和热情，从而获得十分重要的"第一印象"。人们控制要说的话比较容易，而控制身体语言却不容易，身体语言会将人的思想暴露无遗。我们将在本书第五章讨论非语言沟通。

（二）按沟通有无信息反馈分类

按沟通有无信息反馈，分为单向沟通与双向沟通，见图 3-3。

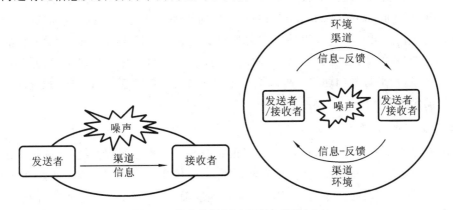

图 3-3 单向沟通（左）和双向沟通（右）

1. 单向沟通（one-way communication） 主要指信息发送者只发送信息，信息接收者只接收信息的沟通过程，如作报告、大型演讲等。单向沟通具有接受者面广，速度快，信息发送者的压力小等特点。但是接收者没有反馈意见的机会，不能产生平等感和参与感，不利于增加接收者的自信心和责任心，不利于建立双方的情感。

2. 双向沟通（two-way communication） 主要指信息发出者和接收者之间进行双向信息传递与交流。在沟通中双方位置不断变换，沟通双方往往既做发送者同时又是接收者。发送者是以协商和讨论的姿态面对接收者，信息发出以后还需及时听取反馈意见，必要时双方可进行多次重复商谈，直到双方共同明确和满意为止，如交谈、协商、谈判等。双向沟通具有信息内容较为准确、有利于联络感情、增强信息接收者的信心等特点，但信息传递速度较慢。

（三）按照对媒介的依赖程度分类

按照对媒介的依赖程度，人际沟通可分为直接沟通和间接沟通。

1. 直接沟通（direct communication） 运用人类自身固有的手段，无需沟通媒介作居间的人际沟通，称为直接沟通，如谈话、演讲、上课等。它是人际沟通的主要方式。

2. 间接沟通（indirect communication） 除了依靠传统的语言、文字外，还需信件、电话、电报、网络等媒介作居间沟通，需要这些媒介参加作居间沟通的人际沟通称为间接沟通。尽管间接沟通在人际沟通中的比例不是很大，但这种沟通方式日益增多，它大大拓宽了人际沟通的范围，让远隔千万里的两个人之间，通过电话、信件、电子邮件等，可以像面对面一样地交流信息。

（四）按沟通流向分类

1. 纵向沟通（vertical communication） 纵向沟通是指沿着组织的指挥链在上下级之间进行的信息传递，又可进一步分为上行沟通和下行沟通两种形式。上行沟通是指在工作中，下级向上级表达意见和态度的沟通方式。诸如下级向上级定期或不定汇报工作、反映情况和问题等，都属上行沟通。上行沟通中下级能够将自己的观点、看法、意见等向上级反映，获得工作满足感，增强下级的参与感。下行沟通是沟通信息的自上而下的传递，处在管理层的相关人员通过层级体系将信息传达给下级的过程。上级领导把组织的路线、方针、政策及意图等传递给下属，从而给下属指明工作的目标，明确其职责和权利；担任领导职务的公务员可以把工作中存在的问题、要求等传达给下属，以增强下属的归属感；协调组织中各层次的活动，增进各层次、各职能部门之间的联系和了解。

2. 横向沟通（horizontal communication） 横向沟通是指在组织内部横向部门和人员间进行的信息传递，又可进一步分为平行沟通和斜形沟通。平行沟通又称为水平沟通，是指组织系统中层次相当的个人或团体之间的横向沟通，如老师和老师之间的交谈、同学和同学之间的交流等。这种平行的沟通关系可以增进组织成员之间的相互了解，增进彼此之间的合作和友谊，有助于培养整体观念和合作精神。

（五）按沟通组织形式分类

1. 正式沟通（formal communication） 正式沟通一般指在组织系统内，依据组织明文规定的原则进行信息传递和交流。例如，公函来往，文件传达，召开会议，上下级之间的面谈、书面报告等。由于正式沟通的渠道多固定，信息传递准确，它具有信息传递可靠性强、具有严肃性、易于保密的特点，但是正式沟通的沟通速度相对较慢。

（1）定期的书面报告 下级可以通过文字的形式向上级报告工作进展、反映发现的问题，主要有周报、月报、季报、年报。当上下级不在同一地点办公或经常在外地工作的人员可通过电子邮件进行传送。书面报告可培养下级理性、系统地考虑问题，提高逻辑思维和书面表达能力。

（2）正式面谈 正式面谈对于及早发现问题，找到和推行解决问题的方法是非常有效的，可以使上下级间进行比较深入的探讨，可以讨论不易公开的观点，使员工有被尊重的感觉，有利于建立上下级之间的融洽关系。但面谈的重点应放在具体的工作任务和标准上，鼓励员工多谈自己的想法，以一种开放、坦诚的方式进行谈话和交流。

（3）定期的会议沟通 会议沟通可以满足团队交流的需要；定期参加会议的人员相互之间能掌握工作进展情况；通过会议沟通，员工往往能获取组织战略或价值导向的信息。但应注意明确会议重点，注意会议的频率，避免召开不必要的会议。

2. 非正式沟通（informal communication） 非正式沟通是一种通过正式规章制度和正式组织程序以外的其他各种渠道进行的沟通，如私人闲谈、小道消息等。一般以办公人员之间的交往为基础，通过各种各样的社会交往而产生。作用可以弥补正式沟通渠道的不足，传递正式沟通无法传递的信息,能了解在正式场合无法获得的重要情况,了解工作人员私下表达的真实看法。非正式沟通的形式比较灵活,直接明了,信息传递速度快。但在工作生活中,非正式沟通难以控制,信息传递的过程中容易失真,常常存在所谓的"面具效应"。在传统的管理及组织理论中,并不承认这种非正式沟通的存在;即使发现有这种现象,也认为要将其消除或减少到最低程度。但是,当代的管理学者知道,非正式沟通现象的存在是根深蒂固,无法加以消除的。应该加以了解、适应和整合,使其有效担负起沟通的重要作用。正式沟通与非正式沟通是相辅相成的沟通渠道,不是对立的。

(六)按沟通的目的是否明确分类

按照沟通的目的是否明确,可将沟通分为有意沟通和无意沟通。一般情况下沟通都带有一定的目的性,如医生查房、教师授课、护理交流等,这种沟通称为有意沟通。但是,在大多数的情况下人们进行交流时并没有意识到沟通的发生,这种情况下的沟通称为无意沟通。比如,当我们路过图书馆时会尽量减少噪音,当我们打电话而别人在休息时会不自觉地压低声音。很多时候虽然我们没有意识到沟通的存在,但是无意沟通确实已经悄悄地产生。

三、人际沟通中的信息失真

(一)信息失真含义

在信息传递的过程中,由于信息接受者的加工和转换,容易使沟通前后的信息内容不一致,导致沟通功能和结果受影响,就称为信息失真(information distortion)。

信息失真主要表现为添加、省略和改变三个方面。口头语言传递发生的信息失真在群体中比较常见。

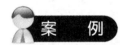 案 例

传令兵:"×司令官命令:'在明天午后 1 时,全连官兵务必准时在大操场集合,要求大家穿好军装,带好观察工具,观看哈雷彗星从东向西边飞过。'"

接着,连长传令:"×司令官命令:'全体官兵明天午后 1 时到大操场集合,要求大家穿好军装,带好武器,准时接受检阅,还有星级上将从天上飞过。'"

接着,排长传令:"×司令命令:'全体官兵明天午后 7 时到大操场集合接受检阅,务必穿好军装,带好武器,还有三星上将乘飞机从天上经过。'"

接着,班长传令:"×司令官命令:'全体官兵明晚 7 时到大操场集合接受检阅,务必带好武器整装待发,否则,三颗子弹从你头上穿过。'"

其实,沟通中出现的信息失真,与"沟通漏斗"理论有关。"沟通漏斗"呈现的是一种由上至下逐渐减少的趋势,因为漏斗的特性就在于"漏"(图 3-4)。对沟通者来说,是指如果一个人心里想的是 100% 的东西,当你在众人面前、在开会的场合用语言表达心里 100% 的东西时,这些东西已经漏掉 20% 了,你说出来的只剩下 80% 了。而当这 80% 的东西进入别人的耳朵时,由于文化水平、知识背景等关系,只存活了 60%。实际上,真正被别人理解、消化了的东西大概只有 40%。等到这些人遵照领悟的 40% 具体行动时,已经变成 20% 了。所以,在沟通中一定要掌握一些沟通技巧,争取让这个漏斗漏的越来越少。

(二)信息失真的原因

信息失真有以下两种主要原因。

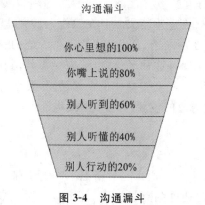

沟通漏斗

你心里想的100%

你嘴上说的80%

别人听到的60%

别人听懂的40%

别人行动的20%

图3-4　沟通漏斗

1. 正常原因　由于信息接收者造成的信息失真。由于信息接收者遗忘，个人的经验、态度、期待等不同，对信息的理解、知觉又带有一定的选择性和倾向性，容易按照自己的理解进行传递，而造成信息失真。

2. 异常原因　信息接收者有目的地，故意夸张、削弱或改变信息内容的意义，从而造成信息失真。

四、人际沟通的影响因素

（一）环境因素

1. 物理环境　物理环境是指进行沟通的场所，包括环境的安静度、氛围因素、相距度等。

（1）安静度　环境安静是保证口语沟通的必备条件。环境中的噪音如电话铃声、开关门窗的碰撞声、嘈杂的脚步声等以及与沟通无关的谈笑声都会影响沟通的正常进行。因此，与人沟通时，应该尽量选择一个安静的环境，注意排除噪声源，以增强沟通效果。

（2）氛围因素　如房间光线昏暗，沟通者无法看清对方的表情；室内温度过高或过低，以及房间的气味难闻等都会影响沟通者的注意力；简单庄重的环境布置和氛围，有利于集中精神，进行正式而严肃的会谈，但也容易使沟通者感到紧张压抑；色彩亮丽活泼的环境布置，可使沟通者放松愉快，有利于随意交谈。

（3）相距度　沟通过程中保持的距离不同，沟通也会有不同的气氛背景。较近距离内进行沟通，容易形成融洽合作的气氛，而较远距离沟通时，则容易形成敌对或相互攻击的气氛。

沟通的距离不同，还会影响沟通的参与程度。在日常生活中，我们常常发现一个有趣的现象，坐在前排的学生与老师的关系更密切、融洽，对学习的态度也较积极，学习成绩也更好，而坐在后排的学生，则经常注意力分散，不太愿意与老师交往，有问题不愿意问老师，学习成绩也较差。

2. 心理环境　沟通双方在信息交换过程中是否存在心理压力将影响沟通效果。如沟通时缺乏保护隐私的条件，或因人际关系紧张导致的焦虑、恐惧情绪等都不利于沟通的进行。

（1）背景因素　是指沟通发生的环境和场景。沟通是在一定的背景中发生的，任何形式的沟通都会受到当时环境背景的影响，包括沟通者的态度、情绪、关系等。有人专门研究异性之间的沟通方式时，发现当自己的配偶在场与不在场时，夫妻各自在与异性沟通时会表现出明显的不同。如自己的妻子在场，丈夫会与异性保持比较远的距离，表情也比较冷淡；而当自己的丈夫在场时，妻子不仅与异性间保持更远的距离，并且笑容也会明显地缺乏魅力，同时整个沟通过程变得短暂而匆促。比如当学生正在自由交谈时，突然发现学校领导或老师在旁边，他们就会立即改变交谈的内容和方式。因此，与其说沟通是由沟通者自己把握的，不如说是由沟通背景控制的。

（2）隐秘因素　沟通的内容如果涉及个人隐私时，有其他人员在场，就会影响沟通的效果。所以在沟通时应该注意环境的隐蔽性，条件允许时可以选择无人打扰的房间，无条件时注意说话的声音不要太大，尽量避免让他人听到。

（二）个人因素

1. 心理因素　日常生活中，沟通活动常常受到人的个性、认知、角色、情绪、态度等多种心理因素的影响,严重时甚至会导致沟通障碍。

(1)**个性** 是指个人对现实的态度及行为方式所表现出来的心理特征,是影响沟通的重要因素。一个人是否善于沟通、如何沟通,与他本身的个性密切相关。一般来说,性格内向的人,不善于与人沟通,与他人沟通的愿望也不强;而性格外向的人愿意与人共处,善于与他人沟通,并且沟通的愿望较强,容易获得社会信息,在公共场合中能产生较大的影响。两个性格都很独立、主观性又很强的人相互沟通时,往往不易建立和谐的沟通关系,甚至会发生矛盾冲突;而独立型性格的人与顺从型性格的人相互沟通时,则常常因为"性格互补"而建立良好的沟通关系。

(2)**认知** 是指一个人对发生在周围环境中的事情所持的观点。由于教育程度、个人经历和生活环境等不同,每个人的认知范围、广度、深度及认知涉及的领域、专业都有差异。通常来说,知识水平越接近,知识面重叠程度越大,沟通越容易进行。而知识面广、认知水平高的人,容易与不同认知范围和水平的人进行沟通。

(3)**角色** 是指人在社会结构或社会制度中一个特定的位置,是一定地位的权利和义务的语言、思想及行为的表现。由于人们处于不同的宗教、政治或职业角色,使人们形成了不同的意识,让人们对同一信息可能作出不同的解释,导致出现沟通障碍。如不同职业的人在沟通时常有"隔行如隔山"的感觉,在组织中地位高的人与地位低的人沟通时,地位低的人往往不敢畅所欲言。另外,信息发出者的角色身份也能影响信息的接受程度,如相同的信息内容,由于信息发出者是信息接受者的朋友、仇人、老板、下属、熟人,其沟通的结果都可能大相径庭。

(4)**情绪** 情绪是一种主观感觉,如生气、焦虑、兴奋、紧张等。情绪是指一种具有感染力的心理因素,对沟通的有效性可产生直接影响。生气、焦虑、烦躁等负性情绪可干扰一个人传递或接受信息,而轻松愉快的正性情绪能增强一个人的沟通兴趣和能力。沟通者处于特定情绪状态时,常常会对信息的理解"失真",如当沟通者处于愤怒、激动状态时,对某些信息的反应常会过分,甚至误解;当沟通者处于悲伤、焦虑状态时,对某些信息的反应会淡漠、迟钝,也会影响沟通。

(5)**态度** 是指人对其接触客观事物所持的相对稳定的心理倾向。它以各种不同的行为方式表现出来,对人的行为具有指导作用。态度是影响沟通效果的重要因素。真心诚恳的态度有利于沟通的进行,缺乏实事求是的态度可引起沟通障碍,以至于无法达到有效沟通。

2. 身体因素 身体因素是指由于沟通者的身体原因造成的影响。

(1)**永久性的生理缺陷** 永久性的生理缺陷包括身体器官不健全和智力发育不健全,他们的沟通能力可能长期受到影响,与这些特殊对象沟通时应采用特殊的方式,如加大声音强度和光线强度,借助哑语、盲文等。

(2)**暂时性的生理不适** 暂时性的生理不适包括饥饿、疲劳、疼痛、气急等因素,这些因素使沟通者在沟通时难以集中精力,但当这些不适消失后,沟通又可以正常进行。

(3)**年龄** 年龄也是影响沟通的因素之一。如同龄人有大致相同的经历,相对来说容易沟通。

3. 文化因素 文化因素是指交流双方的社会背景,如信仰、习俗、价值观、种族和职业等,它规定和调节着人们的行为。不同种族、民族、文化、职业和社会阶层的人由于文化背景的不同,对沟通行为所赋予的意义可能会千差万别,很容易使沟通双方产生误解。文化背景的不同对沟通带来的障碍是不言而喻的。如语言的不通带来的困难,社会风俗、规范的差异引起的误解等,这在我们社会生活中屡见不鲜。有这样一个故事:一个美国老师在一个中国家庭中当家庭教师,当孩子们很热情地请老师休息一下,吃些水果时,老师却会理解为:"我是不是看起来很老,力不从心了?"

4. 语言技巧　人的思想意念和语言文字都非常复杂,这就使得语言文字的表达范围和人们使用它的能力都具有很大的局限性,同一种事物、同一种意思会有很多不同的表达方式,同一种表达方式又有多重意思。如何把话说得适当、明白、恰到好处,这就需要语言技巧。

5. 信息内容　信息内容会影响沟通。例如:与自己有关的信息比无关痛痒的信息容易沟通;有前因后果的信息比孤立的信息容易沟通;沟通的信息是好消息时,沟通一方乐意去告知另一方,另一方也乐意接受;沟通的信息是坏消息时,沟通一方就可能含糊其辞,或者试探性提问,使另一方不能接受信息的全部内容或理解信息内容。一般情况下,人们对信息的兴趣程度依次表现为:对人的问题最有兴趣,其次是事,最后是理论。

（三）媒介因素

沟通媒介选择不当会造成沟通错误或无效。如一位护士长为了表达对下属工作的不满,将同样的内容通过不同的沟通媒介表达,比如使用会上公开批评或私下晤谈方式,这两种方式会产生不同的效果,以致对接受者产生不同的影响。

（四）组织因素

组织因素又可分为以下两种因素。

1. 传递层次　信息传递的层次越多,失真的可能性越大。信息多传递一次,就存在多丢失一分的可能性。组织庞大,层次繁多,增加了信息传递过程的许多中间环节,造成信息传递的速度减慢,甚至出现信息失真或流失。所以,减少组织层次和信息传递环节,是保证沟通内容准确无误的有力措施。

2. 传递途径　在传统的组织结构中,信息传递大多是单向进行,机构安排很少考虑由下向上反映情况、提建议、商量讨论等沟通途经,经常出现信息传递或反馈不准确、不全面,上级的决策下级不理解或不感兴趣,下级的意见和建议上级无法接收的现象。因此,应当从多方面增加沟通的途径,畅通沟通的渠道。

第三节　人际沟通技巧

一、语言沟通技巧

（一）语言沟通的含义

语言沟通（verbal communication）是指沟通者出于某种需要,运用有声语言或书面语言传递信息、表情达意的社会活动。只要有人群活动的地方就需要语言,人们用它进行思想交流,以便在认知现实,改变现实的过程中协调相互之间的行为,取得最佳的效果。

（二）语言沟通的类型

语言是人类社会的产物,人类从开始存在的第一天起,就为了生存和协调人与人之间的生产行为创造了有声语言,即口头语言。随着社会的发展进步,有声语言因受时空的限制而不能很好地满足人类交流发展的需要,于是又产生了有形语言,即书面语言。因此,语言沟通包括口头语言沟通（交谈）和书面语言沟通两种主要类型。使用语言沟通时，要注意力求表达准确，注意选择准确的词汇、语气、标点符号，注意逻辑性及条理性，必要时加上强调性的说明，以突出重点。

1. 口头语言沟通 口头语言沟通是以言语为传递信息的工具，包括交谈、演讲、汇报、电话、讨论等形式。口头语言沟通是使用历史最久、范围最广、频率最高的言语交流形式，是书面语言产生和发展的基础。其优缺点见表 3-1。

表 3-1 口头语言沟通的优缺点

优 点	缺 点
信息传递范围广	信息易被曲解
信息传递速度较快	信息保留时间短
信息传递效果较好	信息易受干扰
信息反馈较快	难做详尽准备

2. 书面语言沟通 书面语言沟通是以文字符号为传递信息工具的交流方法，如报告、信件、文件、书本、报纸、电视等，是对有声语言符号的标注和记录，是有声语言沟通由"可听性"向"可视性"的转换。

（1）书面语言的优点 ①沟通领域扩大：使用书面语言沟通可以扩大信息交流的范围和领域，使人类的交际活动摆脱时空的限制。②信息较为准确：使用书面语言沟通时，人们可以深思熟虑，有充分的时间推敲准备，组织想传递的信息内容，因此发出的信息较为准确，更具权威性。③信息可以长期存储：书面语言传递的信息可作为资料和档案长期保存。

（2）书面语言的局限性 不如口头语言及时、简便，同时信息接收者对信息的接收与反馈也比较慢。

3. 类语言 伴随沟通所产生的声音，包括音质、音域及音调的控制、嘴型的控制，发音的清浊、节奏、共鸣、语速、语调、语气等。类语言可以影响沟通过程中人的兴趣及注意力，同时不同的类语言可以表达不同的情感及态度。

（三）交谈

1. 交谈的常规语言修养 孔子说："言不顺，则事不成。"人际沟通的效果大多取决于说话的方式，而非说话的内容。正如美国著名语言学家弗里斯所说："重要的不仅是你说的是什么，而是你怎么说"，因为听话人很注意的是"究竟一句话是用带微笑的口气还是带冷笑说的"。

常规的语言修养包括言语精确、吐字清晰、语速适中、适度停顿、语气得当、语调协调、言随旨遣、幽默有度。

（1）言语精确 语言的首要问题是言准意达。要避免使用似是而非、模棱两可的话。

（2）吐字清晰 交际语言一定要吐字清晰，咬字真切。正如戏曲艺术界讲究的"吐字归音，字正腔圆"，所谓"咬紧字头归字尾的，不难达到纯和清"。吐字不清会影响沟通效果。

（3）语速适中 一般认为，用最平常温和的语速，一分钟平均要说 $250\sim300$ 个字。无论什么时候，都要保持心平气和，因为只要你说话的语气稍稍偏离平和，各种是非就滋生出来了。同样，过快的语速容易让人产生压迫感、强制感，或使人不知所云；过慢的语速要么使人着急，要么让人昏昏欲睡。讲话的速度必须适中，这不但有助于意思的表达和对方的理解，还可以使对方产生舒适感、愉悦感，从而有助于拉近和谈话者之间的心理距离。

（4）适度停顿　停顿有语法停顿、逻辑停顿、心理停顿。前两者的主要目的在于保证语意清楚明确、重点突出。心理停顿主要不是从语意表达，而是服从沟通者心理情景的需要，是有意识安排的，时间不定，但比语法停顿和逻辑停顿时间长。在这停顿的片刻，听众的思维、想象的情感"好像长了翅膀，异常活跃"。

（5）语气得当　"语"是指有声语言，指通过声音表现出来的语句；"气"是指朗读时支撑有声语言的气息状态，指具有声音和气息合成形式的语句流露出来的气韵。据说，一位波兰女演员访问美国，在宴会上她用悲伤的语气发表"演讲"，大家虽然听不懂她说什么（波兰语），但都被感动得潸然泪下。其实她念的是晚宴的菜单。

（6）语调协调　语气语调见人心。明快的语调具有打动人心的魅力。语气因为有了语调而更加丰富多彩，语调是每一个句子不可或缺的要素，贯穿于语言过程中抑扬顿挫的调子，是与句子意思和说话人的感情有直接联系的。语调促使言语的内容清晰明确，从而起到润色效果的功能。

根据句子的语气，句子的类型分为陈述句、疑问句、祈使句和感叹句。相应的，语调也有平直调、升扬调、变曲调和下降调。语调可以表达丰富的感情色彩，如高兴、害怕、愤怒、惊讶等。即使没有实在内容的声音形式，也可以用来沟通感情。

（7）言随旨遣　要求言语行为必须目的明确，有效地选择和调整语言形式，做到形式和内容、动机和目的的有机统一。言随旨遣承载着语言的魔力，展现了人类的智慧。有这样一个小故事：一天晚上12点，一个投机钻营的政客给林肯打电话说："总统先生，我听说咱们的税务局局长刚刚去世，我可不可以代替他的位置？"林肯说："如果殡仪馆同意的话，我没意见！"

（8）幽默有度　幽默是一种智慧，是一种品味，是一种人生态度。幽默的好处多多，主要有：降低紧张、制造轻松、无负担的气氛；消除疲劳，使人顿觉轻松、愉快；使人际交往更加和谐；化危机为转机，突破困境、反败为胜。

幽默是一种良好的修养，是一种充满魅力的语言交际技能。具有幽默感的人能给人一个良好的印象，同时，幽默感是一种比较高尚的气质，是文明和睿智的体现。

2. 交谈的技巧

（1）自如地驾驭你的谈吐　语言作为人类的财富，首先体现在作为交流工具这层意义上。对那些不善于使用这种工具、不懂得应该如何交流的人来说，他所持语言的价值被自己打了折扣。"语言"没有固定的角色。在"语言"层面上，人是绝对自由的，它没有年龄、性别、高低、贵贱之分。说话的技巧，无论是对蓝领阶层、白领阶层，还是身价百万的明星、艺术家，都是一样的。

语言的迷人之处，不仅在于它是一种沟通的工具，还在于它本身就具有吸引力，人们对绝妙口语的迷信和崇拜是不言而喻的。把握语言这个财富，运用它驾驭你的谈吐，将会给你带来快乐和机会。相反，谈吐上的缺陷可能会导致你失业或者砸了你一笔生意，有时甚至还能把一个国际会议搅得不欢而散。至于因语言摩擦而导致夫妻离异的事情，更是屡见不鲜。

语言出现障碍或表达能力欠缺，至少会使人低估你，甚至会导致关于你的流言蜚语无情地传播开来，进而歪曲你的形象。语言障碍有着各种各样的表现：有的像令人不满的外貌，需要用整形外科手术来矫正；有的只需要像改旧衣服一样略加修整；有的则像一个松弛的腹部，要把它收紧；还有些就像修理汽车一样，需要换零件；或者像弹簧，要上一点油来润滑；另一些人的毛病则很像小男孩的脏面孔，需要用热水和肥皂使劲擦洗一下才行。

有语言才能的人,他的人生将会更加丰富多彩,因为他可以凭借自己驾驭谈吐的能力,给自己创造一个融洽的环境,一片任其驰骋的大地。

(2)努力把话说得又少又好 话说得越多,出毛病的机会就越多。大智若愚,有学问的人不会乱说话,只有胸无点墨的人才喜欢大吹大擂。"宁可把嘴巴闭起来,使人怀疑你的浅薄,也不要一开口就让人证实你的浅薄。"这是一句值得大家牢记的名言。因此,在研究说话艺术的时候,我们要先学"少说话"。这里的"少说话"是既要说话,又要说得又少又好。

有这样一个原则,在任何场合,我们要做到尽量少说话,缄默是值得提倡的。如果非说不可,那么要注意所说的内容、意义、措辞和声调以及说话时的姿势。

无论是探讨学问、接洽生意还是娱乐消遣,我们所说的话,一定要有一个中心,要生动和具体。

(3)与人沟通做到词必达意 擅长说话的人,总可以流利地表达自己的意愿,也能够把道理说得比较透彻、易懂,使别人很乐意地接受。有时候,他还可以从谈话中立即判断出对方的意图,或从对方的谈话中得到启示。通过谈话,增加彼此之间的了解,和对方建立良好的关系。

一些不擅长说话的人,所遭遇的情形恰恰相反。他们说话,不能完整地表达自己的意图,往往使对方听得费神,而又不能明白他所说的意思,这就使沟通出现了困难。

那么,怎样说话才算合适呢?

首先,要正确地发音。对于每一个字,你都必须发音准确、清楚。准确、清楚的发音,可以依靠平时的练习、注意别人的谈话、朗读书报、多听广播来达到。

其次,说话的时候,要使每一句话都明白易懂,避免用一些生涩的词汇。不要以为用了这些词汇,就显得自己有学问。其实,这样说话不但叫人听不懂,有时反而会弄巧成拙,引起别人对你的错觉和疑虑,或认为你故弄玄虚。

融洽的谈话,应该以大方、熟练和生动的语言来表达你的意思,使你说的话多姿多彩、扣人心弦。说话的速度不宜太快,也不宜太慢,说话太快会使对方来不及反应,而且自己也容易疲倦。有些人以为话说得快一些可以节省时间,其实说话的目的是使对方领悟你的意思。不管是讲话的人,或者是听话的人,都必须思考,否则就不能确切地把握说话的内容。当然,说话太慢也是不可取的,既浪费时间,又使人听得不耐烦。

(4)充分发挥声音的表情作用 良好的声音表情是指说话人的发音、强调方法、语气顿挫和语调的变化。我们只有事先仔细了解话题的意思和含义,才能以恰当的声调将其表达出来,两相配合、相辅相成。有些时候,我们的说话速度要慢,例如诉说慎重的提案、令人痛心的事件、宗教问题等;相反,使人明白的朗读、有速度感的说明、中途顺便插入的例子以及警句等,为了使其节拍能配合内容,说话必须有较快的速度。人的声音天生就被赋予各种变化,语气、语速和音量的不同,立即就能反映出人内心的情感和态度。

把握说话时机并让你的声音富有表情,这是较难做到的。你不妨注意听听广播剧、看看电视剧或舞台剧中的演员们,感受一下他们那种充满激昂顿挫的声调和表情丰富的说话语感,还有那些口才奇佳的政治家们,无不是能把声调、音量等各方面控制自如的人。他们高超的说话技巧,使我们很容易就分辨出事情的是非曲直;反之,如果他们始终用相同的声调、速度,那么这种语言就显得乏味。

(5)懂得适时地结束谈话 说话时最糟糕的情形是,很多人往往沉溺于自己的谈话中,而不知如何结束话题或做一个结论。他们一旦讲起话来,就像打开的水龙头,水一直流个不停。即使是个傻子，也能开口说话，但是只有聪明的人，才能完美地结束话题。

有许多人信口开河，讲得口干舌燥，仍然继续说个不停。对这种人是否曾有过这样的感觉："糟糕！那个喜欢唠叨的人又来了。他只热衷于自己的话题，每次一开口就不知道适可而止，真是讨厌！"

这一类喜欢长篇大论的人，不但不受人欢迎，而且惹人厌烦。如果我们一次只谈一个话题，并以此问题征求对方的意见，而且进一步请求对方阐明对这一问题的看法，那么我们就一定能赢得对方的好感，而你自己也达到了说话的目的。这种说话的态度，不但给予对方发表意见的机会，同时也使自己能专心倾听对方所说的每一句话。要知道，一个善于听话并且能让对方有说话机会的人，必定能受到众人的爱戴与欢迎。

（6）能够与任何人自由交谈　有一位学者说过这样的话："如果你能够和任何一个人连续谈上10分钟而使对方产生兴趣，你就是一流的沟通人才。"这句话看起来简单，其实也并不容易做到。因为"任何人"这个范围很广，他也许是个工程师，也许是个律师，或是教师、艺术家等。总之，无论哪个阶层的人物，你能和他谈10分钟而使他感到有兴趣，真不是一件容易的事。

常常看到许多人因为对于对方的事一无所知而相对缄默，这是很痛苦的。其实如果你肯下工夫，这种痛苦的事情就会减少，甚至你也有成为一流交际人才的可能。

"工欲善其事，必先利其器。"这虽是一句老话，但至今仍然适用。所以，要做好人际沟通，我们必须充实自己，做到"利其器"。

一个胸无点墨的人，我们当然不能要求他对答如流。学问是一个利器，有了这个宝贝，一切皆可迎刃而解。你虽然不可能对各种专门学问都有精湛的研究，但是对一些常识却是必要掌握的。有了一般常识性学问，如果能巧妙地运用起来，那么与人进行10分钟有趣的谈话，想必也不困难。

这里有一个小笑话：某君以口才伶俐而见长。有人向他求教交谈有什么秘诀，他说："很简单，看他是什么人，就跟他说什么话。例如同屠夫就谈猪肉，对厨师就谈菜肴。"那位求教的人又问："如果屠夫和厨师都在座，你谈些什么呢？"他说："我就谈红烧肉。"

可见，如果你具备多方面的知识，又能看人说话，那么应付各种人物自然就能得心应手了。虽然不一定要样样精通，但运用全在你自己。积累知识，灵活应变，你就能在沟通中与人对答如流了。

（7）学会在交谈时就地取材　在交际场上互通姓名之后，第一句话是很不容易开口的，因为你不熟悉对方，不知道他的性格、嗜好和品行，受时间的限制，你不能多做了解和考虑，同时又不能冒昧地提出特殊话题。

何谓就地取材？就是按照当时的环境而觅取话题。如果相遇的地点是朋友家中，或是在朋友的喜宴上，那么对方和主人的关系可以作为第一句的话题。"先生和某先生大概是同学吧？"或者说："阁下和某先生是同事？"无论问得对不对，总会引起对方的话题。问得对，可以依原题谈下去；问得不对，根据对方的解释又可顺水推舟，在对方的话题上畅谈下去。

赞美一样东西常常是最稳当、得体的开始。如果你们是在夏季湖边的游园会见面，则可以说："湖边的杜鹃花开得很好看，颜色真鲜艳，先生去看了没有？"或者说："热天在园里喝茶，实在太舒服了……"，等等。

（8）讲话时避免说太多的"我"　千万别让"我"字充塞在你的谈话之中。苏格拉底说："不要说我想，而是您认为怎样。"

在一次花园俱乐部的集会里,主人在 3 分钟的讲话中用了 26 个"我"字。我的花园、我的篱笆、我的事业……有个熟人走到他的身边说:"很抱歉您已经失去了您的太太?"主人反问道:"失去了我的太太?"对方答:"请问您花园的一切跟您太太丝毫关系都没有吗?"

(9)说话重在讨论而非争论 约瑟夫·爱迪生说:"谈话心平气和比利用智慧更加适宜。"只要是基于立足点平等地谈话即是讨论。而如果争论使双方动气而猛烈地进攻对方而又紧紧地保护自己,则争论是谈话的仇敌。

说服和偏见的差别在于说服能够不必生气而令人信服。中国有一句俗语:"先吼者失利。"这并不代表坚持己见而动怒者一定错,而是他没办法控制自己来表达他心意。讨论的原则是使用有利的证据与温和的语调,还可试用说服的方式。

只要我们保持冷静,富含幽默感,有理由,只要你愿意听我说,而我也愿意听你说,只要我们不是被动或对事情有偏见,则讨论不会产生纠纷。争论让人们分开,讨论使人们合一;争论是野蛮的,讨论是文明的。

(10)与人交谈应开诚布公 在交谈中,有时为了说服对方,指导对方,解决问题,你需要开诚布公地直接说出自己的观点。如果遇到不点不破的事,不明说不行的人,你也可以用严肃的态度和真诚的语言直言相告。

据《贞观史话》记载:李世民在公元 637 年颁布律令,并且执法严明,对官员的过失斥责得十分严厉。开国功臣尉迟敬德居功自傲,在出席宫廷宴会时,如果有人的座次在他之前,他就当众质问人家有什么功劳,敢居我之上。还有一次,任城王李道宗劝他不要吵架,他竟勃然大怒,险些打瞎任城王的眼睛。对此,李世民甚为不满。席后,太宗提醒尉迟敬德,想一想韩信、彭越是怎么死的,为什么会被汉高祖杀掉,并警告他说:"国家纲纪,离不开赏罚,不能居功自傲,否则,将后悔莫及。"这一警告果然有效,尉迟敬德吓得待在家里,再三要求辞去职位,表示再也不寻衅闹事。

其实,在人际沟通中遇到矛盾时,只要开诚布公地表达出自己的意见和看法,并注意自己说话的语气,对方在冷静思考之后都会诚恳地接受的。

(11)语气婉转方能曲径通幽 在语言沟通中有一种有效的方法是迂回法,即你在交谈中直接向对方提出意见或谈看法感到困难时,便用兜圈子、绕弯子的方法,把要说的话用婉转的言辞和温和的语气讲出来,使对方听了能接受,以达到沟通的目的。

运用迂回法,可以是借用历史典故去启发对方思考,最后点明主题,达到沟通的目的;也可以用闲谈的方法,让对方在不知不觉中将话题接过去。这时,你要注意审视对方对这个话题的态度,到适当时再将主题点出来,让对方同意并接受自己的主张。

下面看一个晏子救人的事例。齐景公酷爱打猎,非常喜欢喂养捉野兔的老鹰。一天,由于养鹰人烛邹不小心,一只老鹰逃走了。景公知道后大发雷霆,命令卫士将烛邹推出斩首。晏子知道此事后,急忙上堂,对景公说:"烛邹有三大罪状,哪能这么容易就杀了? 待我公布他的罪状后再处死不迟!"景公点头同意了。晏子指着烛邹说道:"烛邹,你为大王养鹰,却让鹰逃走了,这是第一条罪状;你使得大王为了鹰的缘故要杀人,这是你第二条罪状;把你杀了让天下诸侯都知道大王重鹰轻士,这是你第三条罪状。好啦,大王,请处死他吧。"景公满脸通红,半天才说:"不用杀了,我听懂你的意思了。"晏子表面上是在数落烛邹的罪状,实际上是在批评景公重鹰轻士的错误,这种方法既没有使君王难堪,又救了烛邹的性命,真可谓一举两得。

(12)学会恰当地引用名言 引用古文、名人名言,是写文章、讲道理常用的方法,它是作者阐述观点的有力助手。我们如果把它应用到谈话当中,也能使对话锦上添花。

可以借用名人名言来说明自己的看法。例如,问:"现在社会上泛滥新的'知识无用论',你怎么看?"答:"我一直坚信弗兰西斯·培根的一句话,'知识就是力量。'"答句借用培根的话,表明自己对"知识无用论"持反对态度。

可以借用小幽默、小笑话来增加对话的艺术效果,营造和谐的氛围。例如,问:"现代化大生产运用的是高等知识,为什么还叫我们补习初中课程呢?"答:"有个笑话,一个人在吃第五个烧饼时饱了,他说,早知如此,何必吃前四个呢?"答句似乎没有直接回答问句,但这个笑话就足以说明"初中课程"与"高等知识"之间的关系。这种侧面回答幽默风趣,通俗易懂,要比正面回答好多了。

3. 交谈中的禁忌 说话不管是在语言的内容上还是表达的形式上,都有很多的讲究。要通过长期练习,及时反思改进,才能不断提高。说话时有些是被公认的"雷区",大家一定要尽量避免。

(1)忌语言粗俗 不礼貌的语言,如粗话、脏话,一些显得低级下流的"口头禅"和"衬词"要忌。

(2)忌不看对象与场合 不同的人有不同的风俗习惯和语言习惯,要"到什么山唱什么歌",如参加婚礼时,应该祝新婚夫妇白头偕老,探望患者时,说些宽慰的话,如"你的精神不错","你的气色比前几天好多了"等。

(3)忌枯燥无味 思想单调,没有观点,言语乏味,空洞无物,表现力差,平淡无奇,难免会使听者失去耐心。

(4)忌空泛说教 因学历高,资历长,地位显赫而产生优越感,说话时带有说教腔,高高在上,目空一切,这会使对方产生抵触情绪。

(5)忌流言飞语 关注无聊的琐事,探听秘闻轶事,添油加醋,到处传播,是人品低劣的表现。

(6)忌自我中心 表现为自我吹嘘和自说自话。自我吹嘘者"我"字当头,夸夸其谈,很容易让人产生浅薄和无知的印象。自说自话者以为自己感兴趣的,一定也是他人感兴趣的。不管别人接不接受,自己说自己的。这样的结果,必定陷入"自我孤立"。

(7)忌言而不实 讲述与事实本身不符,言行不一,这种人很难赢得别人的信任。

(8)忌言语刻薄 伶牙俐齿,尖酸刻薄,冷嘲热讽,不给人留情面,这类人常被形象地称为"刀子嘴"。

(9)忌自作聪明 这类人特别爱说话,总认为自己的意见比谁的意见都好,爱到处表现,炫耀自己的本领。总认为别人说得不好,考虑得不周,其实自己的意见也高明不到哪儿去。

(10)忌抬杠咄咄逼人 有些人攻击性特别强,无论别人怎么说,说什么,他总要拿出不同的或者相反的观点与别人对抗。得理不让人,无理争三分。

以上语言禁忌,需要大家在学习和生活过程中通过自我修炼来克服。

4. 护士工作中的语言沟通 护士的语言修养是护士综合素质的体现,如果护士具备良好的语言沟通能力,在与患者沟通时,就会使患者真情流露,配合护士的工作,将有利于护理目标的实现。因此,护士的语言修养甚为重要。

(1)通俗性 护士在与患者交流时,应选用患者能理解的话语与之交流,用词要通俗、准确、明晰,交谈要采用口头语言形式,忌用医学专业术语或医院内常有的省略句。如:

护士:"您有无心悸的症状?"

患者:"没有。哦,什么是心悸?"

与患者交谈时应坚持通俗性原则,即根据患者的认知水平和接受能力,用形象生动的语言,浅显贴切的比喻,循序渐进地向患者传授健康保健知识。

(2)科学性　护士的语言应具有科学性。一方面,要确保言语内容正确、积极,护士在交谈中引用的例证或其他资料都应有可靠的科学依据,而不能是道听途说的人云亦云,或主观片面的含糊其辞;另一方面,要坚持实事求是、客观辩证,护士在交谈中不要任意夸大或歪曲事实,不要把治疗效果扩大化,也不要为了引起患者的高度重视而危言耸听。

(3)治疗性　语言不仅能治病,也能致病。语言的治疗性有时可以起到药物起不到的作用,即能为患者解除思想顾虑,能使患者心情舒畅,能在恰当的时候抚慰患者,缓和患者焦虑、紧张的不良情绪,能增强患者战胜疾病的信心,但是刺激性语言就会对患者形成不良的刺激,引起患者的不愉快、不满意甚至忧郁、恐惧等负面情绪,对健康的恢复产生消极影响,甚至导致病情加重。

(4)准确性　护士在语言沟通中应注意表意准确、不含糊。如果护士的语言表述含糊,定义不准,就会影响信息传递的准确性,就可能影响治疗效果,甚至加重患者的心理负担。临床上由于护士的语言表达不准确而造成不良影响的例子不少。如护士在为全麻患者及患者家属做术前指导时,只是简单地告诉患者家属:"你的孩子明天早上手术,不要让他吃早饭。"当患儿在术中发生呕吐时,麻醉医生追问家长,家长很自信地告诉他:"按照护士的嘱咐,我没有给孩子吃早饭,但怕孩子饿着,我给他喝了一杯牛奶,吃了一小块面包。"

(5)情感性　情感性语言是指带有情感性质和色彩的一类语言。亲善是护士语言的情感风格,如对胆小的患儿,可用儿童语言与他交谈,不要用"不听话,就给你打针"来吓唬他。护士的情感性语言是护士职业情感的真实体现,只有热爱护理专业的人,才会对患者倾注真情,而患者也是能感受到的。有这样一个案例:黄老师6个月大的孩子患了重症肺炎,医生说要住进重症监护室,看着孩子急促的呼吸,她没了主意,忐忑不安地交了住院费,匆匆忙忙地来到了住院部 ICU 病房的门口按了门铃。护士小章走到黄老师跟前,摸摸孩子的头并亲切地问:"是住院吗?"黄老师说:"是的,孩子病得好重。"小章说:"别着急,快进来吧,把孩子交给我,我们已接到急诊室的通知,准备了氧气,马上给她吸氧。您坐这里稍等一下,医生马上就会过来。"孩子低声呻吟着,黄老师不情愿地将孩子交给了小章,小章见状边接过孩子边说:"宝宝好可爱,有五六个月了吧,宝宝真乖,阿姨抱抱。"小章轻轻地接过宝宝,娴熟地给患儿吸氧,并哄个不停,宝宝也不哭不闹了,黄老师顿时觉得放心了。

(6)委婉性　语言表达方式多种多样,没有固定的模式套用,应根据谈话的对象、目的和情境不同而采用不同的方式。如护士与患者之间不是任何情况下都应该实话实说,尤其是在患者的诊断结果、治疗方案和疾病的预后等方面,更要注意谨慎、委婉。在医院这个特殊的环境中,有许多事情是人们不希望发生但又不可避免会发生的,如谈及患者的死亡,护士应尽量避免使用患者或家属忌讳的语言,改用委婉的语言。如不说"死"字,说"去世"、"走了"等;不说"尸体",说"遗体";不说"临死前",说"临终前";不说"去买死人的衣服",说"去买寿衣"等。护患沟通中适时地使用委婉性语言,有利于建立良好的护患关系,减少和防止护患纠纷的发生。

(7)保密性　护理工作中使用保密性语言包括三方面的内容。一是注意保护患者的秘密:护士接触患者的机会多于医生,护理工作做好了,患者是很信任护士的,就会把自己的痛苦、隐私、家庭苦恼、对疾病的猜疑向护士倾诉。护士应严格保密、绝不可将患者的隐私向其他患者和工作人员传播,那是不道德的行为。二是注意保守医疗秘密:医护人员在谈及患者的病情,尤其是预后不良,或是癌症者,切记不能让患者听到,否则会使患者自我埋怨、焦虑、烦躁、思想负担加重、精神崩溃而影响治疗,甚至造成不良后果。三是保护工作人员的隐私:不要与患者谈论医护人员的私生活,也不要非议他人。

(8)严肃性　严肃性是指护士语言的情感表象应具有一定的严肃性。要使人感觉到说话者端庄、大方、高雅,在温柔的语态中要带几分维护自尊的肃穆,才能体现出"工作式"的交谈。不要与患者漫无目的地长时间闲聊,也不要随便满足患者的无理要求,更不要与患者打闹嬉戏。

5. 护士工作中常见的伤害性语言　护士在临床工作中要注意语言美,不仅要善于使用美好语言,避免伤害性语言,还要讲究与患者的沟通技巧。护士在护患沟通中切忌使用伤害性语言。伤害性语言大致归纳如下,以提醒临床工作者。

(1)指责　责怪患者或家属,如"怎么病得这么厉害才来医院看病,早干什么去了","小孩拉肚子肯定是在家吃了不干净的东西"等。

(2)压制　患者有意见或有要求不能提,如"你要有意见,就出院","你有意见,到院长那里去提也没用"。

(3)威胁　用威力迫使患者屈服,如对治疗不做解释工作,只预示恶果,以威胁患者服从,如"打吊针,别乱动,否则药漏出来,皮肤烂了,我可不负责","你不愿抽血,后果自负"。

(4)挖苦　用尖酸刻薄的话讥笑别人,如护士挖苦喝酒的肝炎患者"你多喝一点酒,肝炎会好得快些"。

(5)谩骂　在护患沟通中,出言不逊,如"乡巴佬,什么都不懂","吊针又出来了,真讨厌",甚至称老人为"老家伙",谩骂患者为"混蛋"等。

(6)讽刺　用含蓄的话指责或劝告或嘲讽别人,或用比喻、夸张的手法对别人的行为进行批评、嘲笑。如患者询问什么是"阿托品化",护士头一扬,说"什么感觉,就是初恋的感觉,脸红红的,心跳快快的"。

除了以上这些伤害性语言外,还有以下的护士服务忌语,希望护士在临床工作中也尽量不用:还没到时间呢,都给我出去;打针还能不痛;谁叫你生病;上面都写着呢,自己看去;这儿在交班呢,外面等着去;忍着点,叫就不痛啦,听到没有;挂着牌子呢,自己看去,不认识字啊;把裤子脱了(或把衣服撩起来);在这儿签个字,快点;这事别问我,找大夫去;我下班了,找别人问去;谁跟你说的找谁去;你这病也就这样了,回家想吃点什么就吃点什么吧;嫌这儿不好,到别的医院去,我们又没有请你来;没什么,别大惊小怪的,死不了。

二、非语言沟通技巧

人与人之间除了借助语言进行信息交流外,还存在着大量的非语言沟通形式,如我们的表情、手势、身体其他部分的动作,都在向周围的人传递着信息。虽然在人际沟通中非语言沟通只起到辅助性作用,但它的沟通效果却极其明显,起着必不可少的作用。

(一)非语言沟通的含义

非语言沟通(nonverbal communication)是指在人际沟通过程中,借助非语词符号,如目光、表情、动作、手势、仪表、服饰、空间、时间等非自然语言为载体所进行的信息传递。非语言的表现一般比语言表达更接近事实或真实的感受,它具有语言文字所不能替代的作用。美国心理学家、传播学家艾伯特·梅拉比安博士总结过这样一个公式:信息的全部表达=7%语言

＋38％语调＋55％表情。说明语言表达在沟通中只起方向性及规定性的作用,而非语言才能准确地反映出人的思想及感情。人类学家 Edward·T·Hall 认为:非语言交流占日常交流的60％。还有专家认为:人们90％的情感都是通过非语言沟通的方式进行表达的。这些观点更加证明了人与人之间的沟通,所获得的有效信息大部分来自非语言沟通。在临床上,护士可运用表情、眼神、仪表、姿势等非语言沟通技巧与患者进行有效沟通,有利于了解患者关于疾病的发生、发展、治疗与护理配合,更好地满足患者需求,建立良好的护患关系,达到彼此满意的目的。

（二）非语言沟通的主要类型

非语言沟通根据不同的刺激来源和作用特点,可将其分为以下两种类型。

1. 人体语 人体语是指由人体身上或由人的空间距离发出的一些非语言符号,如包括以下三种方式。

（1）第一种方式是通过动态无声的,由人本身做出的一些目光、表情、手势和身体运动来实现的。如聋哑人的手语,交通警察的指挥手势,裁判的手势,以及人们惯用的一些表意手势,如"OK"和胜利的"V"手势等。又如一位顾客在排队,他不停地把口袋里的硬币弄得叮当响,这清楚地表明他很着急;饭桌上的吃相能反映出一个人的修养;在柜台前,拿起又放下,显示出她拿不定主意。

（2）第二种方式是通过静态无声性的身体姿势、衣着打扮和空间距离等实现的。例如:总把办公物品摆放很整齐的人,能看出他是个干净利落,讲效率的人;穿衣追求质地,不跟时尚跑,这样的人一定有品位有档次。

（3）第三种方式是通过非语言的但有声音的辅助语言和类语言来实现的。辅助语言包括音调、停顿、重音、节奏等。类语言是指无固定意义的声音,如呻吟、叹息、叫喊、咳嗽、哭笑等。在不同的场景、不同的场合,这些声音的发出可以代表出不同的含义。例如,在父亲和继母交谈时,继女在旁边不断地发出咳嗽声或叹息时,打断他们的谈话来表示自己的不满。

2. 环境语 环境语是指通过环境中各种特殊的客体语言进行的沟通,是一种非语言的重要形式。而这种环境语不是指地理环境,而是存在于所处地方文化所造成的生理或心理环境,它具有一定的持久性和不易移动的特征。主要包括空间语、时间语、颜色语、灯光语和标记语。

（1）空间语 是指人们利用空间来表达某种信息的一种社会语言。空间语主要通过领地范围、空间取向和座位排次等进行信息传递。领地范围是来维护和体现个人在与他人交往时自由、完整和安全的心理和社会需求。比如每个国家都有自己的领土范围,别国一旦侵犯,就会影响到整个国家人民的恐慌和不安。空间取向可显示地位的高低和权力的大小。比如有些董事长的办公室安排在大厦的最高层,并且办公室是独立的,且有超大的空间。座位排次也可表示各人的地位和人际关系等。比如,在中国开会时,前排位置的人地位高于后面的位置,中央的人地位要高于两侧,左边位置人的地位要高于右边位置的人。

（2）时间语 是指用时间表达的信息符号。时间不但会说话,而且表达的信息可以比有声语言更直截了当。如在白天当时钟的时、分、秒都指向12时,告诉大家的信息是:"到中午了,要下班了,要下课了,要吃饭了。"

（3）颜色语 颜色环境可以使人产生许多联想意义,并影响人的情感反应和交往方式。有研究表明:颜色与人们的心情有密切的联系,不同的颜色可以使人产生不同的心情,人们可以利用颜色与心情之间的关系创造出各种环境,以达到自己的目的。如医院里,儿科病房经常布置成粉红色,适合儿童活泼的性格;在手术室里,医务人员的衣服肯定不是白色的,以避免红色的血液溅到白色工作服上让患者触目惊心,影响情绪。

（4）灯光语 灯光语是指通过灯光变化传递的信息。人们可以利用灯光创造的环境效果来影响交往过程。如在灯光昏暗的房间里,人们会自觉不自觉地把交谈的声音降低,而在灯光明亮或闪烁的场所,人们的情绪会随之兴奋。

（5）标记语。是指书写或印刷出来用以代表声音和书写语言的一种非语言图形标志,是一种约定俗成的非语言交际工具。如在公路、铁路和机场等,通过人们都能够看懂的各种符号就可以指挥交通。

（三）非语言沟通的特点

1. 真实性 真实性是指非语言沟通能够表露、传递信息的真实含义。一个人的非语言行为大部分是对外界刺激的直接反应,基本上都是无意识的反应。这种无意识的非语言行为,是一个人真实感情的准确流露和表达。例如,与自己讨厌的人站在一起时,比与自己喜欢的人保持的距离要远些,而且目光、眼神是最能反映一个人内心真实体验的非语言行为,人们无法随意控制它。有心事的人,他的目光眼神不自觉地会给人忧心忡忡的感觉。弗洛伊德曾经说过,没有人可以隐藏秘密,假如他的嘴唇不说话,则他会用指尖说话。当有的人说他毫不畏惧的时候,但发现他的手却在发抖,那么别人更相信他是在害怕。英国心理学家阿盖依尔等人的研究指出,当语言信号与非语言信号所代表的意义不一样时,人们相信的是非语言所代表的意义。由于语言信息受理性意识的控制,容易作假,人体语言则不同,非语言行为大都来自内心深处,是很难压抑和掩盖的。因此,非语言沟通具有真实性的特点。

2. 多义性 多义性是指非语言沟通在不同民族、不同地区和不同文化背景时的不同解释,即非语言沟通必须在交往双方共同认知的范围内,必须符合交往双方的文化背景、生活习惯和个性特征等因素。一旦忽略了这些因素,便会造成误解和障碍。比如,人们通常会通过握手、拥抱或亲吻来表达自己对他人的欢迎和爱抚。在欧洲一些国家,尤其是对女性而言,亲吻、亲鼻是一种礼节,是一种友好热情的表示,但中国人往往不接受,通常习惯以握手的方式来表达同样的感情。美国人经常用拇指和食指做圆圈表示"OK",而这在巴西、新加坡、俄罗斯和巴拉圭却是一种粗俗的举动。

3. 相似性 相似性是指人们可以用同样的非语言沟通方式来表达同一种情感。如人们用笑来表达愉快、开心的心情,用哭泣来表达悲伤和痛苦的心情。

4. 心理性 心理性是指非语言沟通在具体的语境中可以体现人的心态,是通过非语言沟通直接给予对方心理上的刺激,作用于对方意识的过程。在日常生活中,我们可以从他人的仪表服饰、体态表情传递的信息中分析出他人的气质和个性等,原因就在于非语言沟通具有明显的心理性。如一个穿着时尚、前卫的人,绝对不是思想保守的人。

5. 组合性 非语言沟通中的人体语是以身体各部位或若干部位的联合动作作为传递信息的载体而显示其组合性的特点,即从身体的姿势、身体间的位置和距离等方面体现整体组合的特点。如护士在观察病情时,用一只手测量患者的脉搏,同时用眼睛观察患者的呼吸,脸上带着微笑的表情,通过身体各个部位的共同作用和协调动作,使患者产生一种被关心、照顾的整体感觉。

（四）非语言沟通的主要形式

1. 环境 环境安排及选择表达了信息发出者对沟通的重视程度。环境包括物理环境及人文环境。物理环境包括建筑结构、空间的布置、光线、噪音的控制等。而人文环境包括是否需要有他人在场,环境是否符合沟通者的社会文化背景,能否保护服务对象的隐私等。

2. 仪表 仪表包括一个人的修饰及着装等,它会向沟通的对方显示其社会地位、身体健康状况、婚姻状况、职业、文化、自我概念及宗教信仰等信息。仪表同时也会影响沟通中对方对沟通者的感知、第一印象及接受程度。

3. 体态 可以反映一个人的自我感觉、情绪状态及身体健康等状况。如身体直立表示一个人有自信,身体健康状况良好;双上肢交叉,表示紧张。手势可以用来强调或澄清语言信息。

4. 表情 德国哲学家 A·斯科芬翰尔指出:"人们的脸直接地反映了他们的本质,假若我们被欺骗,未能从对方的脸上看穿别人的本质,被欺骗的原因是由于我们自己观察不够。"法国作家罗曼·罗兰也曾说过:"面部表情是多少世纪培养成的语言,是比嘴里讲的复杂到千百倍的语言。"

(1)表情的含义 表情是指表现在人们面部的感情,是人类情绪、情感的生理性表露。它凭借眼、眉、嘴以及颜面肌肉的变化等体现出丰富的内容。人们对现实环境和事物所产生的内心体验以及所采取的态度,经常有意无意地通过面部表情显示出来,并容易被人们察觉,不仅给人以直观印象,而且还能感染人。

(2)表情的构成 任何一种面部表情都是由面部肌肉整体功能所致,但面部某些特定部位的肌肉对于表达某些特殊情感的作用更明显。一般地说,表现愉悦的关键部位是嘴、颊、眉、额,表现厌恶的是鼻、颊、嘴,表现哀伤的是眉、额、眼睛及眼睑,表现恐惧的是眼睛和眼睑。在一般情况下,人们目光与面部表情是相互一致的,均与其内在心态对应;但在特殊情况下,个体的目光与面部表情会出现分离,此时表达个体真实心态的有效线索是目光而非表情。

(3)表情的作用 ①表情最能反映出一个人的特性:表现出心思、情感、喜悦、悲伤、爱慕、嘲笑、哭泣等各种心态,表现出坚强与懦弱、直爽与深沉、安静与急躁等各种性格气质,以及肯定与否定的态度,给人以某种特定的刺激。②在所有非语言沟通中,人们认识最趋于一致的就是脸部表情,因为这是最显眼而且容易一目了然的神态。如"暗送秋波"、"白眼看人"、"点头示意"等表情。③表情在面对面的口语沟通中是心灵的屏幕,能够辅助有声语言传递信息,沟通人们的感情。这对于提高口语表达效果是很重要的。

5. 眼神 人们常说,眼睛是心灵的窗户。眼神是人际间最传神的非语言沟通方式。主要用于表达感情、控制及建立沟通者之间的关系。在沟通过程中,可以通过目光的接触,表示尊重对方并愿意去听对方的讲述。通过目光接触还可以观察沟通对方的一些非语言表示。如在沟通过程中,如果缺乏目光的接触,则表示焦虑、厌倦、有戒心、缺乏自信或其他的信息。同时,在人与人的沟通中,目光是最清楚、最正确的信号。护士应善于通过患者的目光来判断患者的心态。

眼神接触最主要的形式为注视,而注视角度、部位和时间的不同,都会传递出不同的信息。

(1)注视角度 仰视对方,是尊敬和信任之意;俯视他人,是有意保持自己的尊严;面无悦色的斜视,是一种鄙夷;伴着微笑而平视对方,是融洽的会意。在沟通过程中,最好的注视角度是平视,以显示对交谈对象的尊重和沟通双方的平等。目光的位置大体在对方的嘴、头顶和面颊两侧这个范围活动为好,并且表情要轻松自然,目光范围过小,会使对方有压迫感,目光范围过大,目光则显得太散漫、随便。护士注视患者的理想投射角度是平视,尽可能与患者保持目光平行。如与患儿交谈时可采取蹲式、半蹲式或坐位。

（2）注视部位　在人际交往中目光所及之处，就是注视的部位。注视他人的部位不同，不仅说明自己的态度不同，也说明双方关系有所不同。场合不同，注视的部位也不同。一般分为公务凝视区域、社交凝视区域、亲密凝视区域。

公务凝视区域是指在洽谈、磋商、谈判时所使用的一种凝视。凝视区域以两眼为底线，额中为顶角形成的正三角区，这是商务人员和外交人员经常使用的一种凝视部位。

社交凝视区域是指人们在社交场合目光凝视的区域。凝视区域以两眼为上线、唇心为下顶角形成的倒三角区，是各种类型的社交场合或朋友聚会时经常使用的凝视部位。与他人交谈时注视这个区域，能让对方产生一种平等轻松的感觉，从而创造一个良好愉快的氛围。护士与患者交流时宜采用社交凝视区域，使患者产生一种恰当、有礼貌的感觉。

亲密凝视区域是指亲人、恋人、家庭成员之间的凝视区域。凝视区域从双眼到胸部之间，多带有亲昵爱恋的感情色彩。

（3）注视时间　与人沟通时目光接触的时间不少于全部谈话时间的 30%，也不要超过全部谈话时间的 60%，如果是异性，每次目光对视的时间不要超过 10 秒。长时间目不转睛地注视对方是一种失礼的表现。

6. 微笑　微笑是一种最常用、最自然、最容易为对方接受的面部表情，是内心世界的反映，是礼貌的象征。微笑可以展示出温馨亲切的表情，可以有效缩短人与人之间的心理距离，可以给对方留下美好的第一印象，是人际交往中的润滑剂，是广交朋友、化解矛盾的有效方式。

（1）微笑的要求　①自然：应该笑得真诚、适度、合时宜。想要笑得好很容易，只要你把对方想象成自己的朋友或兄弟姐妹，就可以自然大方、真实亲切地微笑了。②发自内心：当一个人心情愉快、兴奋或遇到高兴的事情时就会自然地流露出这种笑容。这是一种情绪的调节，是内心情感的自然流露，绝不是故作笑颜、故意奉承。发自内心的微笑既是一个人自信、真诚、友善、愉快的心态表露，同时又能制造明朗而富有人情味的生活气氛。③要适度：微笑要适度：虽然微笑是人们交往中最有吸引力、最有价值的面部表情，但也不能随心所欲、随便乱笑、想怎么笑就怎么笑，不加节制。笑得过分有讥笑之嫌；笑得过久，有小瞧他人或不以为然之味；笑得过短，给人以皮笑肉不笑的虚伪感。微笑的含义也要因对象不同而有所变化。因此，笑得得体、适度，才能充分表达友善、诚信、和蔼、融洽等美好的情感。

（2）微笑练习　微笑的时候，先要放松面部肌肉，然后使嘴角微微向上翘起，让嘴唇略呈弧形。最后，在不牵动鼻子、不发出笑声、不露出牙齿，尤其是不露出牙龈的前提下，轻轻一笑。①发"一"、"七"、"茄子"、"威士忌"音练习嘴角肌的运动，使嘴角自然露出微笑。②自然微笑法：多回忆美好的往事，发自内心的微笑。③情景熏陶法：通过美妙的音乐创造良好的环境氛围，引导会心的微笑。④照镜子练习法：对着镜子来调整和纠正微笑，把手指放在嘴角并向脸的上方轻轻上提，一边上提，一边使嘴充满笑意。⑤筷子学习法：口含一根筷子练习微笑。

微笑必须注意整体配合。微笑虽然是一种简单的表情，但要真正地成功运用，除了要注意口形外，还须注意面部其他各部位的相互配合。一个人在微笑时，目光应当柔和发亮、双眼略微眯大、眉头自然舒展、眉心微微向上扬起。这就是人们通常所说的"眉开眼笑"。

7. 界域语　美国心理学家罗伯特·索默认为，每个人都有一个心理上的个体空间，这个空间像一个无形的"气泡"，是个人为自己所划分出的心理领地，一旦领地被人触犯或占领，会产生非常不舒服的感觉。这就是界域。界域是指人们为满足自身"防卫"的潜在需求而产生的一种以自己身体支配周围空间的潜在欲望,也称空间距离或区域距离。

界域语是指在人际交往中通过一种看不见,但实际存在的界域来表现双方关系的无声语言。在人际交往中,每一个社会的人都有一种人际空间要求,并表现为空间距离和个人隐私两个方面。个体在人际沟通中所选择的空间位置,会以无声的语言表达其社会地位、心理感受、态度、人际关系、希望承担的角色及义务等。任何一个人,都需要在自己的周围有一个自己能把握的自我空间,因此有必要尊重人们这种对物理隐私的需求,有利于缓解心理压力,提高生活质量。

美国心理学家爱德华·霍尔曾说过:"空间也会说话。"他通过研究动物与人的生活领域发现,每个人都有自己独有的空间需求。霍尔将人际距离分为四个层次,即亲密距离、个人距离、社会距离和公共距离,如图 3-5 所示。

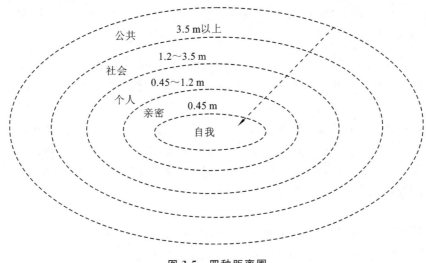

图 3-5 四种距离圈

(1)亲密距离 一般为 0～0.45 m,是一种允许存在身体接触的距离,处于此距离的人们能感到对方的气味、呼吸,甚至体温,只有夫妻、情侣以及极亲密的朋友或孩子依恋父母时才会产生,是爱抚、安慰、保护、关爱等动作所需要的距离。

(2)个人距离 一般为 0.45～1.2 m,伸手可以触到对方的手,但不容易接触到对方的身体,是一般交往时保持的距离。通常熟人、朋友、同事之间的交谈多采用这种距离。护士常在这种距离范围内对患者进行健康教育、心理咨询等,是护士与患者之间较为理想的人际距离。

(3)社会距离 一般为 1.2～3.5 m,常为人际关系不密切时的交往距离,主要用于个人社会交谈或商贸谈判,如小型会议、商业洽谈或宴会等。在护理工作中,对敏感患者或异性患者可以采用这种距离,以减轻对方的紧张情绪。

(4)公共距离 一般为 3.5 m 以上,主要适合于群体交往。在距离较远的情况下,可以通过提高声音,适当增加姿势、手势等方式来调整心理感受和拉近心理距离。一般情况下,公共距离不适合个人交谈。

三、倾听技巧

苏格拉底提醒我们:"自然赋予人类一张嘴、两只耳朵,就是让我们多听少说的"。心理学研究表明,人在内心深处都有一种渴望得到别人尊重的愿望。倾听是一种技巧,是一种修养,甚至是一门艺术。善于倾听,是一个成熟的人最基本的素质。沟通首先从倾听开始。

（一）倾听的含义

所谓倾听是指用耳朵听,用眼睛看,用嘴提问,用心灵感受。换句话说,倾听就是指全神贯注地接收和感受对方在交谈时发出的全部信息(包括语言和非语言信息),并全面地理解。

说到倾听,许多人常把听与倾听混为一谈。事实上,听与倾听有着根本区别,听只是一个生理过程,它是听觉器官对声波的单纯感受,是一种无意识的行为,只要耳朵能够听到别人说话,就表明在听别人。而倾听不仅仅是生理意义上的听,更应该是一种积极的、有意识的听与心理活动。在倾听的过程中,必须要思考、接收、理解说话者传递的信息,并作出必要的反馈。

倾听对于医护人员和患者来讲至关重要,当患者想把自己对疾病的认识、治疗期望、内心感受与医护人员分享时,医护人员能够以一个良好的倾听者的角色出现,会促使沟通的顺利进行,有助于增进彼此的了解,加深感情和信任感,进而建立良好的治疗性的沟通关系。

（二）倾听的作用

倾听是通向心灵的道路,是人际沟通与交流的基石。倾听能够使人们与周围的人保持接触,失去倾听能力也就意味着失去与他人共同工作、生活、休闲的可能。在人际交往中,倾听有着十分重要的意义和作用。

1. 倾听可获得重要信息 倾听可以获得重要的信息。事实上,交谈中包含着很多有价值的信息,通过倾听不仅可以了解对方要传达的信息,感受对方的感情,还可以进一步了解对方,加深彼此的感情。另外,倾听还可以弥补自己的不足,当自己对某些问题了解不多或难以作出决定时,最好先听一下别人的意见和想法,并通过对别人意见的归纳和总结提出自己的看法。

2. 倾听能够给人留下良好的印象 心理学研究表明,人在内心深处都有一种渴望得到别人尊重的愿望。在交谈中认真倾听对方的讲话,可以满足对方受到尊重的心理需要,容易给人留下良好的印象。戴尔·卡耐基曾举过一个例子:在一个宴会上,他坐在一位植物学家旁边,专注地听着植物学家跟他谈论各种有关植物的趣事,几乎没有说什么话,但分手时那位植物学家却对别人说,卡耐基先生是一个最有意思的谈话家。可见,学会倾听,实际上已踏上了成功之路。

3. 倾听能够产生激励作用 善于倾听的人能及时发现他人的长处,并促使其发挥作用。倾听本身也是一种激励方式,能提高说话者的自信心和自尊心,加深彼此之间的理解和感情,因而也就激发了对方的谈话热情与沟通诚意。在很多情况下,讲话者的目的就是倾诉,即"一吐为快",而并没有更多的要求,甚至有些时候,只要你倾听了讲话者的倾诉,问题也就解决了。日本、英美一些企业的管理人员常常在工作之余与下属一起喝咖啡,其目的便是给下属一个自由倾诉的机会。

4. 倾听是说服对方的关键 如果你沟通的目的是为了说服别人,交谈中多听他的意见会有助于你的说服。因为,通过倾听你能从中发现他的出发点和弱点,即是什么让他坚持己见,这就为你说服对方提供了契机。同时,你又向别人传递了一种信息,即你的意见已充分考虑了他的需要和见解,这样他们会更愿意接受。

（三）倾听的层次

倾听按照由低到高顺序分为以下几个层次。

1. 心不在焉地听 倾听者心不在焉，几乎没有注意说话人所说的话，心里考虑着其他毫无关联的事情，或内心只是一味地想着辩驳。这种倾听者感兴趣的不是听，而是说，他们正迫不及待地想要说话。这种层次上的倾听，往往导致人际关系的破裂，是一种极其危险的倾听方式，比如妈妈的唠叨。还有这样一个故事：巴顿将军为了显示他对部下生活的关心，搞了一次参观士兵食堂的突然袭击。在食堂里，他看见两个士兵站在一个大汤锅前。"让我尝尝这汤！"巴顿将军向士兵命令道。"可是，将军……"士兵正准备解释。"没什么'可是'，给我勺子！"巴顿将军拿过勺子喝了一大口，怒斥道："太不像话了，怎么能给战士喝这个？这简直就是刷锅水！""我正想告诉您这是刷锅水，没想到您已经尝出来了。"士兵答道。只有善于倾听，才不会做出像巴顿将军这样愚蠢的事。

2. 被动消极地听 倾听者被动消极地听所说的字词和内容，常常错过了讲话者通过表情、眼神等体态语言所表达的意思。这种层次上的倾听常常导致误解、错误的举动，失去真正交流的机会。另外，倾听者经常通过点头示意来表示正在倾听，讲话者会误以为所说的话被完全听懂了，如聊天、报告等。

3. 主动积极地听 倾听者主动积极地听对方所说的话，能够专心地注意对方，能够聆听对方的话语内容。这种层次的倾听，常常能够激发对方的注意，但是很难引起对方的共鸣。如老总报告中涉及明年涨工资的事情、音乐会、小道消息等。

4. 同理心地听 这不是一般的"听"，而是用心去"听"，这是一个优秀倾听者的典型特征。这种倾听者在讲话者的信息中寻找感兴趣的部分，他们认为这是获取有用信息的契机。这种倾听者不急于作出判断，而是感同身受对方的情感。他们能够设身处地看待事物，总结已经传递的信息，质疑或是权衡所听到的话，有意识地注意非语言线索，询问而不是辩解质疑讲话者。他们的宗旨是带着理解和尊重积极主动地倾听。这种感情注入的倾听方式在形成良好人际关系方面起着极其重要的作用。

（四）倾听的障碍

人们似乎更倾向于彼此进行语言交流，而不是彼此去倾听。在倾听过程中，由于受到环境、倾听者、说话者等众多因素的影响，倾听往往难以达到应有的效果。尽管倾听在沟通活动中所占比例最大，但遗憾的是许多人并不具备有效倾听的能力，其不良的倾听习惯会导致误解甚至歪曲。一般来说，倾听的障碍主要表现在以下几个方面。

1. 环境因素 任何沟通都是在一定的环境中进行的，环境因素是影响倾听效果最重要的因素之一。环境因素不仅包括客观因素，如谈话场所的选择、环境布置、噪音大小、光照强弱、温度高低、气候状况、座位安排等，而且还包括主观环境因素，如交谈双方的心情、性格、衣着以及谈话人数、话题等。

环境因素主要从两个方面影响倾听的效果：一方面，干扰信息传递的过程，消减、歪曲信息；另一方面，影响沟通双方的心境。这正是人们在沟通时很注重挑选环境的原因。比如，上级在会议厅里向下属征询建议，下属会十分认真地发言，但若是换在餐桌上，下级可能会随心所欲地谈自己的看法，甚至谈一些自认为不成熟的想法。出现这些差别是由于不同场合人们的心理压力和情绪以及交谈氛围大不相同。

另外，说话者和倾听者在人数上的差异也会影响倾听的效果。在交谈中，是一个人说话一个人倾听，还是一个人说话多个人倾听，或者多个人说话多个人倾听，这种不同的对应关系也会产生不同的倾听效果。当一个人说话一个人倾听时，如两人促膝谈心，会使倾听者感到自己角色的重要性，注意力自然集中；当一个人讲话多个人倾听时，如听课、听报告，会使倾听者感到压力较小,所以经常开小差;而当倾听者只有一位,发言者为数众多时,如多家记者向新闻发言人提问,那么倾听者将是全神贯注,丝毫不敢懈怠。

2. 倾听者引起的障碍

(1)生理和心理的差异　①生理差异:个人听觉功能完好是听别人说话的必要前提。除了先天或者后天导致听觉障碍的人以外,一般人的听觉器官虽然没有太大差异,但也有所不同。有些人听力较强,有些人听力则弱一些,前者对于信息的接受就可能比后者完整和全面。对于生理差异,人们自身较难克服,但可以借助仪器设备等增强听力。②心理差异:人们的情感、想象力、理解力不尽相同,因此对说话者的感知与反应就会有较大差异。同样一句话,有人能够听出其言外之意,有人则只能理解表面含义。对于心理差异,我们可以通过有意识地培养和训练加以提高。

(2)走神　在别人讲话时,我们有时会抛开对方的思路,或者在想其他的事情,或者即使什么也没想,但什么也没听。走神的原因主要有以下几点。

①听的速度快于说的速度。一般人说话的速度大约在每分钟140个词,而听话的人却可以在每分钟之内处理近500个词,加之人们在讲话中因个人习惯的不同而或多或少地附带了重复、停顿、口头语、拉长音等无实质意义的内容,这些无关紧要的信息增加了我们接受信息的时间,使我们本来就很快的理解能力难以忍受冗长和拖沓,使我们不再倾听,索性休息一下,或者琢磨一些其他事情。可能这是一种客观存在的现象,但在我们走神的时候,一些重要的信息很有可能被漏掉。

②心里有事。当我们心里有事,或者对方的谈话内容触动了我们的内心时,我们也会离开说者的思绪而去思考自己的事情。这时,我们应及时提醒自己把自己的事情暂时放下。若通过这样的提醒,我们仍然不能集中注意力的话,那么在可行的情况下只有改日再行交谈。否则不仅难以达到有效的沟通,还会影响他人对我们的印象。

③不喜欢对方或者对谈话内容不感兴趣。听者的主观好恶对倾听的影响非常大,听者不仅可能拒绝信息的接收,还可能在行为上有所反应,使对方难以继续说下去。若是在一般场合,我们可以表达真实感受。如果在特别需要倾听的情境下,就必须考虑到交流的目的,对自己的情绪加以控制。还应注意的是,不喜欢说者本身,并不意味着他所说的内容无意义,也不意味着别人错误而我们正确。真正有效的沟通要求同存异。因此,提高倾听技巧的过程,也是我们学会接纳他人的过程。

④被动倾听。在与人交谈的过程中,我们不是集中精力听别人讲话,而是因为别人在说而不得不听时,这个过程就是一个被动倾听的过程。我们只是动用了听觉,常常用一只耳朵去听,结果就只听到了自己想听或者能够引起自己注意的内容,也可能产生对于信息的误解或者遗漏。在被动倾听时,我们一般只能理解说者字面的意思,而较难把握他的言外之意。实际上说者的真实意图并非都在其语言之中,不同的说话方式包含着不同的信息。例如,"你最近没有鼓励我"这句话,重音若放在"你"上,表示说者常听到别人的鼓励,唯独没有听到"你"的鼓励;如重音放在"最近"上,则表达"你"过去经常鼓励说者,只是最近少了。我们只有主动积极地倾听,才能听出其准确的含义。如果说者的目的是为了寻求帮助,那么在他的话语中可能带来两种信息:说出来的和没有说出来的。这就要求我们用整个身心去倾听,才能发现其真实意图并给予可能的帮助,我们需要特别注意对方的遣词用字、节奏速度、音量语调及表情姿态等非语言信息的暗示。

⑤期望听到生动有趣的内容。在我们内心深处,潜藏着某种娱乐需求,希望别人讲话的

内容能够让我们感兴趣,甚至令我们入迷。但是我们周围表达能力生动形象的人并不多,何况有些谈话内容本身就不具备趣味性。因此,我们对平铺直叙的陈述不感兴趣,会回避那些难度较大、需要我们投入相当心智的话题。更糟糕的是,我们往往会先入为主,在事先就断定将要听到的内容没有意思,结果就可能真的感到索然无味。对于身边爱唠叨的人,我们惯用的方式就是逃避。至于说者所表达的内容究竟是无谓的唠叨,还是重要的信息,我们已经全然不予理会了。

我们必须学会与不同表达能力的人打交道。在工作和生活中,我们不可能都能选择交往对象,不能因为他们唠叨或者所说的事情乏味就拒绝倾听。事实上,当我们克服了自身的不良习惯后,会获得更多难得的收益。真正善于倾听的人几乎可以从所有的沟通中找到乐趣,领悟到那些倾听能力较差的人所听不到的有价值的信息。

⑥急于表达自己。在别人讲话时,我们会批评对方或者比较对方的观点与自己观点的异同。因此,只要发觉说者的想法与我们的不同,或者对方略有停顿,我们就会急着抢过发言权,开始畅所欲言。当我们内心的表达欲望异常强烈、不吐不快时,即使没有机会,我们甚至也会毫不犹豫地打断对方,过一把说话的瘾。

与人交流时,急于表达自己难以达到倾听的目的。如果为了平息对方的怒气而去听取意见时,如果我们不是让对方把话说完,而是只顾自说自唱,甚至与说者进行争论,结果不仅不能安抚对方,反而会使对方更加不满,甚至使冲突进一步升级;如果是为了建立良好关系而去倾听时,我们急于表白也会影响别人对我们的看法,因为别人会感觉我们对其不够尊重和缺乏诚意,降低别人对我们的尊重与好感。无论出于何种倾听目的,我们都必须抑制自己的表达欲望,才能达到有效的沟通。

3. 说话者引起的障碍　说话者引起的障碍主要包括语言因素引起的障碍和身体语言障碍两种。

(1)语言因素引起的障碍　①语言层次:语言是说话者表达观点和想法所使用的基本工具。使用不同的语言工具以及不同的语言背景和习惯,都会影响倾听的效果。②声音层次:这是人们利用听觉器官接收说话者信号的层次,不同的音量、音调、语调等传递着不同的内容。③语法层次:不同的语言表达方式、表达习惯会使同样的语言产生不同的表达效果,甚至意思完全相反。④语意层次:语意表达不明会给倾听带来障碍。

(2)身体语言障碍　身体语言是沟通的重要组成部分。恰当的身体语言有助于倾听者的理解,而身体语言运用不当则会给倾听带来障碍甚至误解。如有人说话不喜欢与人有目光接触,但缺乏目光接触将不可避免地减少听话者对说话者的注意力和兴趣。

另外,口头语言与身体语言不相符,也能给倾听者造成障碍。比如,当你说"3"时,却伸出了5个手指,如果听者注意到你的动作,必然会产生迷惑。

(五)有效倾听的策略

了解他人内心世界的第一步就是认真倾听。在陈述自己的主张之前,先让对方畅所欲言并认真聆听是解决问题的捷径。在倾听时注意一些策略,可有效培养和提高倾听的能力。

1. 主动参与

(1)营造舒适的氛围　安静的环境、轻松愉快的氛围,有利于谈话双方把内心真实想法表达出来。因此,要尽可能消除噪音,减少闲杂人等进出等外界干扰,必要时关掉手机,保证让讲话者畅所欲言。有必要创造一个良好的倾听环境,包括适宜的时间、适当的地点、平等的气氛及尽量排除所有分心的事情。

（2）鼓励对方先开口　倾听别人说话是一种礼貌，表示愿意客观地考虑别人的看法，是对说话者的一种尊重，有助于建立融洽的关系，彼此接纳。倾听可以培养开放的气氛，有助于彼此交换意见。同时，直接了解对方的意见和观点，有利于掌握双方意见相近之处，最终达成一致。

（3）准备倾听　倾听者通常在聆听之前给讲话者发出一个信号，如一个眼神上的交流，告诉对方，您可以讲了。

（4）目的明确　积极寻找他人所传递信息中的价值和意义。

（5）及时用口头语言反馈　给信息发出者适时适度的反馈。如轻声应答"嗯"、"哦"、"是"、"知道了"，以表示自己正在注意听。

（6）耐心倾听　不要随意插嘴或打断对方的话题，一定要等信息发出者把话讲完以后再说；倾听时不要急于作出判断，在谈话刚开始时不要做结论。

（7）综合信息　根据信息的全部内容寻找信息发出者的主题，注意其非语言行为，了解其真实想法。

2. 运用肢体语言

（1）表情专注　倾听时要显现出谦逊平和的神情，表情不要过于丰富，在恰当的时候可自然微笑，以缓和紧张情绪，使对方毫无障碍地表达。

（2）保持目光接触　与信息发出者保持良好的目光接触，谈话中用30％～60％的时间注视对方的面部，表示在认真倾听。否则，对方会认为我们对其谈话不感兴趣而使谈话积极性受到打击。

（3）姿态投入　以投入的姿态面对信息发出者，倾听时，应面向对方，保持合适的距离和体姿。身体稍微向信息发出者方向前倾。

（4）及时用动作和表情给予呼应　有效的倾听者不仅会对听到的信息表现出兴趣，而且能够利用各种对方能理解的动作与表情及时给予呼应和反馈，如可以用赞许性的点头、恰当的面部表情与积极的目光接触相配合，向讲话人表明你在认真倾听；也可以利用皱眉、迷惑不解等表情，给讲话人准确的反馈信息以利于其及时调整。不要有分散注意力的动作，如看表、看窗外等。手势不要太多，动作不要太大，避免对方产生厌烦心理。

3. 核实信息　在倾听过程中，为了验证自己对内容的理解是否准确所采用的沟通方法，称为核实。倾听者通过复述、改述、澄清、归纳总结等方式验证核实自己与对方想要表达的内容是否一致，以确定信息的准确性。

（1）复述　是指将对方的话重复一遍，以证实自己的理解是否准确，但不能加任何判断。例如，患者说："我近两三个月，经常有牙龈出血。"护士复述道："您刚才说您近两三个月以来，经常有牙龈出血，是吗？"又如，护士长通知护士小王开会，护士长说："小王，今天下午1点在护士办公室开会。"小王说："哦，今天下午1点在护士办公室开会，对吗？"

（2）改述　即用自己的语言将对方的话重新叙述，但要保持原意，重点突出，或将言外之意讲出来。例如，患者说："小张，我这周换了一种降压药，偶尔觉得头晕目眩。"护士小张答道："您是说您在服用新降压药后，感到有头晕的副作用，是吗？"

（3）澄清　是将对方一些含糊不清、模棱两可或不完整的叙述整理后，表述出来，以求得到更真实、准确的信息。常见的表达方式如下："您刚才的话，是这个意思吗？……"；"您刚才的话，可以这样理解吗？……"例如：护士对刚入院患者在询问既往史，患者说"我患糖尿病3年多了，哦，不对，我想想，好像有4或5年了。"护士回答："您刚才说您患糖尿病已经5年了，对吗?"患者认真想了一下,说:"对,是5年。"

(4) 归纳总结　即边倾听、边回顾,整理谈话重点,用简明扼要的语言将对方的主要意思概括出来,以进行核对的方法。例如:某护士在观察脑血栓患者的疗效,患者说:"我现在觉得右半身活动还是不听使唤,喝水、吃饭也经常呛着……",护士说:"您刚才谈到了很多方面,主要是说,目前的治疗还没有取得明显效果,是吗?"

4. 回应　回应是指交谈过程中信息接收者对信息发出者谈话内容的反应。在交谈中,如果信息接收者只是被动地听,可能会让他人认为你对对方的谈话内容不感兴趣,对彼此的交流不够积极。

(1) 正确的回应方式　为了有利于继续交谈应对信息发出者给予积极的回应,如"哦,是这样,我明白了!"、"知道了,您接着往下说"。同时,通过点头、目光接触等形式鼓励对方继续谈话。还可以对谈话者的正确、精彩言论给予肯定和赞美。如:"嗯,您刚才那句话'……'说得太有道理了!"或鼓励的态度"你的意见很有见地,说明你能认真思考、思路开阔,以后还得多提宝贵意见啊!"

(2) 错误的回应方式　如果倾听后用带有批评或藐视的语气回应,容易打击对方继续谈话的积极性。如"你的想法太异想天开了",或无礼打断对方,"不用说了,我都知道"。另外,过于肯定、不留余地,过于直率等不恰当的回应,也会导致沟通的中断和失败。

第四节　日常沟通技巧

一、会听话

莎士比亚曾说:"最完美的说话艺术不仅是一味的说,还要善于聆听他人的内在声音。"听话不仅仅是要用耳朵,更重要的是全身心去听,它与一个人的态度、理解、记忆、情感都有一定的联系。聆听是一种行动,一种艺术,一种心智,它使我们了解他人和事情真相,不需要出声即可达到沟通目的。如果把听话、说话、读书、写字按百分比计算,听话所占的比例是53%。因此,我们在人际交往时首先要"会听话"。

(一) "会听"的意义

交谈方法和语言表达是紧紧联系在一起的,注意听别人的谈话是建立良好人际关系的秘诀。人们的交谈是按一定的顺序进行的,不是想说什么就说什么,想什么时候说就什么时候说的。交谈时,说者和听者双方互相配合才能使谈话顺利地进行下去。有些人光是说有关自己的话题,不能好好地听别人谈话,不仅如此,而且总是打断别人的谈话。这样的谈话是"我……我……"的类型,这样的人谈起话来总是围绕着自己的生活,刚开始其他人也许还会有兴趣听,时间久了便失去了兴趣并开始反感你那些喋喋不休的"我"了,甚至会躲着你,而最终你也会从社交圈中遭到排挤。与这种类型相反,有的人能认真聆听别人的谈话,经常用这样的一些话来附和,例如:"噢,是那样啊!""那可是个有趣的话题",并适时提出一些相关的问题,这是交谈所必备的。和这样的人交谈自然会热情高涨,交谈结束之后会有一种爽快的心情,因为他能认真地听你说你想要说的话题。听别人的谈话能丰富自己。"会听"的人周围聚集着很多谈话者。"他能够好好地听我说话"、"他能认真地听我讲话",获得了这样评价的人必定能获得好的人际关系。得人心者得天下,会做人才能会做事。而且,周围聚集着很多人,当然就会收集到很多信息。不仅如此,听别人的谈话可以获取别人的经验来丰富自己的生活经验。灵活运用别人的生活经验,可以使自己少走弯路,减少失败,顺利地工作和生活。从这种意义上而言,"会听"不仅是护理人员应该具备的条件,而且是人生的一笔巨大财富。

事实证明,做个好听众,注意聆听,掌握聆听的技巧,有时听比说更为重要。一是让对方感觉你值得信任,二是你会了解更多的细节,三是把握交往的主动权。在日常人际交往和医疗工作中也是一样,睿智的交流不是消极地、被动地听,而是会利用这种聆听,达到与人沟通的互动目的,运用聆听获取更多、更准确的信息。

心理学研究表明,人在内心深处,都有一种渴望得到别人尊重的愿望。聆听是一种技巧,是一种修养,甚至是一门艺术。学会聆听应该成为每个渴望成功者的一种责任,一种追求,一种职业自觉,聆听也是优秀医护人员必不可缺的素质之一。所以了解别人内心世界的第一步就是认真地聆听,只有了解了对方的需要,满足对方倾诉的渴望,才能让对方袒露心迹,才能在陈述自己的主张说服对方之前把握主动,所以让对方畅所欲言并认真聆听是建立良好人际关系的基础。

(二)听话的技巧

听话是指沟通者全神贯注地接收和感受对方在沟通中所发出的信息,对信息全面理解并做出积极反应的过程。会听话是高效沟通的基础,善于沟通的人首先必是个会听话的人。《语言的突破》一书的作者戴尔·卡耐基曾经说过:"当对方尚未言尽时,你说什么都无济于事。"这句话告诉我们,无论是想和他人进行良好的沟通,还是想有力地说服他人,首先我们要学会积极地听别人的话语。当护士全神贯注地聆听患者诉说时,实质上向患者传递了这样一个信息:我非常重视你的谈话,你就畅所欲言地把心里话都说出来吧。在聆听中要不断地回报以语言反应,如"是吗……嗯……哦……我知道了",或者"今天听了你的情况,我对你的病情有了初步的了解,有不清楚的地方我们下次再交谈。你不要着急,我们一定尽最大的努力帮助你恢复健康"。那么,怎样才能成为一名"会听话"的人呢?护理人员需要掌握一些特殊的聆听技巧。

1. 把话听到最后 "会听"的具体表现是什么呢?最重要的一点就是把对方的话听到最后。谈话的内容多种多样,有和家人、朋友的日常会话,有和领导、前辈的工作交流,其中包括他们给予你的工作指示和建议,有患者的要求等,把这些综合起来概括为一个字,就是"话"。有些人说话的特点是把话的主题在句末进行肯定或否定,因此若不把话听到最后就不能知道说话者的真正意思。说话的方法因人而异,有的人说话先说结论,之后再叙述得出这个结论的理由,所以,不能一听到结论就打断对方的话说:"我知道了,那么……"因为即使对方的结论和自己的判断相同,事情的经过也可能不同。另外,有些人说话按照理由、结论这样的说话方式进行。如果你一心想快点听到结论而无心听理由的话就不好了。因为有时虽然对方下的结论与你的想法一致,但寻找结论的过程却不尽相同。而若过程不同,一旦其他条件发生改变,结论也会随之变化。因此,不管说话者是先给结论后述理由,还是先述理由后给结论,都要把话听到最后,而且不管是话的开头、中间还是结尾,全部都要认认真真地聆听。不能自己随意推断,当别人说话时,不要只听到一半就装出自己明白的样子。

2. 要表现出认真聆听的态度 当别人说话时要一边听一边点头或随声附和几句,要让对方看到你认真地听他说话,这是"会听"的一个秘诀。每个说话的人都是一边看着听者的表情,一边适时地改变话题或提高声音,想让听者理解自己的主张和看法。因此,如果表现出认真听的态度和言行,说话的人会有一种安心的感觉。至于随声附和,如"嗯!""是啊!""原来是这样啊!""是吗?"等用法,则要根据情况区分使用。

3. 听话时表情明快 当领导委派你做一件你从来没做过的事情时,由于没有经验,你会感到不安,脸上容易表现出为难的神情;另外,在快下班时,领导临时交给你一个工作,这是件很让人讨厌的事,这时你也很容易表现出讨厌的神态,只是"嗯,嗯"的含糊答应。要知道,当领导吩咐工作时他也同样感到不安,同样觉得不好意思,但又不得不把工作交给你。而这时你也是必须去执行的,所以与其沉着脸说"做不了"或"不行",还不如痛快地说"知道了"、"明白了"。碰到这种情况时,用明快的表情听和爽快的语言回答是非常重要的。

4. 保持合适的姿势 在听别人说话时,要尽量使自己眼睛的位置和对方眼睛的位置保持协调。特别是在听领导吩咐命令的场合,若领导站着对你说话,则你也要站起来听话;如果领导是坐着讲话时,你也坐下来听比较好。

5. 适当地做记录 接电话的时候,必须事先在电话旁放一本笔记本备用,因为在电话内容特别多或情况比较复杂的时候,如果只是听,绝对无法详详细细地全部记住,特别是在电话内容里出现数字时,更要记录下来。把事情记录下来就可以避免反反复复地问,也为自己做下一步工作做好了准备。另外,自己记的笔记,在自己成为前辈要教晚辈工作时也大有用处。做笔记时,要在简明、迅速上下工夫,要灵活运用各种记录符号。记录工作步骤或程序的笔记,因为不是写给别人看的,所以没有必要工工整整、一字不差地记录。总之,只要根据具体的情况适当做好记录就可以了。

6. 不要马上反驳 即使自己有错,受到领导和前辈的叱责也会不高兴,何况自己没有错而无缘无故地受到领导和前辈的批评呢? 可是,如果能这样想:"这些批评是为了自己好",就能一声不响地忍受批评、接受批评。如果马上反驳说:"说够了吧!""可以了吧!"相互之间很可能产生隔阂。特别是在领导或前辈情绪比较激动时,自己绝不能也显得太冲动。有必要做一下深呼吸,使自己冷静下来。批评的一方(领导或前辈)应该也预想到你会反驳,从而有了如何对付你的反驳的心理准备。妥当的做法是:首先,要耐心听完领导和前辈的批评或牢骚,之后再把自己应该说的话说出来。如果你立即反驳,领导和前辈很可能会更加变本加厉地批评你。因此,耐心地听完批评结果会好一些。其次,反驳的时候如果能把自己是怎么想的、怎么做的,是如何竭尽全力的情况说出来,领导和前辈会对这些情况做出客观的分析和评价,冷静地与你交谈。因为每个人都有强烈的自尊心,所以能虚心地接受批评是很难做到的。

7. 适时保持沉默 沉默是指沟通时聆听者对讲话者在一定时间内不做语言回应的一种沟通技巧。表面上看沉默没有声音,但实际上是声音的延续与升华,是一种超越语言的沟通方式。人们常说"沉默是金"。

(1) 沉默的意义 从表面上看沉默是声音的空白,但实际上是内容的延伸与升华。沉默既可以是无言的赞美,也可以是无声的抗议;既可以是欣然默认,也可以是保留己见;既可以是威严的震慑,也可以是心虚的流露;既可以是毫无主见,附和众意的表示,也可以是决心已定,不达目的决不罢休的标志。当然,在一定的语境中,沉默的语义是明确的。

在护患沟通过程中,护理人员适当的沉默可以表达深切的尊重和同感,也可以给护患双方创造思考和梳理、调整思绪的机会。当护士以温暖、平和的神态沉默时,对患者来讲是一种无声的安慰,会令患者感到亲切、善解人意,起到无声胜有声的作用。

(2) 沉默的作用 在护患沟通过程中,选择适当时机使用沉默的技巧,常可以起到如下作用:①缓解患者过激的情绪与行为。②患者觉得你在认真专注地听他述说,有一种满足感。③遇到棘手的问题时,通过片刻沉默,护理人员可以整理思绪,为解答患者提出的问题以及该如何进行交谈做好准备。④患者在沉默中也可以考虑自己的问题以及需要进一步咨询的问题。

当患者因情绪受到打击而哭泣时,护士保持沉默是很重要的。如果护士过早地打破沉默气氛,可能会影响患者内心强烈情绪的表达,使得他们可能压抑自己的情感,而以不健康的方式将其宣泄出来。

许多护士在患者沉默时可能感到不自在,但作为帮助者的护士,又必须学会使用沉默的技巧,能适应沉默的气氛。不要以为在所有的时间里都必须说话。此外,护士也可以允许患者保持沉默,护士可以对患者说:"您不想说话,您可以不说。您如果不介意,我愿意在这里陪您待一会。"

(3)沉默的注意事项 护理人员在运用沉默技巧时,应注意以下几点。①鉴别沉默的性质:不要怕沟通过程中出现沉默,当患者出现沉默时,要学会鉴别患者思考性的沉默与对抗性的沉默,以便采取不同的应对策略。②掌握沉默的时机:恰当地运用沉默,尤其是患者在情绪激动时,会让患者感觉到护士是在认真地听,在体会他的心情,与其"心有戚戚"。③配合非语言沟通:沉默的同时可以用眼神、点头等动作鼓励患者整理思绪,选择措辞,继续倾诉。④把握沉默的时间:不合时宜的冗长沉默可称之为"沉闷",会令人尴尬、茫然不知所措,患者可能会有一种不被尊重的屈辱感,这样会极大地破坏护患关系;过短的沉默则可能打乱患者的思考,阻碍有效沟通。护理人员要善于把握沉默的时间,在适当的时候需要打破沉默。让患者感觉到你在认真体会他的心情而不是走神想其他的事情。

(4)如何打破沉默 护理工作中,护理人员要学会主动打破沉默。例如:"如果此时您不愿意回答这个问题就不勉强了。假如您需要我帮助,请一定告诉我好吗?""怎么不说话了,能详细说说您对这些问题的看法吗?"发现患者欲言又止时,护理人员应灵活应变:"接着说,您说得很好,还有什么不清楚的也说出来吧。"

做到"会听",首先要深刻认识到"听"在与朋友或其他人交谈时的重要作用。如果能深刻认识到"听"在交谈中的重要作用,你在与别人交谈时就能适时地随声附和几句以表示赞同或认可。说话时总是以"我"为主语的人很难成为"会听"的人。与别人谈话时要表现出愿意与他交谈的态度和诚意。与别人交谈时能做到"会听",谈话的双方之间就不会产生摩擦。

二、会说话

(一)态度要真诚

根据说话态度之不同,语言既可以成为建立和谐人际关系的最强有力的工具,也可以成为刺伤别人的利刃。语言可以表现出一个人的人格。即使是说话比较笨拙的人,只要发自内心关怀对方,其心情就能在话语间充分流露出来。相反地,如果没有发自内心关怀的心情,即使用再多华丽的语言,也会被对方看穿,所以满怀真诚是最重要的。

(二)语气要合适

在护理活动中,应根据不同环境、场合、对象用正确的语气,以求准确地传情达意。

1. 耐心陈述的语气 含有不同语气的句式能够微妙地反映出说话者各种复杂的思想感情和各种特殊的心理情绪。陈述的语气似平淡无奇,但也可将思想感情、观点、方法融于其中,使护理人员在耐心的陈述过程中,患者能够接受,不要用不耐烦的语气。

2. 委婉得体的语气 培根说:"交谈的含蓄和得体比口若悬河更可贵。"语气是否委婉得体,直接影响护理信息的传递和接收。高腔、大气会使人不适;拉长脸会使人感到难以接近;装腔作势则使人感到虚伪和倒胃口;过于"礼貌"也会让人感到生疏;过于随便和套近乎则让人感到不严肃,引不起思想上的重视;命令式口吻则易使人产生抵触和不满。应该根据不同的实际情景具体对待,做到恰当、得体、委婉、尊重他人。例如在给患者静脉穿刺时,如果第一次没有穿刺成功,应该向患者说声"对不起",这样不但能求得患者的谅解,还能取得患者更好的配合。再如表示反对或不同意患者或者家属对自己的约会或邀请时,可以这样说:"非常抱歉,我最近工作很忙,没有时间赴约。"如果对方还要安排今后的某个时间,你还可以说:"谢谢您的盛情,不过我实在是脱不开身,请您原谅。"这样就避免了直接回绝让人感到尴尬难堪,甚至下不了台。

3. 轻松诙谐的语气　患者来到医院,普遍焦虑,甚至精神非常紧张,如果护理人员说话的语气过于严肃,在某种情况下对患者的精神是更大的刺激,甚至可能造成医源性的精神伤害。如果在与患者接触与交流中,采用轻松和诙谐的语气,可以使严肃的主题在轻松活泼的语气中表达出来,创造有利的治疗环境。比之刻板、乏味的说教口吻,效果不知要好多少倍。

4. 特定环境的语气　语气要真诚、耐心、委婉、得体、文雅、礼貌,这是护士工作中的语言美。但在某些特殊场合,则需要气魄、果断、有勇气。如果说前者是一种阴柔之美,那么这后者便是一种阳刚之美了。比如护士长在指挥护理抢救急诊患者时,就不能柔声细语用商量的口气,往往也不能再解释一番,而应雷厉风行,用干脆、利落、迅速、准确的语言,坚定的语气。再如,在护理病案讨论会上,语言也必须是严肃认真的,不能像拉家常,随随便便,更不能婆婆妈妈,不论主题。

（三）选择话题

话题的选择对交谈起着决定性作用,与人交谈首先要明确话题,最好选择满足对方内心需要的话题。如高血压患者关心如何使血压控制在正常范围,所以话题应为通过生活方式的改变可以有效控制血压。这样的话题,抓住了患者的需求,是有效的护患对话。

（四）会赞美

当发现对方的长处或有值得表扬的地方时,要对这些长处立即给予赞美。

1. 赞美的误区

（1）赞美会使人产生阿谀奉承之感　在现实的工作和生活实践中,有很多人善于发现别人的优点,只是有些人不愿意表达出来,他们担心对方误解自己的诚意,以为自己是出于有求于对方的目的。在我们的工作中,有很多人倾诉了这样苦恼:无论他怎样强调自己是"真的",对方仍把他的赞美当做开玩笑。

人们为什么会对你的赞美产生疑问。问题应该主要出在赞美者自身,有可能是说出来的赞语本身词不达意,使对方感到不舒服。要解决这个问题,唯一的方法就是掌握赞美的艺术。

赞美与阿谀奉承的区别是什么？目的不同:后者往往是为了说者自己的个人私利,前者则具有为听者、为他人的目的。对象不同:后者主要是针对与说者利益有影响、有用处的权力人物,前者则可能遍及说者身边的所有人。来源不同:后者主要是来自说者的嘴巴,与其内心看法往往是背道而驰的,前者则发自说者的内心,是表里一致的。程度不同:后者常具不实夸大之辞,前者则是实事求是的。

总之,二者的区别显而易见,无论是接受者本人,还是周围的人群,都不难辨别这两种性质不同的表达。因此,我们大可不必为自己真诚的赞语感到担忧。

（2）虚情假意　每个人都渴望被赏识和认可，而且会不惜一切得到它。但是，没有人会喜欢缺乏诚意、随意敷衍的赞美。只有发自内心的、真诚质朴的赞美才会引起患者的共鸣，达到预期的效果。任何言不由衷、矫揉造作、虚情假意的赞美不仅不能产生效果，反而会影响患者对护士的信任，产生厌烦情绪。

（3）赞美他人会降低自己　有些观察力敏锐的人不仅能快速地扫描到别人的毛病，也能够迅捷地寻找到他人的优点，他们并不担心他人会误解自己为恭维、奉承，因为他们有足够的能力驾驭自己遣词造句的语言能力，但是他们仍然不愿意用表达赞美的语言。在这种吝啬的背后，是某种自尊的驱使：不愿当面承认他人比自己强，似乎赞美了别人的长处，自己就比别人矮了半头。

通常这些"吝啬"赞美的人是人群中比较优秀的一族，说他们潜意识中有某种妒意他们是不愿意承认的，但是他们自尊心太强，却是不争的事实。他们担心在肯定别人优点的同时，显得自己羡慕他人或者自感缺憾，从而使自己在人前没有面子，丧失自己原有的优越感。

（4）空洞的赞美　赞美是一种艺术，成功的赞美过程是一种智力、魅力、活力、感召力和亲和力的综合展示过程，而不是空洞的说教。因此，赞美患者时，应善于抓住机会，找准切入点，因时、因地、因人、因事而选择恰当的赞美方式，真正将赞美的功效发挥到极致。如一个人春风得意时，你可以赞美他的能力；屡遭挫折时，则要赞美他的毅力；性格内向的人，尽量单独谈心；性格开朗、善于言辞的人，则可灵活、幽默地当众赞美。

（5）夸大其词的赞美　护理工作中，提倡多赞美，少批评，但赞美要适度，分寸适宜。过多的赞美会让患者产生厌烦情绪而失去赞美的功效；如果赞美过滥，夸大其词，又容易让患者沾沾自喜，忽视自己的病情，不注意休息，最终导致病情加重。

2. 赞美的意义　当我们了解到赞美对他人、对自己以及对人与人之间的和谐具有多么重大的作用时，我们会由衷地产生一种强烈的欲望：把赞美作为一种生活方式，培养一种全新的视角和交往习惯。

（1）满足内心需求　心理学家马斯洛的需要理论指出：人的需要是无止境的，从生理最基本的需要到个人价值的实现是一个不断升华的过程。现代人比传统人更注重自我意识和自我实现，因而对于荣誉和成就感的需要也超过了任何时代。一个人取得的成绩、进步，总希望得到社会的认可，在心理上得到满足，赞美就是一种最直接、最有效的肯定方式。

（2）激励作用　著名的心理学家杰茜·雷耳说："赞美对于温暖人类的灵魂而言，就好像阳光一样，没有它，我们就无法成长、开花。"恰当的赞美能激发人的上进心，增强人的自信心与成就感；它是促使人向上的催化剂，也是挖掘人内在潜力的最佳良方。因为，当一个人受到赞美时，他就会强化自己这方面的美德，更加努力地去做。如赞美患者坚强，他就会更加坚强；赞美患者善解人意，他就会更加努力地配合你；赞美患者乐观，他就会更加开朗。如幼儿时期，孩子有礼貌地称呼长辈得到大人们的称赞，孩子会更热衷于礼貌待人。这是因为他想听到下次因为他礼貌待人而受到大人的表扬。

（3）协调关系　赞美在改善人际关系，缓解紧张与对峙状态方面具有神奇的效果。廉颇与蔺相如的故事就是一个典型的例子。同时，赞美可以缩短人际间的距离，使彼此之间更加亲近。比如你对护士长说："我最佩服您遇事冷静、处事果断的工作作风了，要是我能像您一样就好了。"这句话饱含着你对护士长的认同、欣赏和尊重，从而大大缩短了你与护士长之间的人际距离，使你和护士长的关系更加亲密。同时，巧妙地应用赞美，也可以消除人与人之间的隔阂与摩擦。

（4）自我完善　赞美他人不仅可以激发他人奋发向上，也能够促进自身进一步完善。当我们不善于发现别人的长处或者不善于恰到好处地给予别人赞语时，我们常常是封闭且自满的。当我们需要提高自己的赞美意识和技巧时，我们就必须打开自己的心灵，用心观察、主动寻找他人身上的优点和长处。当我们说出别人的闪光点时，这种积极影响也会使我们自己更加充实与圆满。

（5）培养乐观　赞美他人要善于发现别人的优点，发现人世间一切美好的东西，并以乐观、欣赏的态度面对人生，对生活充满信心。一个经常赞美他人的人，一定是一个尊重他人、胸襟开阔、快乐自信之人。一个兼容并蓄、乐观向上的人总是能够从平凡的生活中找到美好与快乐。

3. 赞美的方法

（1）直接赞美法　就是以明确、具体的语言，直截了当地赞美对方的行为、能力、外表等。这种方法简单明了，易于理解和传达，只要赞美真诚、客观，效果往往不错。运用直接赞美法，应首先学会发现别人的优点，其实每个人都认为自己在某些方面比别人优秀，都期待别人的赞美而获得心灵的愉悦与满足。在护理工作中，护士要通过细心的观察，注意发现患者的优点，并及时给予赞美，这样不仅可以鼓励患者，还可以促进护患关系的融洽。如你可以这样对患者说："你恢复得真快，这与你坚持功能锻炼是密不可分的！""大娘您真有福气，子女对您真孝顺！""您的人缘真好，每天都有这么多人来看您！"

直接赞美时应注意：①要赞对方可赞之处，这样的赞美才真实，才会被患者接受，也才会加深护患之间的感情。②适度地赞美：赞美过多过滥，会有恭维之嫌。③赞美要深入，护理人员要善于发现和挖掘患者不明显的优点。爱因斯坦这样说过，别人赞美他思维能力强，有创新精神，他一点都不激动，因为这类话已听腻了，但如果谁赞美他小提琴拉得真棒，他一定会兴高采烈。

（2）间接赞美法　间接赞美绝不仅仅只是一种过渡手段，在有些场合，间接赞美能够收到更为独特的效果。间接赞美的方法又可以分为赞美相关的人和事与背后赞美两种。

第一种：赞美与他人有关联的人或事。有关专家提出了这种方法的要旨在于：你所要赞美的某人，他所引以为骄傲的品行，被他人当着面引申到其他与其有牵连的人身上进行颂扬，使他听起来就如同颂扬他的品行一样悦耳动听，而又没有露骨的肉麻、阿谀之嫌。

案　例

某医科大学的李老师应邀到某医院授课，该院院长亲自迎接。院长是一位年过半百的女同志，穿着又很朴素，李老师难以立刻找到合适的赞语。但她迅速地发现该医院的环境格外整洁，于是便说："这是我所见到过的最干净的医院，几乎所有地方都透着亮光，真是难得！"院长也很自豪："这些大部分都是我们的职工自己做的。"

通过上述事例，我们可以看到，在某些特定场合，对某些特定的人，或者是当你感到对方比较难于把握时，间接赞美的效果会更好一些。

第二种：在他人背后进行赞美。与当面赞美相比，我们可能更喜欢听到别人在背后对自己的好评。这是因为有不少人养成了当面奉承、背后诋毁的习惯。即便不是此类人等的曲意逢迎，也可能因为赞美者水平的限制而让人感到有些夸张的成分。现在如果从第三人口中得知某人对你的赞赏，你一定会感到某人是发自内心的真诚。

案 例

心直口快的小徐在无意中当众说出了同学小刘的个人秘密,小刘很不高兴,两人不再说话。后来小徐对同学小王说:"小刘非常聪明,在学习上又有独到的方法,复习所用的时间并不比我们多,但是考试成绩门门都那么出色,真让我羡慕!"当小刘听到这些话之后,内心的积怨即刻烟消云散,很快两人就恢复了交往。

通过上述事例,我们可以发现,这种背后赞美的方法在化解人际矛盾方面具有独特的功效。除此之外,我们还可以在其他场合使用,例如某人对自己缺乏信心,当你对其他人说某人其实很有能力时,亦会起到激励某人的作用。

4. 赞美的技巧

(1)因人而异 人的素质有高低之分,年龄有长幼之别。有特点的赞美比一般化的赞美能收到更好的效果。如同老年患者交谈时,可多称赞他引为自豪的过去来提高他面对病魔的勇气;对年轻患者不妨语气稍为夸张地赞美他的创造才能和开拓精神来树立他战胜疾病的信心等。当然这一切要依据事实,切不可虚夸。

(2)赞美具体化 通常人们都比较容易做到笼统地赞美,但是,在许多情况下,尤其是初次与人交往时,这类空泛、一般、几乎对所有人都可以使用的赞美就难免让人感到恭维和客套了。

(3)情真意切 虽然人们都喜欢听赞美的话,但能引起对方好感的只能是那些基于事实、发自内心的赞美。若无根无据、虚情假意地赞美对方,会招致他人反感。真诚的赞美才会使被赞美者产生心理上的愉悦。

(4)在事后给予肯定 与当时的夸赞相比,人们更看重事后的回顾性赞许。亨利·泰勒在他 19 世纪写的《政治家》中的一段话很值得我们回味:一个人讲演完毕刚一坐下你就喝彩,他认为你是出自一般的礼貌。但是一段时间后,也许他认为你把他的讲演已经丢在脑后了,这时你再对他表示,你把他讲演中的教益仍然铭刻在心,这样他对你的赞许将更加看重。

(5)雪中送炭 最需要赞美的不是那些早已功成名就的人,而是那些因长期患病而产生自卑感或身处逆境的人。他们平时很难听到一声赞美的话语,一旦被人当众真诚地赞美,便有可能振作精神。因此,最有实效的赞美不是"锦上添花",而是"雪中送炭"。此外,恰到好处的体态语言的应用,如给患者投以赞许的目光、做一个夸奖的手势、送一个友好的微笑也能收到意想不到的效果。

(五)会批评

1. 选择恰当的时间与场合 我们对他人进行批评劝导时,并非在任何时间、任何场合下都合适。准备批评他人时要看对方是否具备接受批评的心境,选择合适的时机与场合。首先批评要及时,当我们发现他人的问题后,应该选择合适的场合尽早予以指出,否则的话,时过境迁,对方可能对自己做过的事情早已淡忘,给人翻陈年老账的感觉。其次,尽量避免当众批评。当众批评最容易伤害他人的自尊心进而引发争吵。最后,批评时避免掺杂个人感情,自始至终保持冷静态度。当别人做了令我们生气的事情,我们首先要使自己冷静下来,之后再去批评。

2. 从称赞过渡到批评 心理学家的研究发现,人们接受批评的一个重要心理障碍是担心被他人批评后自己会很没面子,而打消这种疑虑的最佳方法就是先赞扬,后批评。被批评者会感觉自己并非被全盘否定,批评者是善意的,自己没有理由不接受。

3. 用暗示含蓄地表达否定的态度 暗示的方法是一种间接指出他人错误的方法。在很多情况下,我们可以用暗示的方法使他人意识到自己的问题并且自行矫正。暗示批评法,既顾全了他人的面子,又启发了他人的自觉,是一种非常有效的方法。

4. 真诚友善 批评别人时,一定要以诚待人,与人为善。常言道:"忠言逆耳,良药苦口。"如果批评者带有个人的偏见或从情感出发,运用挖苦、质问、指责等话语,就会伤害对方,激起对方的反感。因此,批评时一定要真诚地为对方着想,让对方确定,你是真正为他好,而不是故意挑剔他。

5. 把握分寸 批评者应根据不同的对象,采取灵活的批评方式和方法。对于自尊心强、踏实认真的人,批评时点到为止;对于平日大大咧咧、不拘小节的人,批评时应严肃认真,直截了当地指出其所犯错误的严重性。批评时还应就事论事,不要无限扩展,不说过头话,讲究语言艺术。

6. 客观公正 批评者应以事实为基础,弄清真相,分清责任,客观公正地实施批评。不能捕风捉影、道听途说,否则会招致被批评者的怨恨。

三、会阅读

阅读是眼睛和大脑对文字信息的感知过程,是理解书面语言最重要的形式,这是现代人们生活、学习和工作必须具备的基本能力。阅读的主要功能是接收信息和交流信息,这也是人际沟通的重要手段之一。因此,培养和提高阅读能力非常重要,这就要求我们在平时的积累和锻炼中要注意以下几个方面。

(一)勤于阅读

阅读是获取知识技能、提高素质的一种重要手段,也是增强书面语言沟通能力的有效途径。阅读是表述的基础。读书是输入,写作是输出,有输入方有输出,输入的多与少、好与差、粗与细,都直接影响到输出。"劳于读书,逸于作文"是明智的选择。所以一个合格的护士一定要养成阅读的习惯,围绕护理学科博览群书,既要读业务书籍、专业期刊,也应涉猎美学、社会学、心理学等人文学科,不断充实自己的知识结构,学习各类文章的写作方法和技巧,切实提高护理书面语言沟通的能力。

首先,提高阅读的速度。在阅读中,慢读与速读的效益差距很大。前者表现为发音器官的读,即使不出声嘴唇也会翕动,甚至带有指读、来回读;后者是直接感知文字意义的默读(速读)。前者每分钟只能读 400～500 字,后者可达 600～700 字,甚至上千字,速读实在是一种很实用的技能。

其次,理清思路,品味语言。要读懂文章,深入理解文中蕴含的思想内容,就要重视对语言的品味,对文章语意的细心揣摩和辨析。阅读的过程就是在跟作者对话的过程,要仔细探究作者的思路、理清文章的脉络结构,究竟是"总分"还是"分总",是"并列"还是"层递"……在统观全局的基础上,通过作者精心组织的材料,去选择和把握文章的主题精要,体会作者布局谋篇的良苦用心。在阅读中,一定要注意不同文体的各种特点,因为文体不同,其反映客观事物的方法和手法都不相同,文章的思维方式和文章的结构也都不同。如记叙文运用较多的是形象思维,议论文运用较多的是逻辑思维。议论文的结构多为"引论—本论—结论"等。明白了这些道理,掌握了这些方法,就能真正读懂、理解,达到有效沟通的目的。阅读时应注意:

1. 加强语言文字方面的修养 文字符号是了解文字资料所传播的知识和别人的思想。

阅读首先要正确认读和理解文字,要求具有语言文字的辨识能力和养成查阅《新华字典》、《辞海》和医用工具书的习惯,做到正确把握文字的含义。

2. 提高对文字的理解接受能力　正确理解词语含义、各种语言构造和文章的表达方式与技巧,以提高接收信息的准确性。有专家指出,一般人的阅读速度为每分钟 50～200 个词,通过训练可以提高 2～3 倍。所以,在平时可进行大量的阅读训练,学习一些有效方法以增强综合理解能力。

3. 不断纠正阅读错误　避免读错字,形成多读多看、多写多练的习惯,以纠正阅读中容易出现的错误。如病人膏肓(huang)误读为盲(mang),胴(dong)体误读为酮(tong),贲(ben)门误读为喷(pen)等。这就要求护理人员在平时的阅读习惯中要注意一些形近字、多义多音字和专有名词等的正确读音,不断纠正错误。

（二）善于积累

积累应是多方面的,无论是术语词汇还是成语典故,无论是名言警句,还是精辟的观点,或者是典型事例、数据,都可作为积累的对象。"摘录可备忘,广贮能积宝"。积累最好是围绕一个方面或一个问题,坚持不懈地作广泛而连续的资料搜集,持之以恒定能聚沙成塔、集腋成裘,成为某一方面的行家里手。首先,积累要讲究效率,要讲究信息筛选的准确迅速,这就要做到泛读与精读相结合。泛读的要求是"观其大略,择要吸收"。对一般的资料性读物即可如此办理;精读则要求"熟读精思,深刻领会",对于经典著作、教科书,就必须这样做。两者有机结合,适用得当,定能大大提高阅读效率。其次,积累也要讲究方法,读书要眼到、口到、心到、手到。手到就是要作批注,写读书笔记,作卡片、札记。笔记、卡片都是记忆的存储器,是思考的激发器。人们阅读时容易性急,笔记、卡片能迫使你静下心来读精一点;读书时思想闪出火花,笔记能及时记录下来;读书后一时茫然无头绪,笔记能帮助你清理出要点与线索。在积累了丰富的资料后,还应加以分析综合,分类归纳整理,以达到融会贯通、"举一而反三,闻一而知十"的要求,这就能思考联想、激发创见了。

四、会书写

凡是借助书写工具在载体平面将需要表达的内容、思想、意见和方法等记录下来,以发挥信息处理作用的过程,即是现代意义上的书写含义。书写工具不再仅为毛笔、钢笔、圆珠笔、铅笔,也包括电子打字机、文字处理机等。载体也不完全是纸张,传真机、复印机、电子屏幕、电脑投影仪等也包括其中。在平时的工作、学习和生活中,书写是极其平常的事情,所以许多人常常忽视,如书写的字体古怪而字迹潦草似"天书",出现字词错误,语句修饰不当,内容不按格式书写而常信手拈来等。护士在日常工作中离不开书写,经常用到护理文书。

（一）护理文书的特点

1. 紧紧围绕护理专业的需求　护理文书有自己独特的作用、格式及章法,有明确的书写要求和程序,其内容来源于临床护理人员在实践中对患者病情变化的系统观察及护理,要求紧密围绕护理专业的需求进行文字阐述,并符合语文写作规范。

2. 反映医院正规化、规范化的管理水平　护理文书是医院的基础护理工作,是护理管理重要的内容之一。它来源于临床第一手资料,是医疗、护理、教学和科研工作的重要参考资料,是处理医疗纠纷的法律凭据。护理文书的质量高低不仅反映了每个护理工作者基本的写作能力,更反映了医院正规化、规范化的管理水平。

3. 使用范围日益广泛　随着护理学科的不断发展,护理文书的使用范围也日益广泛。由过去的表格填写、转抄医嘱、书写护理记录和交班报告,发展到目前的系统化整体护理病历的书写,而且对写作的要求也在不断提高。因此,每个护理人员应注重写作能力的训练,努力提高自身文化素质修养,以适应护理发展的需要。

（二）护理文书的原则与书写要求

1. 科学性　护理文书应实事求是,不搞主观臆断,不以个人的意向进行取舍。如夜班护理人员未及时为患者监测体温、脉搏、呼吸、血压,而凭空书写是违背科学和缺乏职业道德的行为。除此之外,不能随意使用"大概"、"可能"、"一般"等模棱两可使人费解的词语,慎重使用"很"、"极"等表示程度的副词,同时护理人员在转抄医嘱中要注意药名或剂量的准确性。

2. 实用性　护理文书中的各种文体,如病室交班报告、护理病历、护理科研论文等都有相应明确的读者对象,都是为了解决预防、治疗疾病、护理患者和促进人类健康。目前在临床护理工作的各个环节,几乎都离不开书写。这种本质上的实用性决定了护理文书一定要力求确切、简洁,不追求语言的艺术化,要求用叙述、说明、议论的手法书写。

3. 时效性　与患者生命相关的事,都应分秒不差地记录下来,尽量不追记或补记。抢救危重患者时,对抢救过程中的病情变化,如呼吸、心跳停止的时间,除颤的时间及效果,气管切开的时间及相应抢救措施落实情况等都应作简明扼要的原始记录。特别是抢救过程中的用药,一般多为口头医嘱,护理人员应先作初步记录,急救告一段落后立即复查,与值班医生核对无误后,做出完整、详细的记录,以求准确无误。

4. 真实性　要求护理人员在记录病情时做到一丝不苟,必须经过自己实地分析后才作记录,有时一些表面现象并不能真实地反映患者的情况。有的护理人员缺乏严格的修养,填写护理记录时凭空想象。如有一位住院患者因故外出没有向护理人员请假,当班护理人员为这位患者估计了生命体征值,记录在体温单上。后来,这个患者出了意外,家属与医院打官司,结果医院败诉。又如患者腹痛应记录疼痛部位、持续时间、性质、伴随症状以及影响疼痛的因素等,只有这种客观、真实、具体的记录,才能对诊断、治疗、护理提供具有参考价值的资料。

5. 规范性　在长期的临床护理实践中,护理文书已有了较为固定的格式,因此具有约定俗成的规范性。随着医学科学及护理专业的发展,写作的基本格式正逐渐趋向于统一,趋向于标准化、简约化。如体温单、医嘱单、病室交班报告、特别护理记录等,有关表格的式样、写作的内容、医学术语、缩写、符号、计量单位等,都有规定,这样既有利于信息的交流和沟通,也有利于上级部门的检查与评估,更有利于科研统计。

6. 简洁性　护理文书,特别是护理病历和病室报告,大多以描述、陈述患者的症状和体征为主,以病情为依据,几乎不用关联词语,层次结构一般不复杂。如护理体检记录:神志不清,体温 40℃,呼吸急促,31 次/分,心率 132 次/分,律齐,咳嗽、咳铁锈色痰。此外医学术语,特别是术语的缩略词言简意赅,既可使篇幅缩小,又符合护理书面语言的写作规范。如:"冠状动脉粥样硬化性心脏病"缩略为"冠心病";"流行性脑脊髓膜炎"可缩略为"流脑";"人工流产"缩略为"人流";"甲状腺功能亢进"可缩略为"甲亢"等。拉丁文或英文缩写也是医学术语中常见的构语手段,有利于书写、识记,并具有提高信息传递速度和缩小篇幅的作用。如复方阿司匹林,可缩写为 APC。医嘱单上出现较多的是英文缩写,如 ECG 即心电图,qod 即隔日一次,prn 即必要时,qn 为每晚,体温、脉搏、呼吸、血压可分别缩写成 T、P、R、BP 等。

总之,护理文书可以建立良好的护患关系、医护关系。护理书面语言沟通是护理工作中应用广泛的沟通方式,已日益成为提高护理管理水平、发展护理科学的重要手段。因此,每一位护理人员都应重视掌握护理文书。

（余桂林 程 甦 刘 静）

思考题

1. 何谓信息失真？信息失真的原因是什么？在人际沟通中如何避免信息失真？

2. 影响人际沟通的主要因素有哪些？在沟通过程中如何减少这些因素的影响？

3. 何谓倾听？在沟通中如何减少倾听障碍，策划有效倾听的策略？

4. 结合自己的实际情况，想一想如何在生活中做到四会，即"会听、会说、会读、会写"？需要做哪些准备和积累？

第四章 护患沟通

本章要点

在医疗卫生工作中,护士每天都要面临着与患者之间的沟通。进行良好的沟通是做好护理工作的重要条件,也是护士面临的重要课题。在护患沟通这一章,我们将阐述护患沟通、治疗性沟通、跨文化护理的概念、内涵、影响因素及基本原理,并以此为基础探讨临床常见情景下的沟通策略。希望通过护患沟通的理论学习与实践,提高护士护患有效沟通的能力,促进护患关系的良好发展,促进患者健康问题的有效解决。

学习目标

识记:护患关系的性质与特点、治疗性沟通的特征、治疗性沟通的层次。

理解:

1. 解释下列名词:护患沟通、治疗性沟通、跨文化护理。
2. 理解护患关系的模式、护患关系的影响因素。
3. 描述护患沟通的常见问题并能举例分析。
4. 理解治疗性沟通的影响因素及住院不同阶段的沟通。
5. 举例分析护士日常护患沟通技巧及特殊情景下的应对要点。

应用:

1. 举例说明护士以患者为中心的语言与非语言沟通的实例。
2. 能够运用临床常见情景下沟通技巧,与患者进行良好的沟通。

第一节 护患沟通的基本原理

护士与患者的关系是护士职业生涯中最重要的一种专业人际关系。沟通是社会生活中人际交往的主要形式和方法,人们运用语言符号或非语言符号进行沟通,以达到传递信息、交换意见、表达思想及情感、建立各种人际关系、满足自身精神及物质需要的目的。护士通过护患之间有效的沟通来解决患者的健康问题,并促进护患关系的良好发展。

一、护患关系的性质与特点

护患关系(nurse patient relationship)是指在特定的条件下,通过医疗、护理等活动与患者建立起来的一种特殊的人际关系。这种关系的实质是帮助与被帮助的关系,即护士与患者通过特定的护理服务而形成的专业性的人际关系,是医疗服务领域里的一项重要的人际关系。广义的护患关系是指护士与患者及其家属、陪护人、监护人的关系。狭义的护患关系是护士与患者之间的关系。护患关系是护士职业生活中最常见的人际关系,是护士与患者之间的一种工作关系、信任关系和治疗关系,其实质就是满足患者的身心需求。构建和谐、平等、信任的护患关系是护理工作者的重要职责。因此,护患关系除了具有一般人际关系的特点外,还具有专业人际关系的性质和特点。

(一)帮助性的人际关系

护士对患者的帮助一般发生在患者无法满足基本需求时。护患之间通过提供帮助与寻求帮助形成特殊的人际关系。帮助系统包括医生、护士、辅诊人员以及医院的行政管理人员等;被帮助系统包括患者、患者家属、亲友和同事等。帮助系统的作用是为患者提供服务,履行帮助职责,而被帮助系统则是寻求帮助,希望满足帮助需求。在帮助和被帮助两个系统中,护士与患者的关系不仅仅代表单个护士与患者个人的关系,而是两个系统之间关系的体现。护士群体中任何一位个体对患者的态度、责任心等,都会影响患者对护理质量的整体评价。因此,良好的护患关系不仅要求护士与所负责的患者之间相互尊重、信任,建立良好的关系,而且要求护士对所有患者一视同仁,真诚帮助。

(二)专业性的互动关系

护患关系是护患之间相互影响、相互作用的专业性互动关系,不是护士与患者之间简单相遇的关系。这种互动不仅局限在护士与患者之间,也表现在护士与患者家属、朋友和同事等社会支持系统之间,是一种多元性的互动关系。互动双方的个人背景、情感经历、受教育程度、性格特点、对健康与疾病的看法以及不同的生活经验都会对相互间的感觉和期望产生影响,并进一步影响彼此间的沟通和护患关系的建立与发展。护患之间要达成健康行为的共识,就是一个专业性的互动过程。

(三)治疗性的工作关系

治疗性关系是护患关系职业行为的表现,是一种需要认真促成和谨慎执行的关系,是护士职业的要求,带有一定的强制性。不管护士是否愿意,也不管患者的身份、职业和素质如何,护士作为一名帮助者,有责任使护理工作起到积极的治疗作用,使护患关系成为一种治疗性的工作关系。良好的治疗性关系能有效地减轻或消除来自疾病、环境和诊疗过程中对患者形成的压力,有利于疾病的康复,与患者建立并保持良好的护患关系可起到治疗作用。

(四)护士是护患关系后果的主要责任者

在护患关系中,护士通过专业知识和技能为患者提供护理服务,处于护患关系的主导地位。因此,护士行为在很大程度上决定了护患关系的发展趋势。一般情况下,护士是促进护患关系向积极方向发展的主要推动者,也是护患关系发生错位的主要责任承担者,护士应对护患关系的建立与发展负主要责任。

(五)护患关系的实质是满足患者的需要

护士通过护理服务满足患者需要是护患关系区别于一般人际关系的重要内容,从而形成了在特定情景下护患之间的专业性人际关系。

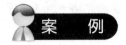
案　例

有效的护患沟通可以建立良好的护患关系

张大爷,84 岁,因腹痛急诊入院,经检查,初步诊断怀疑肠梗阻。外科医生建议:手术。内科医生建议:高龄、冠心病,手术风险大。患者及家属获此信息后感到十分困惑、痛苦。如果你是张大爷的责任护士,打算采用哪些语言与非语言技巧与患者及家属进行有效沟通?

二、护患关系模式

护患关系模式是医患关系模式在护患关系中的具体表现。根据 1976 年美国学者萨斯与何伦德提出的观点,可将护患关系分为三种模式。

1. 主动-被动型模式(activity-passivity model)　这是最古老的护患关系模式,也称支配服从型模式。此模式受传统生物医学模式的影响,把患者看作是一个简单的生物体,忽视了人的心理、社会属性,认为疾病是单纯地由生物或物理因素引起的,把治疗疾病的重点放在药物治疗和手术治疗方面。

主动-被动型模式的特点是"护士为患者做治疗",模式关系的原型为"母亲与婴儿"的关系。由于护士在此模式中处于专业知识的优势地位和治疗护理的主动地位,因此护士常以"保护者"的形象出现在患者面前。所有针对患者的护理活动,只要护士认为有用,无需征得患者的同意即可实施,而患者则一切听任护士的处置和安排,没有任何主动权。

这种模式过分强调护士的权威性,忽视了患者的主动性,因而不能取得患者的主动配合,严重影响护理质量,甚至使许多可以避免的差错事故得不到及时的纠正。主要适用于不能表达主观意愿,不能与护士进行沟通交流的患者,如全麻、昏迷、婴幼儿、神志不清、休克、痴呆以及某些精神病患者。

2. 指导-合作型模式(guidance-cooperation model)　这是近年来在护理实践中发展起来的一种模式,也是目前临床护理工作中护患关系的主要模式。此模式把患者看做是具有生物、心理、社会属性的有机整体,认为患者是有意识、有思想和有情感活动的人。护患双方都处于主动地位,护士决定护理方案和措施,指导患者掌握缓解症状、促进康复的方法;患者愿意接受护士的帮助,尊重护士的决定,积极配合医疗护理工作。

该模式的特点是"护士告诉患者应该做什么和怎么做",模式关系的原型是"母亲与儿童"的关系。护士常以"指导者"的形象出现在患者面前,根据病情决定护理方案和措施,对患者进行健康教育和指导,处于护患关系的主要方面。患者则根据自己对护士的信任程度有选择地接受护士的指导并与其合作,其主动性仍然是以执行护士的意志为基础,满足护士的要求为前提,包括叙述病情、反映治疗情况、配合各种护理措施等。在实际工作中,这种护患间的"合作"关系几乎存在于所有的护理措施中,如为患者注射、换药、测量血压等,都需要患者的"合作",否则护理操作将无法实施。

指导-合作型模式比主动-被动模式有进步,但护士的权威性仍然起决定作用,患者还是处于"满足护士需要"的被动配合地位,护患关系仍然不平等。在临床护理过程中,这种模式主要适用于危急重症患者、重病初愈恢复期患者、外科手术或创伤恢复期患者,尤其是急性患者对疾病的治疗及护理了解较少,需要依靠护士的指导才能较好地配合治疗与护理。

3. 共同参与型模式(mutual-participation model) 这是一种双向的、平等的、新型的护患关系模式。此种模式以护患间平等合作为基础,护患双方同时具有平等权利,共同参与治疗护理讨论过程。在这种模式下,患者不仅与护士合作,还主动配合治疗护理、积极参与护理决策,自愿向护士反映病情,与护士共同探讨疾病的治疗护理计划和措施,在力所能及的范围内自己独立完成某些护理措施,如自己洗头、自己检测尿糖等。

共同参与型模式的特点是"护士积极协助患者进行自我护理",模式关系的原型是"成人与成人"的关系。护士常以"同盟者"的形象出现在患者面前,为患者提供合理的建议和方案,患者对自己的疾病过程有较强的参与意识。护患之间体现了平等合作的关系,患者的人格和权利受到尊重,积极性得到发挥,护患双方共同分担风险,共享护理成果。

这种模式与前两种模式有着本质上的区别,是一种理想的护患关系模式,对于建立良好的护患关系,提高护理工作质量有着重要的作用。在临床护理过程中,这种模式主要适用于有一定文化知识的慢性病患者。

需要注意的是:共同参与型护患关系模式的目的是发挥患者的主观能动性,帮助患者树立战胜疾病的信心,掌握自我护理的能力,绝不是让患者或患者家属来替代护士的某些工作。不能把患者的参与理解为把本来应由护士完成的工作交给患者或患者家属完成,如让患者家属自己更换液体、自行调整输液滴数、自己整理房间、自己取送药品等。

三种不同的护患关系模式在临床护理实践中不是固定不变的,可以根据患者的具体情况选择不同的护患关系模式。如抢救昏迷患者时,是不可能、也没有时间让患者参与意见或主动配合的,只能采取主动-被动模式;而对有一定文化知识的慢性病患者可以选择共同参与型模式,充分发挥患者的主观能动性,提高患者自我护理的能力。总的来说,在临床护理工作中,护士应根据每个患者的不同情况,选择正确的护患关系模式。

三、护患关系的影响因素

影响护患关系的因素是多方面的。由于护士与患者接触的机会最多、最密切,因此,护患之间也最容易发生关系冲突,从而影响护患关系的健康发展。分析影响护患关系的原因,主要有以下六个方面的因素。

1. 信任危机 信任感是护患关系的主要内容,也是患者接受护士进行护理工作的先决条件,更是护患有效沟通的前提。

(1)服务意识 只有具有高尚职业情感的护士,才能在护理工作中体现以患者为中心,表现出良好的服务态度和认真负责的工作精神,是护患之间建立信任感的主要因素。如果护士在工作中态度过于急躁,可造成患者对护士信任感降低,甚至产生不满和抱怨情绪或护患纠纷。因此,端正服务意识,主动热情、细致周到地为患者服务是建立良好的护患关系的有效方式。

(2)专业水平与沟通能力 在护理工作中,护士用专业的行为体现专业的水平。扎实的理论知识和娴熟的操作技能是赢得患者信任,建立良好护患关系的重要环节。由于专业水平与沟通能力的欠缺出现的差错、失误,是患者难以对护士建立信任感的主要原因。如一位护士为患者输液时,连续 2 次均未成功,护士没有立即表示歉意,而是解释"因为你的血管不充盈而致失败";护士在实施治疗和护理的过程中如不能及时告知用药、检查治疗的目的与配合,也会影响患者对医院的信任感。信任感是建立良好护患关系的前提和基础。

2. 角色模糊 角色模糊是指角色扮演者对其承担的角色行为标准认识不清或缺乏理

解。任何一种社会角色,都应体现与其角色功能相适应的行为规范和角色期望的特定功能。只有角色群体中的每一个人都明确自己所承担的角色功能,并努力按照角色的功能特征去行动,才能使角色群体的行为与人们的期望相一致。如果双方对各自的角色理解不一致,就会因为对方的言行不能达到自己的期望值而出现关系紧张或沟通障碍。

(1)护士角色模糊 随着护理学科的发展,医学模式的转变,新型护患关系使护士角色的内涵和外延不断扩展,护士的专业知识水平不断提高,护理服务的对象不断拓展,在护理实践中肩负着多种角色功能。如果护士还是固守传统的护理观,对护士角色的认识还停留在单一的照顾功能方面,还认为护士工作仍然是机械执行医嘱和简单地完成治疗护理操作,不能全方位全面动态了解患者的身心以及社会需要,不能积极主动地为患者提供各种帮助,就是护士角色模糊的表现。

(2)患者角色模糊 一个人患病以后通常会发生行为模式的改变,如高度地以自我为中心,过分关注自己的健康状况,对医护人员及家人的依赖性增强等。如果患者不能转变观念,就会对患者的角色行为不适应,就会把自己当作一名被动的求助者,不能积极地参与医疗护理过程,该说的不敢说,该主动配合的不积极配合,如不积极参与康复护理,不服从护士的管理,向护士提出无理要求等与患者角色不相适应的行为表现,最终导致护患之间发生矛盾冲突。

3. 责任不明 护士为患者提供帮助始终是护士角色功能的基本内容,而患者接收护理服务是所有患者主要的角色特征。当护患双方对自己的角色功能认识不清时,对自己应承担的责任和义务不了解而导致冲突。护患关系的责任不明主要表现在两个方面:一是由谁承担患者的健康问题;二是谁对患者的健康状况负责。对这两个问题护患双方都缺乏明确的回答。事实上,护患关系中的许多矛盾冲突经常是因为双方不能正确认识自己应承担的责任和义务而产生的。如果患者不知道不良的心理状态、生活习惯、社会因素等可以导致抵抗力下降和疾病发生,不知道自己应该对自己的健康状况承担什么责任,就会把疾病康复、健康问题和治疗护理的责任全部推给医生、护士,从而忽视自己应承担的责任。而有的护士受传统医学模式和功能制护理的影响,仍然单纯地认为医护人员不需要对患者因心理和社会因素引起的健康问题负责任。新的医学模式认为,患者的不健康行为是可以通过健康教育进行干预并得到纠正的,所以说解决由心理和社会问题引起的健康问题是现代护士工作的重要内容。

4. 权益影响 每一个社会角色在社会活动中,都具有相应的权益。要求获得安全和健康的服务是患者的正当权益。但由于大多数患者不是专业人员,缺乏医学知识,加上疾病的因素导致全部或部分失去自我护理能力和控制能力,使其多数情况下不具备维护自我权益的知识和能力,不得不依靠医护人员的帮助来维护自己的权益。而护士则处于护患关系的主动地位,因此在处理护患双方的权益争议时,更容易倾向于护士的自身利益和医院的利益,忽视患者的利益。因而,护士在工作中不仅应主动提供护理服务,还应以热情友善的态度去对待患者,在工作中时刻注意维护患者的合法权益,只有这样,才能真正成为患者权益的维护者和代言人,使护患关系保持良性发展。

5. 理解差异 由于护患双方的年龄、职业、文化背景和对疾病认知不同,在交往过程中容易产生理解差异。如患者对护士按照医院的规章制度实施病房环境管理,容易误解为缺乏同情心;对护士职业化的专业术语容易按照自己的思维方式去理解,如护士对一位胃溃疡患者说:"你这个病是幽门螺杆菌感染引起,需要遵医嘱坚持服用抗生素……",患者对护士解释的"幽门螺杆菌感染、服用抗生素"的信息产生理解差异,而自认为是饮食不当所致。另外,部分患者对护士的职业缺乏理解,不能理解和体谅护士繁忙的工作性质。少数患者甚至对护士的职业产生偏见,重医不重护,认为护士工作是低人一等的服务性工作。以上这些理解差异在护患之间都会影响护患关系的正常发展。

6. 管理体制 有学者报告:我国医院护士的工作量大,工作负荷重,易产生疲劳。同时受护理体制和护士素质的制约,目前我国的护理服务水平和服务质量还不能满足患者的需要。护士编制的严重不足导致护理服务质量下降,护士没有充足的时间了解患者的所思、所想、交谈疾病的病因及预防,护理工作更多的是以完成日常的治疗护理工作为主,难以体现以人为本、以患者为中心的服务理念,无法满足对患者生理、心理、社会及文化等需求的护理。护士用于非直接护理的时间较多,对患者提供直接服务的时间少,护士工作很难满足患者的合理需求,从而影响护患关系的健康发展。

四、护患沟通中常见的问题

在护患沟通过程中,不当的沟通技巧会导致信息传递途径受阻,甚至产生信息被完全扭曲或沟通无效等现象,从而影响或破坏护患关系。因此,护士应尽量避免以下不良的沟通方式。

1. 突然改变话题 这是沟通中最易出现的问题。在沟通过程中如果直接或间接地利用无关的问题突然改变话题,或转移谈话的重点,会阻止服务对象谈出有意义的信息。

2. 虚假的、不恰当的保证 当患者表示对病情、治疗或护理的害怕或焦虑时,泛泛地讲些安慰话,如“你一定会好的”,“病情会越来越好,你放心好了”,这会使患者感到你是在敷衍了事,并不真正想了解他的感受,也不能使患者安心。

3. 主观判断或说教 在沟通过程中使用一些说教式的语言,并过早地表达自己的判断,使服务对象没有机会表达自己的情感,或觉得自己像学生一样在接受老师的教育。如护士对服务对象说:“如果是我,我会如何……”,“你不该这样想”,“你的想法是错误的”,使服务对象感觉自己的感受对护士毫无意义,这会影响患者继续表达自己的感觉。

4. 信息发出的量及速度超载 人患病时,由于身心的不适,会对沟通过程中的信息接受能力下降,而护士有时在工作繁忙的情况下,会急于求成,特别是在进行健康教育时,语速太快,信息量太大,会影响教育的效果。

5. 不适当地隐瞒真情 如在患者为疾病而感到焦虑或恐惧时,护士不能根据具体情况分别对待,而说:“你的健康情况不错,血压也不高,吃的药也是最好的……”。这样会阻碍患者进一步谈出自己的顾虑及正确对待疾病。

6. 调查式或过度提问 主要指对患者持续性提问,对其不愿讨论的话题也要寻求答案。这会使患者感到被利用或不被尊重,而对医护人员产生抵触的情绪。因此,医护人员应该及时注意患者的反应,在患者感到不适时及时停止互动,避免对患者采用调查式的提问,如“告诉我你妈妈去世以后,你是如何看待她的”等。

7. 急于阐述自己的观点,过早做出结论 护士如果在沟通中没有经过思考而很快对一个问题做出回答,会阻断服务对象要表达的感情及信息,无法表达真正困扰他们的问题及感觉,将使服务对象有孤立无助、无法被理解的感觉。

五、日常护患沟通技巧

沟通技巧在护理实践中应用非常广泛,在对服务对象的评估、健康教育、护理实施、护理评价、健康咨询等几乎所有的护理环节中都需要护士应用沟通技巧,因此,护患沟通贯穿于日常护理工作的每个部分。日常护理中,护士应注意从以下几个方面应用沟通技巧。

1. 移情 设身处地地为服务对象着想,理解服务对象的感受,体谅服务对象。生病及住院后服务对象及家属面临巨大的压力,特别当服务对象疾病比较严重时,甚至是一种很恐怖的经历。患者会有一系列的心理及行为表现,如情绪易激动,对周围的一切很敏感,也常从护士的言语、行为及面部表情等方面来猜测自己的病情及预后。因此,护士良好的、支持性的、明确的沟通技巧可以帮助服务对象度过这段痛苦的经历。如果护士能理解服务对象的感受,会减少服务对象的恐惧和焦虑。反之,如护士对服务对象漠不关心,会使服务对象产生不信任感,甚至敌意。

2. 尊重患者的人格,维护患者的权利 在日常的工作中,应该将患者看成一个具有完整生理、心理、社会需要的综合体,认同患者的需要。在与患者沟通的过程中,应该注意维护患者的自尊和人格,平等地对待每一位患者,对患者说话时,尽量做到语气温和、诚恳,鼓励患者说出自己的想法以及积极主动地参与护理计划的制订,对患者提出问题时切忌使用审问的语气,避免粗暴地训斥患者,尊重患者的知情同意权。

3. 主动提供帮助 随时向患者提供有关健康的信息,并进行健康教育。护士应在护理实践中,随时发现机会,向患者提供健康信息及进行健康教育。如患者即将面临痛苦的检查或治疗,会出现焦虑、恐惧及不安的感觉,护士应仔细观察患者的表现,并及时提供信息及指导。一些长期住院、伤残、失去工作或生活能力的患者,容易产生灰心,有些人可能会产生轻生的念头,并经常出现如角色强化、角色缺如等角色障碍。护士应经常与此类患者沟通,及时了解他们的情感及心理变化,帮助他们尽快恢复,或尽量做到生活自理,达到新的心理平衡,使患者在有残障的情况下有良好的生活质量。

4. 对患者的需要及时做出反应 在一般情况下,医护人员与患者的沟通传递了当时特定环境下的需要及信息。医护人员一定要对患者所表现出来的语言或非语言信息及时作出反应。这样不仅可以及时地处理患者的问题,满足其需要,而且能使患者感受到医护人员对他的关心和重视,从而促进良好的护患关系的建立。

5. 及时向患者提供有关健康信息 在日常临床工作中,医护人员应该随时利用各种机会,向患者提供健康信息和进行健康教育。如检查、治疗前,患者往往会表现出焦虑、恐惧、不安的感觉,此时,医护人员应该仔细观察患者的表现,并给予相应指导帮助。对于一些长期住院的患者或者失去生活自理能力的患者,他们易产生轻生的念头,常常出现角色缺如、角色强化等角色障碍,医护人员应该多与这些患者沟通,及时发现、疏导患者的心理问题,缓解患者内心中的压力,帮助他们尽快恢复,尽量做到生活自理,加强患者对于疾病康复的信心。

6. 对患者的信息保密 有时候为了治疗和护理的需要,患者需要将自己一些隐秘的事情告诉给医护人员。医护人员不得将患者的信息透露给他人,若因某些特殊原因需要告诉他人的,要征求患者本人的同意。如果患者的隐私对康复没有影响或帮助,绝不应向其他人扩散或泄露患者的秘密。

六、促进及培养医护人员的沟通技巧

良好的沟通技巧是医护人员的一种基本技巧及能力,需要得到管理阶层及医护人员自身的重视,时刻注意并加以培养。

1. 管理阶层应加强对医护人员沟通能力的培训

（1）培养医护人员的职业化态度　一个人的态度决定了其行为，同理，医护人员是否具备良好的职业化态度决定了其为患者服务的行为质量，以及能否切实执行以患者的利益为重、患者的利益高于一切的宗旨。管理阶层注重培养医护人员良好的职业化态度，不仅是治疗性沟通任务完成的前提，而且是整个治疗性沟通的核心要素。

（2）沟通知识及技巧的培训　扎实的沟通理论知识是培养沟通能力的前提，能够熟练地运用沟通技巧是提高沟通能力的必要条件。管理阶层可以通过定期举办沟通技巧学习班或进行相关的训练，帮助医护人员掌握丰富的沟通理论知识以及锻炼沟通技巧。

（3）将沟通能力纳入医护质量考核内容　为提高医护人员对自身沟通能力的重视程度，规范医护人员与患者的沟通行为，管理阶层可将沟通能力纳入医护人员质量考核内容，制定科学的、易于实施的考核标准，定期评估医护人员的沟通能力，帮助医护人员了解自身的不足，为进一步的改进提供依据。

（4）加强培养实习护生的沟通能力　带教教师在教学的过程中，应重点强调语言表达的技巧，要告诉护生交流前要清楚自己要说些什么。教师应提供机会帮助护生锻炼语言表达能力，例如组织教学查房、小讲课、示范健康教育等，鼓励护生多说、多听、多看，应及时给予护生肯定与鼓励，以增强护生的自信。

2. 医护人员自身应注重沟通能力的培养

（1）提高业务技术水平　娴熟的业务技术水平是取得患者信任的基础，因此，医护人员应加强对自身业务素质的培养。在满足患者对治疗需求的前提下，进一步满足患者对沟通的需求。

（2）提高沟通水平　在积极参加医院组织的沟通能力培训班的同时，也应主动自学沟通相关的知识及技能，并在临床实践中不断地对沟通能力加以磨炼，以满足不同疾病患者在任何情景下对沟通的需要。

（3）增强法律意识　护生进入临床实习，与患者进行治疗性沟通的同时必须注意自己的语言是否容易引起护患纠纷。不同的角色有不同的职责与功能，只有找准了角色才能认真履行职责和充分发挥作用。教师应告诉护生：医护人员代表医院，在患者面前其一言一行都具有法律效应。交流应语言规范、准确及清晰，切忌信口开河，给患者带来不利的影响。

治疗沟通是一个复杂的、不断发展的过程，它需要具备一定的技巧。和其他的技巧一样，沟通技巧也不能瞬间掌握并且运用自如。从笨嘴拙舌到口若悬河，唯一的途径就是不断地练习，有意识地、不断地实践和评价。作为一名医护人员，只有掌握了沟通的原则并能灵活地、恰如其分地运用沟通技巧，才能与患者建立良好的关系，最终达到为患者提供优质的、适应个体需要的身心整体护理，使患者达到理想的健康状态。

实训内容：解决护患纠纷的"罗盘"

这是一个解决护患纠纷的"罗盘"（图 4-1），当与患者发生冲突时，你可以利用这个罗盘采用语言与非语言技巧找到解决问题的办法。

方法：

1. 每个班的学生分成若干小组。

2. 根据"罗盘"上护患关系的四种方法，由学生运用所学的知识设计场景和对话，掌握处

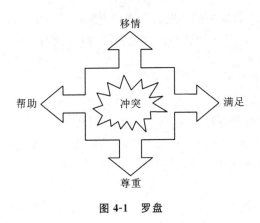

图 4-1 罗盘

理和解决问题的不同方法。

3. 教师根据学生的表演进行讲评和指导。

第二节 治疗性沟通

沟通是社会生活中人际交往的主要形式和方法,人们运用语言符号或非语言符号进行沟通,以达到传递信息、交换意见、表达思想及情感,建立各种人际关系,满足自身精神及物质需要的目的。在护理工作中,护士需要与患者及其他相关的人员进行有效的沟通,来建立各种有效的人际合作关系,从而获得患者全面的、准确的健康信息,并以它为依据,为患者制订个体化的护理计划,帮助患者解决健康问题,满足患者生理、心理、精神文化等多方面的需要,使患者获得良好的健康状态。因此,沟通是护理实践中的重要内容,是发展良好护患关系的有效的护理技巧。

一、治疗性沟通的概念及意义

(一)治疗性沟通的概念

治疗性沟通(therapeutic communication)是一般性沟通在护理实践中的应用,其实质是一种有目的的护患沟通。治疗性沟通的概念有狭义和广义之分:狭义的治疗性沟通是指护患之间、护士之间、护士与医生及其他医务人员之间,围绕患者的治疗问题并能对治疗起积极作用所进行的信息传递和理解;广义的治疗性沟通是指通过护患之间的沟通和交谈能在一定程度上解决患者某些生物、心理、精神、社会和环境等健康相关问题。

(二)治疗性沟通的意义

1. 信息沟通的功能 医护人员通过人际沟通交流信息,既可以将信息传递给患者及患者家属,又可以获得与疾病诊断和护理的信息。

2. 心理保健的功能 治疗性沟通对患者的身心健康有着非常重要的作用。通过护患之间的沟通,患者既可以诉说自己对疾病的主观感觉,又可以促进护患之间的情感交流,增加患者的安全感,消除孤独、恐惧、焦虑等情绪,从而使患者精神振奋,维持良好的精神心理健康。

3. 建立良好的护患关系 通过治疗性沟通,可以增进医护人员和患者之间的了解,取得患者的信任和理解,从而建立良好的护患关系。

4. 改变知识结构、态度及能力的功能　在患者与医护人员的沟通过程中,患者及患者家属可以获得对自己有意义的知识、信息和社会经验,从而改变自己的知识结构,提高患者对疾病的认识。

二、治疗性沟通的特征

治疗性沟通是人际沟通的一种特殊形式,具有以下特点。

1. 双向性　沟通过程是医护人员和患者双方共同参与相互间的沟通行为,是双向互动的过程。在一个完整的沟通过程中,沟通参与者几乎在同时充当着信息发出者和信息接收者的角色。

2. 双重性　治疗性沟通的双重性一方面体现在沟通内容上,即沟通的内容可以传递疾病发生的原因、症状和治疗方法,但并不局限于其中的某一方面,而可能同时涉及这三个方面,即沟通中不仅传递症状、原因,同时还传递着治疗方法;另一方面体现在沟通方式上,如在交谈过程中,参与者除了用语言方式传递信息之外,同时还会用到手势、身体姿势和面部表情等非语言方式。

3. 互动性　治疗性沟通是以改变患者、患者家属及医护人员的思想、行为为目的的一种沟通行为,对参与的双方都会产生影响,即双方的互动性。

4. 特定内容的沟通　医生与患者、护士与患者、医生与护士之间的沟通是专业性、目的性、工作性的沟通,有特定的内容要求。沟通的内容主要涉及患者在患病期间的生理、心理、社会、精神、文化等方面的内容。

5. 以患者为中心的沟通　沟通的一切信息均以患者的健康及生命的安危为中心,以满足患者的需要为出发点和归宿,同时应尊重、信赖、同情、理解及关怀患者。

6. 复杂的沟通　在沟通时需要医护人员应用临床医学、护理学、社会心理学、人文学等基础知识,并根据患者的年龄、文化程度、社会角色等特点来组织沟通的内容,并采取适当的沟通方式,与患者进行有效的沟通,以满足患者的需要。

7. 保护隐私的沟通　医护、护患之间沟通的信息有时涉及患者的隐私,具有一定的法律及道德意义,需要医护人员自觉保护患者的隐私,不能在患者未授权的情况下散播。

三、治疗性沟通的层次

治疗性沟通是运用语言符号系统或非语言符号系统进行信息传递的过程,即通过信息转换将信息从意义信息转化为不同形态的符号化信息,再从符号化信息转变为意义信息,使接收者理解,最终完成信息传递。治疗性沟通是由多个要素组成的、动态的和多维的复杂过程。

(一)按信任程度分类

在临床护理工作中,根据护患双方的信任程度、参与程度及个人希望与他人分享感受程度的不同,将治疗性沟通分为以下几个层次。

1. 一般沟通　一般沟通是指一般性社交应酬的开始语,属于沟通中的最低层次。如"你有什么问题需要帮助"、"今天感觉怎么样"之类的应酬式语言,这种交谈方式有利于短时间内打开局面和帮助建立关系,因为一般性交谈不需要深入思考,也无需担心说错话,能够让人有"安全感"。该层次的沟通多适用于患者初次前来就诊时,如果要取得患者很好的合作,就需要运用一定的沟通技巧,不能长时间停留在这种表面意义上的沟通,从而快速地与患者建立信任的关系,促进治疗性沟通向更深层次的发展。

2. 陈述事实 陈述事实是指不参与个人意见,不牵涉人与人之间的关系,报告客观事实的沟通。在沟通双方还未建立信任感时,交谈多采用陈述事实的方式,防止产生误解或引起麻烦。护士运用这种沟通方式有利于了解患者的情况,但应注意,在此层次的沟通主要是让患者叙述,护士最好不要用语言或非语言性行为影响患者的陈述。

3. 分享性沟通 分享性沟通是指沟通双方已经建立了一定的信任,可以彼此谈论看法、交流意见的沟通。该水平的沟通除了传递临床工作中的信息,还会与患者分享有关同类疾病当前国际最新的治疗方案、护理技术或者同类疾病患者的恢复情况及治愈的效果。同时还会依据医护人员多年的临床工作经验总结分享自己的观点和判断,给患者提供一定的帮助。在此层次上,双方容易引起共鸣,获得认可或产生同情感。

4. 情感性沟通 情感性沟通是指沟通双方彼此无戒备,有了安全感时进行的沟通。在此层次上,沟通双方愿意说出自己的想法和对各种事件的反应,尊重彼此间的感情和分享感觉。该层次的沟通除了分享疾病的基本知识和治疗方案外,还会关注患者在住院期间情绪、心理方面的反应。为了给患者提供良好的治疗,帮助患者建立治愈疾病的信心,医护人员将会与患者分享彼此的情感和愿望。通常在住院时间长、信任程度高的人员之间进行该层次的沟通。

5. 沟通高峰 沟通高峰是一种短暂的、完全一致的、高度和谐的感觉,是沟通双方分享感觉程度的最高层次,也是沟通交流希望达到的理想境界。

由上面的沟通层次可以看出,沟通层次的主要区别是每个人希望与他人分享真实感觉的程度。在护患交往中,各种沟通层次都可能出现,而沟通双方的信任程度是沟通层次的关键因素。在不同的情景中,针对不同的沟通对象,医护人员应该以沟通的内容为依据选择合适的沟通层次。

(二)按沟通效果分类

1. 沟而不通 沟而不通是指花了很多时间,但没有取得沟通效果,称之为"沟而不通"或无效沟通。造成"沟而不通"的原因很多,如不善于倾听、自以为是、存在偏见、缺乏反馈、缺乏技巧等。

2. 沟而能通 沟而能通是指沟通渠道畅通的沟通,即沟通双方能在和谐的气氛中畅所欲言,交流感情。正如人们所说:只要关系够,交情深,场合适宜,就能有话直说,有话实说,沟而能通。

3. 不沟而通 不沟而通是指人与人之间在高度默契时形成的沟通。不用说话就知道对方的体验和感受,即人们常说的"心有灵犀一点通",是一种特有的高效而快速的沟通方式。不沟而通并非一般的人际关系所能达成的沟通情境,是一种将心比心,通过心与心的感应进行能量传输的沟通。

四、治疗性沟通的影响因素

人际沟通过程中,信息传递的各个环节常常会受到客观环境中各种因素的干扰,同时,沟通者的生理、心理、社会各因素也会对沟通产生影响。

(一)环境因素

环境因素包括环境的安静程度、光线和温度等。如果环境嘈杂、光线不足、温度过高或过低都会影响沟通者的心情,最终影响沟通的效果。

1. 安静度　安静是保证口语沟通的必备条件。环境中的各种声音,如汽车行驶声、电话铃声、嘈杂的脚步声、喧哗声、与沟通无关的谈笑声等都会影响沟通的正常进行。当沟通一方发出信息后,外界的干扰可使信息失真,造成另一方无法接受信息或误解信息含义。因此,护士与患者沟通时,应选择安静的环境。

2. 舒适度　环境氛围是否舒适直接影响沟通效果。例如:房间光线昏暗,沟通者便看不清对方的表情;室温过高或过低、气味难闻会使沟通者精神不集中。在医院环境中,各种消毒液气味、冰冷的器械、病患的痛苦状态,都会使人产生受压抑的心理不适感,从而限制和影响了护患间的沟通。

3. 沟通距离　心理学家研究发现:沟通过程中保持的距离不同,会产生不同的气氛环境。在较近距离内进行沟通,容易形成融洽合作的气氛,而沟通距离较远时,容易形成敌对或相互攻击的气氛。此外,沟通的距离对沟通的参与度也会有影响。护患沟通中要想获得良好的效果需要安排恰当的距离。

4. 隐秘因素　凡沟通内容涉及个人隐私时,若有其他无关人员在场会影响到沟通者的情绪,造成紧张不安的氛围。因此,护士在与患者交谈时,应该注意环境的隐秘性。条件允许时选择无人打扰的房间,无条件时注意说话的声音不要太大,尽量避免让他人听到。

(二) 个人因素

1. 心理因素　日常生活中,沟通活动常常受到人的认知、性格、情感、情绪等多种心理因素的影响,严重时可引起沟通障碍。

(1) 个性　是指个人对现实的态度和他的行为方式所表现出来的心理特征,是影响沟通的重要变量。一个人是否善于沟通与他本身的个性密切相关。热情、直爽、健谈、开朗大方、善解人意的人易与他人沟通,相反,内向、固执、冷漠、拘谨、狭隘、性格孤僻、以自我为中心的人则难以与他人沟通。因此,在护患沟通中,护士要注意患者及家属的个性特征,与患者建立良好的沟通渠道。

(2) 认知　是指一个人对周围环境中的事件所持的观点。由于经历、教育程度、生活环境不同,每个人认知的范围、深度、广度以及认知涉及的领域都有差异。一般说来,知识水平越接近,知识面重叠程度越大,沟通时越容易互相理解。知识面广、认知水平高的人,比较容易与不同认知范围和水平的人进行沟通。

(3) 角色　是指个体在特定的社会关系中的身份及由此而规定的行为规范和行为模式的总和。具体地说,就是个人在特定的社会环境中相应的社会身份和社会地位,并按照一定的社会期望,运用一定权力来履行相应社会职责的行为。由于人们所处的角色不同,对事物的理解不同,可能导致人们对同一信息做出不同的解释,从而形成沟通障碍。如不同职业的人在沟通中常有"隔行如隔山"的困难;在组织中地位高的人和地位低的人进行沟通时,地位低的人往往不敢畅所欲言。另外,信息发出者的角色身份也会影响信息的接受程度,相同的信息内容,由于信息发出者是信息接受者的老板、下属、朋友、仇人、熟人时,其沟通的结果可能大相径庭。

(4) 态度　是指人们对客观事物所持的相对稳定的心理倾向,并以各种不同的行为方式表现出来。它对人的行为具有指导作用,是影响沟通效果的重要因素。真诚的态度有助于沟通进行,缺乏实事求是的态度会造成沟通障碍,以至于无法达到有效沟通。

(5) 情绪　可对沟通的有效性产生直接影响。轻松愉快的正性情绪能增强人们的沟通兴趣和能力,而焦虑、烦躁等负性情绪能干扰一个人传递或接收信息的本能。当沟通者处于特定的情绪状态时,容易形成对信息理解的"失真"。当沟通者处于愤怒、激动的状态时,对信息容易形成过度反应;当沟通者处于悲痛、伤感时,对信息容易形成淡漠、迟钝的反应。因此,在护患沟通中,护士要注意患者的情绪状态,也要学会控制自己的情绪。

2. 身体因素

(1)永久性的生理缺陷 ①感官功能不健全,如听力弱、视力障碍,甚至是聋哑、盲人等;②智力发育不健全,如弱智、痴呆等。有永久性生理缺陷的人,其沟通能力将长期受到影响,与这些特殊对象进行沟通时应采取特殊的方式,如加大声音强度和光线强度,借助哑语、盲文等。

(2)暂时性的生理不适 包括疼痛、饥饿、疲劳等。这些因素容易使沟通者在沟通时难以集中精力,但当这些生理不适消失后,沟通又能正常进行。

(3)年龄 年龄也是影响沟通的因素之一。对于不同年龄的人群在应用沟通技巧时也有所不同。

3. 文化因素 文化是一种社会现象,它是由人类长期创造形成的产物,同时又是一种历史现象,是人类社会与历史的积淀物,包括风土人情、传统习俗、生活方式、文学艺术、行为规范、思维方式、价值观念等。不同地域、不同民族、不同社会背景的人们形成了不同的文化特征。这种文化传统的影响定势,总是在左右着每个人的行为。

一般来说,文化传统相同或相近的人在一起会感到亲切自然,容易建立相互信任的沟通关系。当沟通双方文化传统有差异时,理解并尊重对方文化传统将有利于沟通;反之,将对沟通产生不利影响。因此,护士与患者进行沟通时,一定要注意了解对方的文化状态。

4. 语言因素 由于语言文字表达体系非常复杂,每个人掌握的语言文字能力又不一样,同一种事物、同一种意思会有很多的表达方式,同一种表达方式又会有多重意义,因此,人们对语言的理解就会受到很多影响。如何把话说得明白、适当、恰到好处,就需要语言技巧。语言是极其复杂的沟通工具,口齿不清、地方口音重、语法错误、语义不明和措辞不当等都会阻碍沟通。医护人员应重视语言的积累和表达技巧。

5. 信息因素 信息内容也会影响沟通效果。如与个人利益相关的信息比无关痛痒的信息容易沟通;有前因后果的信息比孤立的信息容易沟通;传递的信息和个人隶属团体的价值观一致时容易沟通;沟通的信息是好消息时,另一方也乐意接受;沟通的信息是坏消息时,沟通一方就可能含糊其辞,或者试探性提问,使另一方不能接受信息的全部内容或理解信息内容。一般情况下,人们对信息的兴趣程度依次表现为:对人的问题最有兴趣,其次是事,再其次是理论。此外,信息的真实性对沟通的影响也十分重要。

(三)组织因素

1. 传递层次因素 信息传递的层次越多失真的可能性越大。信息每多传递一次,就存在多丢失一分的可能。组织庞大,层次繁多,增加了人与人之间的距离,也增加了信息传递过程的诸多中间环节,造成信息传递速度减慢,甚至出现信息失真或流失。同时,组织内中间层次越多,越容易出现贯彻决策层的指令走样或力度不足的"深井现象"。因此,减少组织层次和信息传递环节,是保证沟通内容准确无误的根本措施。

2. 传递途径因素 在传统的组织结构中,信息传递基本上是单向进行、自上而下的。机构很少考虑到自下而上的沟通途径,如座谈会、提建议等,常常出现信息传递或反馈不全面、不准确,上级的决策下级不理解或不感兴趣,下级的意见和建议上级无法接收的现象。因此,应从多方面增加沟通途径,畅通沟通渠道。

在实际沟通过程中,上述四个方面的因素通常是联合发生作用的。

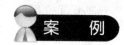

李某,女,42岁。机关干部,因粘连性肠梗阻急诊入院。遵医嘱留置胃管持续胃肠减压,注入生植物油500 mL,夹闭1小时,3小时后用肥皂水600 mL灌肠,每日2次。

如果你是李某的责任护士,在对患者进行治疗中如何与患者进行沟通?

第三节　住院不同阶段的沟通

随着医学模式的改变,护理模式由传统的"以疾病为中心"转变为"以患者为中心",强调人的生理、心理、精神、文化的统一整体,强调患者的整体,入院沟通是做好患者健康教育、心理护理的第一步。入院沟通是在患者办理住院后由责任护士向患者及家属讲解并示范病房环境、科室主要工作人员、医院规章制度等相关内容。它要求及时、准确、完整、语言通俗易懂,能够让患者及家属理解并掌握。加速患者对入院宣教的掌握,可以促使患者减轻焦虑、消除陌生感、尽快熟悉和适应医院环境,并以稳定的情绪积极配合治疗,还可以迅速建立良好的护患关系。因此,做好这一步工作,是取得患者信任,拉近护患距离,利于顺利开展医疗工作、减少医疗纠纷的关键。

一、入院沟通

(一)入院沟通的定义

入院沟通是指在患者入院时,医护人员通过口述、宣传册等介绍医院的住院环境,住院时的注意事情,医院的管理制度等,也可通过面谈的方式了解患者对疾病的认识,患者所处的心理状态,家属的应激状态。

(二)入院沟通的重要性

入院沟通是患者住院后的第一步,是患者日后能积极配合医疗、护理、管理等方面的前提,因此我们要积极、耐心、热情地为患者宣教,不要只是完成任务,三言两语就结束,不注重沟通的效果。还要让患者意识到入院沟通的重要性,以利于日后治疗的顺利进行。有的新入院患者,由于疾病痛苦的困扰,认为入院只是治疗疾病,其他都不重要,从而忽略医院、科室的规章制度等,因此,我们要耐心讲解入院沟通的重要性和必要性,提高患者的沟通意识。

1. 促进患者了解和熟悉医院环境　医护人员通过向患者介绍医院的环境,住院时的注意事项,医院的管理制度等,使患者能够快速熟悉医院陌生的环境和适应医院的生活,缓解患者内心的焦虑,消除紧张等不良情绪,使患者能够感受到医护人员的关心和爱护,为疾病的下一步治疗奠定良好的心理基础。

2. 满足患者的需求　在护患沟通链条中,通过医生与护士、医生与患者及家属、护士与患者及家属之间的沟通,可以了解患者对疾病的认知程度,满足患者的需求。如:提供舒适、安静的病房休息;及时有效地干预患者不良的生活卫生习惯;纠正和改善患者的营养状况等。

(三)入院沟通的目的及沟通流程

入院沟通主要是让患者尽快地熟悉医院环境并且能更好地配合医护人员的诊治与康复。

首先要自我介绍,接着介绍医院的环境,治疗室、医护值班室、厕所、喝水和吃饭等地点。作息等规章制度、吃饭时间、查房时间、探视时间、睡觉时间等都要讲清楚。安全方面,注意讲解财产安全、人身安全、用电安全等。要说明患者的主治大夫是谁,责任护士是谁,再有就是要把科室主任和护士长介绍一下。另外要说一下与患者疾病有关的注意事项,如饮食运动等。

(四)入院沟通的内容及方式

1. 了解患者的基本资料 医护人员通过与患者沟通,了解患者在入院以前的基本生活资料,包括患者的一般资料、情绪、饮酒、吸烟、运动等情况;确定患者当前的生活方式,疾病的认知能力和患者的学习能力,为治疗和护理提供依据。

2. 介绍住院环境 由于社会角色的改变,患者被迫进入医院接受治疗,而医院陌生的环境会增加患者内心的焦虑和紧张,使得很多患者在刚入院时表现出失眠、不安、治疗不合作等现象。所以医院环境的介绍是患者能够快速适应医院生活和增加患者安全感的有效手段,在日常工作中,医护人员应注重这一方面。

3. 取得患者及家属的信任 当患者进入医院这个陌生环境时,大多数人表现为不安、焦虑、恐惧。患者在心理上表现为需要关爱。在此时,医护人员能够以一颗真诚的、热心的为其服务的心,主动关心患者,满足患者的需求,是取得患者信任的重要途径之一,能够为良好护患关系的建立打下坚实的基础。

在与患者入院沟通的过程中,通常由护士承担沟通者的主要角色,通常入院沟通采用的形式是护士在给患者做入院护理的同时,采用口头教育和发放健康教育小册子、卫生报刊、住院须知等形式,既让患者了解了卫生科学知识又密切了医患关系,消除了患者入院时的陌生感和恐惧感,有利于安心配合治疗。

(五)入院沟通的注意事项

1. 掌握沟通的原则 沟通的原则为诚信、尊重、同情、耐心。

2. 医护人员正确的角色定位 医护人员可以是专家、长者、战友,不是家人、亲戚、朋友。需要建立专业的神圣感,在尊重患者的同时,也需要赢得患者的尊重和信任;需要建立长辈的威严感,以仁慈、仁爱、友善对待患者,既不能违反医疗护理规章制度,也不能在沟通中忽略对方的感受或随意应答;需要明确护患之间就是战友关系,是共同应对疾病的战友,不会成为亲戚、朋友。这样的关系才能防止患者提出超越医疗规章制度的要求。

3. 学会倾听 掌握倾听的技巧,耐心听取患者或家属的病情介绍和有助于了解病情治疗的各种情况介绍,不要轻易打断,如果需要打断,要注意语气和用词;分析判断患者以及家属关心的问题,恰当地做出介绍,增进了解。

4. 态度诚恳 护士要着装整洁规范,笑容诚挚温暖,态度亲切、举止端庄、言语温和。患者来到医院,最希望医护人员能够重视自己,关心自己,护士被称为"白衣天使",要扮演好角色,把患者当作亲人一样,嘘寒问暖,选择适宜的宣教时间和顺序对患者进行宣教,既让他们能尽快消除陌生感,感受到爱心和真诚,感受到温暖和希望,减轻焦虑,又能在不知不觉中接受宣教内容,并能建立良好的护患关系,以稳定的情绪积极配合以后的治疗。

5. 言语通俗易懂 在做入院宣教时避免使用医学术语,死搬硬套,语言要通俗易懂,根据不同素质、不同文化程度等情况,灵活选择不同的表达方式。例如,对于农村患者或文化程度较低者,用言语说明比较空洞,不易理解,可带患者熟悉环境、设施,必要时示范给患者看。

对于年老患者,因其记忆力差,接受能力低,因此宣教内容应简洁,不宜过多,并反复进行宣教。

二、住院期间沟通

(一)住院期间沟通的定义

住院期间沟通是指患者住院期间,医护人员应以患者的疾病为中心,向患者或家属介绍患者的疾病诊断情况、主要治疗措施以及下一步治疗方案等,同时回答患者提出的有关问题。重点注意:患者病情变化时的随时沟通;有创检查及有风险处置前的沟通;变更治疗方案时的沟通;贵重药品使用前的沟通;发生欠费且影响患者治疗时的沟通;急、危、重症患者随疾病转归及时沟通;术前沟通;术中改变术式沟通;麻醉前沟通;输血前沟通;医保目录以外的诊疗项目或药品使用前的沟通等。

(二)住院期间的沟通原则

1. 实事求是 医学是一门严谨的学科,在如今医疗情况复杂多变,护患纠纷频繁不断的时代,医护人员在与患者沟通时,应坚持实事求是的原则,把患者的病情、治疗方法、医院对患者疾病的诊治水平等如实告诉患者或患者家属,做到既不夸大也不隐瞒。

2. 通俗易懂 由于医护人员与患者双方所处的社会环境和文化教育程度的差异,双方对医学知识的不对称,对语言的感受和理解不同,对疾病的理解和认知程度不同,所以在沟通时应尽量避免过多地使用专业术语,深入浅出,避免理解错误或误解。

3. 换位思考 患者在患病的过程中,忍受疾病的痛苦,医务人员应该以诚恳、谦和、关爱的服务态度,帮助患者减轻痛苦和促进健康恢复。换位思考的核心包括两个方面:一方面是考虑患者的需求,满足患者合理的需求;另一方面是了解患者或医护人员的不足,帮助彼此找到解决问题的方法。

(三)影响住院期间沟通的因素

1. 环境因素 良好的自然环境是沟通的重要保障。影响医护人员与患者沟通的环境因素主要表现在两个方面:①软件方面:医院秩序混乱,医务人员的服务态度差,给住院患者及家属带来众多的不便。②硬件方面:医院在整体上无规划,没有专门设定医护人员与患者沟通的场所,或已设定但由于病房床位不足被取代。因此,沟通时的环境选择应充分考虑患者对环境的要求,尽量从生物-心理-社会医学模式出发,创造有利于沟通的环境,从而提高医疗护理水平。

2. 心理社会因素 患者自患病后,身体上的不舒适感、陌生的住院环境等,导致患者常常出现焦虑、恐惧、紧张,这是患者最直观的心理反应。这也成为影响医护人员与患者沟通的主要因素之一。

3. 医护人员因素 医护人员是住院时沟通的主体,是沟通正常有序开展的主导者。但是在现在众多的临床工作中,医护人员却成为沟通中的阻力。具体表现在:缺少关爱和礼貌,例如,与患者沟通时态度生硬,甚至训斥患者及患者家属;缺乏语言沟通技巧,例如,在工作中多以床号代替患者的姓名,在治疗过程中过多地使用专业术语,使患者不能够全面、正确地理解病情;缺乏沟通意识,例如,护士仅仅为执行医嘱或治疗操作而与患者或家属进行简单的患者基本信息的沟通。这些不利于良好护患关系的建立,都是医护人员缺乏沟通意识的表现。

4. 患者自身因素　患者对某位医务工作人员存在偏见或病态心理,使得患者不愿与医务工作人员交流沟通,出现当医务人员询问患者疾病治疗后的情况时,患者表现为不友好甚至不愿回答的态度。

（四）住院期间沟通的方式及地点

患者住院期间,责任医师和分管护士必须对患者的诊断、治疗检查目的及结果、某些治疗可能引起的严重后果、药物不良反应、医疗费用等情况进行经常性的沟通,并将沟通内容记载在病程记录、护理记录上。

1. 首次沟通　首次沟通是在责任医师接诊患者查房结束后,及时将病情、初步诊断、治疗方案、进一步诊查方案等与患者或家属进行沟通交流,并将沟通情况记录在首次病程记录上。护士在患者入院2小时内,向患者介绍医院及科室概况和住院须知,并记在护理记录上。

2. 分级沟通　沟通时根据病情的轻重、复杂程度以及预后的好差,由不同级别的医护人员沟通。如已经发生纠纷或有发生纠纷的苗头,要重点沟通。对于普通疾病患者,应由住院医师在查房时与患者或家属进行沟通;对于疑难、危重患者,由科主任、主治医师、住院医师和护士共同与家属进行沟通;对治疗风险较大、治疗效果不佳及考虑预后不良的患者,应由科主任提出,院内会诊,由科主任共同与患者沟通,并将会诊意见及下一步治疗方案向患者或家属说明,征得患者及家属的同意,在沟通记录中请患者或家属签字确认。在必要时可将患者病情报医务部,组织有关人员与患者或家属进行见证,签写医疗协议书。

3. 健康教育讲座　利用公休座谈会或根据住院患者情况选定时间,由医生或护士进行集体讲解。内容带有普遍性,如个人卫生,公共卫生,饮食卫生,常见病、多发病、传染病的防治知识,简单的急救常识,妇幼保健、计划生育知识等。讲解时注意语言通俗易懂,宣传的方式除口头讲解外,还可以配以录像、幻灯片、模型,也可让患者现身说法,作床前训练表演、保健操传授等,以提高教育效果。

4. 个别指导　在给患者做治疗、护理、查房时,结合患者的病情、家属情况、生活习惯提供咨询。例如:对于高血压患者,可以针对高血压的病因、发病机理、症状、用药方法、配合治疗的要领、并发症、生活起居、饮食、锻炼、自测血压技术等一系列内容进行沟通和指导教育,并根据患者的不同情绪分别给予相应的心理疏导。

5. 手术患者的健康教育　对手术患者进行专题健康教育,向患者讲解手术的大致过程、术前准备、术中配合及术后康复知识,减轻和消除患者的恐惧、紧张感,以利于手术的顺利进行及患者术后的康复。

（五）住院期间沟通时间的选择

选择好沟通的时间是建立良好的、有效的沟通的重要途径之一,但是在临床工作中,由于医护人员不注重沟通时间的选择,造成了许多护患矛盾,使得临床工作难以有序地、顺利地推动进行。因此,医护人员需掌握以下的适宜沟通时间。

1. 晨间护理　利用晨间护理的时机,既可以获得患者疾病的情况,又可以对患者进行一次仔细的检查,如引流管是否通畅、有无压疮、肢体的活动度及是否处于关节功能位等。询问患者不习惯的地方,听取患者对治疗和护理、病房管理的意见。积极为患者创造一个安静、整洁、舒适的环境。帮助患者解决生活上的困难。护士通过切实的行动获取患者的信任,在护患沟通中,与患者建立信任是护患沟通的重要内容和先决条件。

2. 护理操作时　在操作过程中通过聊天的方式,采用开放式的提问使患者主动说出自己的主观感受,从而收集到内容丰富的信息,并可在此时进行健康指导,指导患者建立健康的生活方式,同时树立战胜疾病的信心。

3. 午间护理 下午医院内大多数科室的一般治疗会基本结束,患者在用餐午睡后,精神状态一般良好,此时与患者沟通,了解患者的饮食情况、排泄、肢体功能锻炼和心理需求,是护理措施实施后效果评价的最佳时机。

（六）沟通障碍的应对技巧

1. 学会语言沟通 在护患沟通中,应摒弃过去的"哑巴"模式,因为语言交流是最直接的护患沟通。语言沟通是完成日常治疗护理工作的基础,通过语言交流可以增进人们彼此的了解,调节患者的心理,促进康复。

2. 学会非语言沟通 非语言沟通是以人的行为和肢体语言为载体而进行的。例如:在与患者沟通的过程中,两眼平视对方、面带微笑可以使其体会到温馨的感觉;当患者表现出痛苦或恐惧时握紧其手可以使其感到安慰和鼓励等。

3. 学会倾听 倾听是沟通的基本技能,是建立良好人际关系的基础。在临床工作中,通过对患者的倾听,一方面表现了对患者的尊重,使患者对医务人员产生信任感,另一方面又可以了解患者的病情、治疗护理效果,了解患者各方面的合理需求。

4. 学会换位思考 患病及住院后患者及家属面临巨大压力,特别是当患者病情比较严重时,甚至是一种恐怖的经历。因此,在临床工作中,医务人员应多站在患者的角度考虑问题,设身处地为患者着想,这样更能调动患者治疗的积极性。

5. 保护患者的隐私 有时为了治疗及护理的需要,患者需要将一些涉及个人隐私的信息告诉医护人员,医护人员在任何条件下,都要对患者的隐私保密。在某些特殊的原因下需将患者的隐私告诉其他人时,也必须征求患者的同意。医护人员不得将患者的隐私作为茶余饭后的谈笑主题。

三、出院沟通

（一）出院沟通的定义

出院沟通是指患者病情稳定,康复出院前几天或出院时进行健康教育并指导。

（二）出院沟通的内容

针对患者的恢复情况重点介绍医治效果、病情现状,如何巩固疗效、防止复发的注意事项。帮助患者规划饮食、起居、活动方式、功能锻炼、用药方法,增强患者或家属自我保健、自我照顾的能力,使其养成良好的健康行为,以减少患者的后顾之忧及降低慢性患者的再住院率。

（三）出院沟通的步骤

1. 了解患者的需求 和患者沟通能够了解病情,稳定患者情绪,医治心理疾病,让患者得到安慰,使患者得到健康指导。因此,护士需要熟悉患者病情、治疗进展情况,患者的性格爱好、家庭背景、经济状况等,只有在充分了解患者需要的基础上才能有针对性地开展护理活动。主动发现患者可能出现的问题,有针对性地做好解释工作,消除患者顾虑,使患者配合治疗。当患者有忧虑时,要出面劝慰,当患者诉说苦衷时,要给予倾听并表示同情,当患者悲痛时,要好言安抚,当患者受挫折时,要婉言疏导等。护士与患者沟通中要注重换位思考,可起到事半功倍的作用。在患者住院、抢救、留院观察过程中,医护人员应全面地、细致地观察和交流,了解和掌握患者对疾病和健康的生理需求及心理需求。在患者出院后,患者及家属需要从医护人员那里获得专业的疾病康复护理知识,包括出院后患者的饮食、生活起居、运动与休息以及性生活方面等知识。住院一段时间后,患者的病情得到了有效控制,症状也得到缓解。在出院时,疾病的缓解程度、疾病的严重性和预后、家庭的经济条件、家庭成员的关系和关注程度以及社会支持系统等都会不同程度地影响患者的心理,有的可能使患者产生消极的不良的心理,如自卑心理、怀旧心理、悲观心理、假视心理、厌倦心理、侥幸心理、绝望心理等。在患者出院时,患者和家属都希望从医护人员了解疾病的预后,康复训练的计划与方法、治疗方案的操作方法及变化、服用药物可能出现的副反应和并发症,复诊和检查的时间以及后续治疗费用等。

2. 明确沟通的目的 通过对患者出院时生理需求、心理需求、期望需求等的了解,可以使医护人员根据患者的疾病,疾病所处治疗阶段和患者出院时的生理、心理状态等进行有针对性的沟通,减少和消除不必要的护患矛盾、护患纠纷,并指导患者的治疗和康复。

(1)解决问题 在患者出院后,患者缺少了专业医护人员的照顾,患者及家属会产生各种不适应的问题,通过医护人员在出院时的指导,能够增强患者及家属的信心。同时,在患者住院期间,往往会在抢救、诊断、检查、治疗、用药和康复训练的过程中产生误会、矛盾甚至冲突。因此,在出院时,通过医院相关部门的协调合作,提出解决问题的方法,及时有效地与患者及家属沟通,能够消除误会、化解矛盾,阻止冲突的发生。

(2)提供方案 在患者出院时,某些患者往往还处于疾病的恢复阶段,疾病并没有完全治愈,为了阻止病情的恶化或反复复发,在患者出院时,医护人员应该就患者治疗、检查、用药、康复、休息与运动、饮食等问题向患者及家属提供仔细、正确、全面的方案,以帮助患者正确地认识疾病,积极配合治疗。

(3)调整态度 由于受文化背景的影响,一些患者和家属往往对疾病的认识是肤浅的,对治疗、检查和用药时常是不合作、消极甚至是敌对的态度。因此,为了能够使工作有效地展开,迫切需要医护人员和患者及家属进行有效的沟通,调整患者和家属对疾病或医院服务的消极态度,建立和培养正确的心理。

(4)健康宣教 患者在医院经过一段时间的治疗后,病情得到了控制、缓解。为了提高患者出院后的生活质量与健康水平,要求医护人员在患者出院时对患者和家属进行必要的健康教育,促进患者疾病的康复。健康教育的内容主要有:①饮食:饮食可以分为普通饮食和特殊饮食,后者主要是指糖尿病饮食、高血压饮食、肝病饮食、肿瘤饮食等。②起居:强化健康的有规律的生活作息时间的意义,避免熬夜。③习惯:养成良好的生活习惯,改变和克服与疾病相关的不良嗜好,如吸烟、酗酒、嗜吃油腻食物等。④活动:向患者提供有益的、合理的运动指导,如帮助患者制定运动的时间、方式。⑤遵医嘱:明确告知患者出院后的治疗时间、检查时间和检查内容、药物服用方法及注意事项、康复训练的要求和方法,监测药物不良反应的表现。

3. 出院沟通时的注意事项

(1)区分沟通对象 在同患者的交谈中,不同年龄不同消费层次的患者都期望医护人员扮演容易接纳的角色,进行恰当的交流,所以应根据患者职业、年龄、文化背景的不同,采用不同的交谈方式。比如:与文化层次较高、对医学知识有较多了解的患者进行交谈时,可以适当使用医学术语,言简意赅;与医学知识较少的一般患者尤其是农村患者交谈时,则语言要通俗易懂,细致入微;与老年患者交谈时,要视其为长辈,对他们既要尊重又不能急躁;与同龄患者交谈时,要注意平等相处,将他们视为兄弟姐妹。

(2)运用得体的称呼语 称呼语是护患沟通的起点。称呼得体会给患者以良好的第一印象,为以后的交流打下互相尊重、互相信任的基础。护士称呼患者的原则是:①要根据患者身份、职业、年龄等具体情况因人而异,力求恰当。②避免直呼其名,呼名唤姓不礼貌。③不可用床号取代称谓。④与患者谈及其配偶或家属时,适当用敬称,如"您夫人"、"您母亲",以示尊重。

(3)避讳语 对不便直说的话题或内容用委婉的方式表达,如耳聋或腿跛,可代之以"重听"、"腿脚不方便";患者死亡,应使用"病故"、"逝世",以示对死者的尊重。

(4)注意职业性口语的使用 职业性口语包括:①礼貌性语言:在护患沟通中要时时刻刻尊重患者的人格,不伤害患者的自尊心,回答患者询问时语言要同情、关切、热诚、有礼貌,避免冷漠粗俗。②保护性语言:防止因语言不当引起不良的心理刺激,对不良预后不直接向患者透露,对患者的隐私要注意语言的保密性。③治疗性语言:如用开导性语言解除患者的顾虑;某些诊断、检查的异常结果,以及对不治之症者的治疗,均应使用保护性语言。

(5)注意口语的通俗性 与患者坦诚交谈,注意不使用医学术语,要通俗易懂。

第四节 临床常见情景应对

一、特殊情绪状态下的护患沟通

护理工作中,会遇到各种各样的患者,他们的表现也千差万别,需要护士掌握沟通技巧,灵活应对。

1. 易激动的患者 易激动的患者情绪较为不稳定,对周围的事物要求高,稍有不满就会发脾气,甚至做出过激的行为,如大喊大叫、拒绝治疗、拔掉输液管、破坏治疗护理仪器等。

通常这类患者是在了解自己所患疾病的真实情况后,心理不能接受,加上躯体原有的痛苦,导致不良情绪的出现。护理人员面对这样的患者时,需注意:①保持耐心和冷静,不被患者的言辞和行为激怒而发生激烈的语言冲击。②适时保持沉默,认真倾听,寻找患者发怒的真正原因。③安抚患者,使其情绪尽量恢复平静,尽力满足患者的合理要求。

2. 愤怒的患者 护士有时会面对一些愤怒的服务对象,愤怒地指责别人,有时会无端地仇视周围的人。面对这类服务对象,护士可能会失去耐心,被服务对象的过激言行激怒,或者尽量回避。一般服务对象愤怒都有一定的原因,多数情况下不是服务对象无端地指责护士或其他医务人员,而是服务对象知道自己患了某种严重的疾病,感受到了身心的痛苦,以愤怒来发泄自己的害怕、悲哀、焦虑或不安全感。此时护士沟通的重点是对服务对象的愤怒做出正面反应,视服务对象的愤怒、生气为一种健康的适应反应,不要对服务对象采取任何个人的攻击性或指责性行为,尽量为服务对象提供发泄的机会,让服务对象表达及发泄自己的焦虑及其他情绪。应用倾听技巧了解服务对象感受及愤怒的原因,对服务对象所遇到的困难及问题及时做出理解性反应,并及时满足服务对象的需要,减轻服务对象的愤怒情绪,使服务对象的身心恢复平静。

3. 抑郁的患者 这类患者多因被诊断为绝症或者其他一些难以接受的情况而导致抑郁的发生。当患者抑郁时,往往注意力不集中,说话慢、反应慢,甚至有自杀倾向。护士对待此类患者,应尽量表现出体贴及关怀,以亲切、和蔼的态度,使患者感受到护士的关心及重视,简短地向患者提问,对患者的需求及时作出回应。

4. 哭泣的患者 哭泣表明患者悲伤,也是一种对健康有益的反应。面对悲伤的患者,护士首先要了解患者哭泣的原因。一个因悲伤而哭泣的人,有可能是因为患了某种病,将永远失去自己拥有的一切,或遇到较大的心理打击时,产生巨大的失落感,出现沮丧、悲哀等反应。此时可以鼓励患者及让其表达自己的悲哀,患者可能不会诉说原因,但可以通过与患者家人的沟通了解情况。允许患者独处、发泄、倾听、移情、沉默等,尽可能地陪伴患者,使患者及时调整悲哀心理,恢复平静。理解的同时,要对患者的不合理要求进行一定的限制。

二、特殊个性特征下的护患沟通

1. 要求太高的患者 这样的患者对他人的要求很高,往往存在抱怨周围一切人或物的心理状态。面对这样的患者,医护人员首先应该理解患者的行为,一般要求过多的患者认为自己的病情没有得到医护人员的重视及同情,所以以要求苛刻的方式来唤起医护人员的重视,特别是长期住院的服务对象。此时,医护人员应该多与患者沟通,适当地允许患者抱怨,对服务对象的合理要求及时做出回应。有时可应用幽默或非语言沟通技巧让服务对象感受到护士的关心及重视。对一些无理要求或抱怨的服务对象,如果没有特殊的原因,护士在对服务对象表示理解的同时,要对服务对象的不合理要求进行一定的限制。

2. 不合作的患者 这类患者多表现为不遵守医院的规章制度,不愿意与医护人员合作,不配合相应的医院服务治疗和护理。由于不合作的行为会引起护患间的矛盾,护理人员在与这类患者接触时会表现出无奈、厌烦,以至于有些护理人员总是躲避这类患者,对于患者的行为也会睁只眼闭只眼。面对这样的患者,积极寻找不合作的真正原因才是解决问题的关键。医护人员需要积极主动地与患者及家属进行沟通,了解患者不合作的真正原因,建立彼此间的信任关系。通过针对原因的沟通,使患者以良好的心态面对现实,积极地配合治疗和护理工作。听之任之、以牙还牙都是不恰当的应对方式。

三、特殊病情状态下的护患沟通

不同的患者,其心理反应和心理需求也有区别。这与其所患疾病的性质、种类,疾病严重程度,年龄,文化层次,社会处境,经济地位,个性特点以及对所患疾病的认识水平等有关。

(一)急症患者

急症患者由于起病急,病情重,因此感到恐慌不安、感情脆弱,变得敏感,担心诊断不准确,害怕处理不当造成不良后果,因为不能或不便行动,主动性也减弱,产生依赖心理。因此,护士在与急症患者沟通时应主动与患者交流,积极建立融洽协调的护患关系。

1. 理解与同情,急患者之所急 急症患者多为突发和意外造成的伤害,患者没有思想准备,容易惊慌失措、丧失冷静,更有甚者会向护士提出无理要求或粗暴指责。面对这种情况,护士要保持冷静,态度和蔼,理解、同情患者的痛苦,多使用安慰的语言加以说明和解释,以稳定患者的情绪,不能漠视患者的感受,甚至对他们抱怨、训斥,多用亲切的目光、安慰的触摸,以缓和患者因紧张造成的恐惧、焦躁的情绪,以便于患者积极配合治疗。

2. 谨慎与诚信 急症患者的情况危急,护士在语言上要保持认真负责、谨慎诚信的态度。对患者的病情不能盲目评价,要如实地告知患者有关疾病诊断的真实信息,为了不给患者带来压力,不要过于主观地下结论,面对患者的抱怨,要少说多听以取得患者的信任,使他们积极配合。

3. 根据急症的不同原因采取不同的沟通方式　①意外伤害的患者,表现为紧张不安、焦虑烦躁,喜欢提问,他们常用哭泣、呻吟、喊叫等情感行为引起注意。护士要多用同情与关心的语言以及安抚性的触摸进行安慰,对患者的提问要耐心解答,多要求亲友陪伴并与之多交流。②自我伤害的患者,表现为情感脆弱,情绪极不稳定,行为和语言上表现出冷漠。患者害怕外人知道自己的隐私,往往不配合治疗。护士与他们沟通时要小心谨慎、耐心细致,注意观察他们细微的表情和行为,寻找谈话的切入点,多鼓励他们倾诉,允许他们宣泄不良情绪,善于从他们反馈的信息中得到有价值的信息,引导他们进入积极的沟通状态。

(二) 危重患者

危重患者有对死亡的恐惧心理,特别是在病情加重或感到治疗无望时,他们会更恐惧、焦虑,对治疗失去信心。因此,护士与危重患者的沟通显得尤为重要。护士沟通时要多给予患者精神关怀,培养患者的积极情绪,多征求患者的意见和要求,尽量满足其愿望。要及时了解患者的病情,以及倾听他们的感受或要求,提问要简单明了,语速要慢,细致地观察患者的举动,判断是否有什么需要,并及时反馈信息,采取适当的措施。

(三) 传染病患者

传染病患者不仅自身遭受疾病所带来的身心痛苦,还担心自己的疾病给周围人造成威胁,害怕受到别人的歧视。他们常常感到自卑、孤单、恐惧、消极,如果得不到护士的理解,这种负面情绪得不到调适和缓解,将会更加悲观,严重影响病情。因此,与传染病患者沟通时要特别关注他们的心理变化,要给予患者充分的理解与尊重,主动地、有意识地通过沟通拉近护患关系,让他们感受到亲切和温暖,帮助其消除负面情绪,增强他们战胜病魔的信心。

对于传染病患者,护士在与之沟通时要多设身处地为患者着想,理解他们的苦衷,尊重他们的人格和权利。因为传染病患者害怕传染疾病给别人,总是保持距离,护士要主动与他们进行沟通并亲近他们,尊重他们的想法和感受,沟通时要注意周围的环境,避免泄露隐私,语气要亲切和蔼,态度平易近人,耐心地开导,给予他们心灵上的抚慰。

(四) 肿瘤患者

肿瘤的确诊对患者及家属的打击是巨大的,给患者带来的精神刺激是巨大的,很少有人能保持平静。护士在与之沟通时要帮助患者尽量降低癌症对患者产生的负面影响,帮助患者调整心态,建立信心,积极配合治疗,使疾病得以控制并向有利的方向发展。

1. 尊重患者的知情同意权　尊重患者的知情同意权是护士最基本的伦理义务,护士在沟通中不得向患者隐瞒确诊结果、医疗干预措施、可预见的"实质性"风险或者不良反应等。当然,告知患者要讲究策略和选择适当的时机,要向患者强调目前有好的治疗方法,进行心理安慰,帮助患者度过适应期,逐渐树立信心。可是,在一些特殊情况下,如果告知患者可能引起精神崩溃或令患者丧失信心,这样的情况下不要向患者传达虚假信息,而要与家属进行沟通,征求家属的意见后确定隐瞒或者以合适的方式告知,以免发生医疗纠纷。

2. 同情与关怀　肿瘤患者普遍较悲观,有的甚至丧失了治疗的信心,需要护士对他们特别地关心与爱护。多倾听他们的心声并给予安慰,以缓解患者的心理压力,语气要委婉,内容要有针对性,提高患者对信息的可信度。及时了解患者的需要,对于患者的疑问要耐心细致地解答,回答的信息要有专业性、科学性,具有较强的说服力,以利于患者缓解焦虑、紧张、悲观心理。如果患者拒绝治疗或者对护士进行抱怨,要从患者的角度理解同情患者,入情入理地耐心说服。护士还要帮助患者寻找家属和社会支持,如让家人多关心、鼓励,让乐观的病友劝说并传授与病魔斗争的经验等,使患者得到家属和社会的理解、关心、鼓励与帮助,有利于患者鼓起勇气战胜病魔。

（五）神经系统病变患者

因疾病而导致身体某些部位损伤(如大脑、脊柱等),从而造成机体神经系统的病变,这类患者往往会出现感知觉的障碍。对于听力障碍的患者,说话时应尽量让患者能看到你的脸和口,用手势和表情来加强交流效果,或用书面文字来增进交流;对于视力不佳者,在走近或离开患者时,都要告诉患者,并告知你的姓名,及时对对方所听到的声音作出解释,应避免或减少非语言信息,要设法为这类患者补偿一些看不见而被遗漏的内容;对于语言障碍者,因无法表达,应尽量使用一些简短的句子,可以用"是"与"不是"、"摇头"与"点头"来回答,给对方充分的时间,态度要缓和,不可过急,也不可以用文字交流。

（六）感觉缺失患者

感觉缺失患者一般是在视力、听力、语言、皮肤和部分肢体的触觉等方面因为先天或后天因素造成的功能丧失或者不正常,给他们工作、生活、教育、医疗造成很大影响。这类患者大多自卑、孤僻、敏感、忧郁、自尊心强,缺少幸福感。由于感觉缺失,他们可能难以表达或没有感觉,自己又没有能力解决,因此常常烦躁不安、易怒,也可表现为不愿意与医务人员合作,不配合治疗,甚至有过激行为。因此,护士与这类患者沟通时要充分尊重他们的想法和情感,要特别讲究技巧和策略,不同感觉缺失者要区别对待。

1. 与听力和语言缺失患者沟通 护士要善于运用手势交流、表情交流以及文字图片等非语言的沟通方式。

2. 视觉缺失患者沟通 视觉缺失患者一般深沉、内向、不爱表达,但内心情感丰富。面对视力缺失的患者,护士首先要充分尊重他们,由于患者无法感知非语言沟通,因此要注意加强语言沟通,多采取倾听的方式,多说鼓励性的语言。

3. 与肢体触摸感觉缺失患者沟通 这类患者主要是皮肤失去知觉,或者由于偏瘫和局部瘫痪而导致肢体某些部位失去感觉。他们只是运用表情、手势等非语言交流比较困难,但他们具有语言交流能力。因此,与他们的语言交流就显得很重要。要多关注他们的表情,多听他们的感受,并且善于运用自己工作积累的经验和专业的优势反馈患者无法表达的意见和感受。

四、跨文化的护患沟通

在护理活动过程中,护理人员经常要面对不同民族与国度、不同语言与风俗、不同宗教信仰等多元文化因素的患者,护士既要为其提供适合共性需要的护理服务,又得体现能适应个体文化背景需要的特殊性护理服务。

（一）多元文化护理的相关概念

1. 文化(culture) 文化是指人类在社会历史发展过程中所创造的物质财富和精神财富的总和。它是某一特殊群体所共有的信念和行为。它包括知识、艺术、道德观念、风俗习惯等各个方面。

文化由某一群体发展起来,弥散于社会生活的每一个角落,并世代相传。文化是无形的,需要用意识来感知,是通过后天的学习教育而获得的。文化是可以分享的,文化环境不同的人们,都可以按照特定的方式进行思考和行动。文化是某一群体核心价值观的体现,人们从小被灌输了自己民族的文化,在分享本民族文化的同时,逐渐形成了相同的价值观。比如,中国人特别注重"家"的观念,重视乡土人情,因此,思维和行为也依照这个核心价值观,重视亲情、子女教育、家庭和睦等。核心价值观很难改变,但文化作为人类生活中影响最为广泛深刻的社会现象,是不断变化与发展的。

2. 多元文化(multi-culture) 由于不同国家和地区在地理状况、历史发展上的差异,导致价值观念、宗教信仰、审美观、风俗习惯、语言文字、伦理道德等方面出现差异,因而产生了不同的行为规范,导致了不同的社会发展,构成了国家、地区与各民族之间的多元文化社会。

3. 多元文化护理(multi-culture nursing) 多元文化护理是指护士按照不同人的世界观、价值观,不同民族的宗教、信仰、生活习惯等,分层次采用不同的护理方式,满足不同文化背景患者的健康需要的护理服务。多元文化护理是社会进步和护理学科发展的产物。

中国是东方古国,有着悠久的历史和文化,它们也影响着中国护士工作的态度和方法。同时,中国又是一个拥有 56 个民族的多民族大国,在蒙古族、维吾尔族、藏族等少数民族集中的地区,要求护士了解和尊重当地人民的风俗习惯,如斋戒日的饮食及临终护理等不同风俗。

随着我国改革开放的深入,经济迅速发展,跨国界、跨区域人与人之间的交往、交流越来越频繁。对于来自世界各国的不同患者,护士在与之沟通时,要注重其价值观,尊重患者的习俗、饮食习惯等。

(二)多元文化背景下的护患沟通策略

为了适应、满足不同文化背景的护理需要,在进行护患沟通过程中,护士应该了解和学习不同文化的行为方式,重点研究其不同传统习惯与照顾方式,运用这些知识为不同民族或国度文化的人提供共性和各异的人文关怀和护理照顾。

1. 沟通方式因人而异 沟通是实施多元文化护理的前提,提高护士交流技巧是保证护理质量的关键。在语言交流上,护士不仅仅要加强外语学习,而且要加强母语中方言的学习及针对不同知识结构的人学会采取不同的表达方式,如:欧美国家的人见面时常常问好,中国人则喜欢问饮食起居;西方人谈话涉及面广,如气候、爱好等,但触及个人及家庭的隐私时则缄口默言;东方人传统观念强,爱涉及家庭生活体验。在交流用语上,我国对老年人称呼往往以"老"表示尊重,而西方人则不愿意称呼"老",因为他们忌讳"老",认为自己还没有到老的程度。在非语言交流上,西方人特别是美国人和法国人谈话时,喜欢用手势帮助信息的表达,而中国人却不同,即便是同样的手势或非语言行为,表达的意义却不同。中国人习惯于用点头表示同意或对,摇头表示不同意或不对,而斯里兰卡、印度、尼泊尔等一些国家或地区,摇头表示同意;还有尽管有些非语言的交流表达的意思一样,但表达的方式不同,如西方人用拥抱来表示热烈的欢迎和送行离别,而中国人则习惯用深情的握手,西方人耸耸肩,一摊手表示不知道,无可奈何,中国人则摇摇头,缄口无言。

护士在临床工作中,要有意识地注意患者交流方式的差异。应注意倾听,耐心诱导,从言谈中捕捉谈话的契机,了解患者的病情和心理,因势利导,从中选择收集病史资料和发现护理问题,取得良好的沟通效果,建立相互信任的护患关系。

2. 不同社会文化背景下的护患沟通 一个人在成长过程中受到某种文化的影响,在不知不觉中形成特定的世界观,世界观支配其行动,这种现象称为文化约束。不同民族、阶层的文化约束,是每个人以自己特有的文化角度来看待和处理事物。所以护士要认识到不同民族有不同的文化约束,按其文化背景及风俗习惯,护理时做到有的放矢。

(1)重视价值观　由于一个人的文化行为受其家庭文化的影响,东西方在价值观念上存在许多差异。如中国人忽视自立能力的培养,患者生病时一切生活护理由家属或护理人员全部"包办代替",使患者产生依赖思想。而西方人在成长过程中很注重自理、自立能力的培养。护士在护理患者时应评估患者在价值观念上的不同,不要损害患者的自尊心。

(2)尊重不同民族的饮食习惯　不同的民族有不同的饮食习惯,如西方人喜欢吃生、冷食物,他们认为这些食物可增进健康,而东方人则认为这些食物可能是致病的原因。回族、维吾尔族、塔吉克族等民族信仰伊斯兰教,禁食猪肉、自死物、血液,每年九月(伊斯兰教历)斋戒,斋戒期间从黎明到日落要禁食水,护士针对这种情况可以采用夜间加餐、输液的方法满足患者的营养需求。不同地域的患者口味也有差异,有南甜北咸东酸西辣的说法,护士如果在饮食中注意满足患者的这些要求,对患者健康恢复是十分有利的。

(3)尊重患者的民族习俗　在多元文化护理人际沟通中,尊重患者的民族习俗是最重要的。如日本人忌讳数字"四",认为四是死的谐音,不吉利;在信仰基督教的欧美国家"13"这个数字常常与耶稣殉难日联系在一起,禁忌"13",乘飞机、乘船不愿意选择13日,认为是不祥之兆。有的民族在术前要进行祷告,护士要提供必要的场所,并且患者祷告时要注意尽量回避,也不要来回走动。不同国家、民族有自己的传统节日,如圣诞节、开戒节等,在这些传统的节日里,护士如果送上一束鲜花或亲切地道一声祝福,不仅可以增进友谊,还可以驱散他们的思乡之情,心灵的慰藉可以缩小彼此之间的文化距离。

3. 正确处理时间观念的差异　不同文化背景的人对时间的观念不同,有的人着眼于现在,有的人着眼于未来,护士应根据不同民族的时间观念合理安排生活起居与护理、治疗程序。欧美人注重将来胜于现在,护士在护理时应注重整体效应,患者入院时将各种安排事先编入日程,告之本人以取得合作。

案　例

张先生,男,62岁,美籍华人,因中风后遗症入院接受针灸治疗,护士把他安排在两人间的病室。患者入院后一直闷闷不乐,后经责任护士与之沟通,才知道患者希望病室宽敞、舒适。护士克服困难提供了十余平方米的单间病房,患者仍不满意。

请你根据这一情况分析其原因。

五、临终关怀期的护患沟通

临终阶段是人一生的特殊阶段。患者面对即将到来的死亡问题会出现各种生理和心理的反应,他们大多数忧郁、沮丧、悲观,甚至绝望,有的抱怨命运的不公,整天唉声叹气,有的把情绪发泄到医护人员身上,表现得蛮横无理,这样的情绪不仅影响其家人、其他患者,还会刺激到护士。因此,护士要把握临终患者的心理特点,尽量减轻和消除患者的心理压力和痛苦。

(一)临终与临终关怀的概念

临终是指由疾病或意外事故而造成人体主要器官的生理功能趋于衰竭,生命活动即将结束、濒临死亡的状态和过程。临终患者的临终过程大都以死亡为终结,但时间有长有短。短则数小时、数天、数周,如突发意外事故造成的主要脏器的严重损伤或心血管疾病的意外发作等;长则可达数月,甚至数年,如慢性疾病导致的器官功能的逐渐衰竭或癌症晚期等。

临终关怀是以心理护理为主,治疗为辅,主要是给予患者及家属精神上的慰藉,心理上的疏导,生活上的关怀、照顾和支持,最大限度地减轻他们的心理和躯体痛苦,使临终患者能够平静、安详、有尊严地走完人生最后的路程,使家属得到慰藉,身心健康得到维护和增强。

(二)临终患者的心理过程

当患者得知自己的生命已到尽头,其心理活动是十分复杂的。一般将身患绝症的患者从获知病情到临终关怀的心理反应分为五个阶段,即否认期、愤怒期、协议期、忧郁期、接受期。

1. 否认期 "不可能是我,那不是真的,可能是诊断搞错了。"这是患者得知自己患不治之症时,所表现的震惊与否认。此时患者认为可能是医生搞错了诊断,整日心神不安,他们怀着侥幸的心理四处求医,希望是误诊,企图逃避现实。否认是一种心理防御机制,它可减少不良信息对患者的刺激,使患者有较多的时间来调整自己,面对死亡。此时应多给患者及家属一些时间,让他们去发展其他的防御准备。

2. 愤怒期 "这种病为什么偏偏是我? 上天怎么这样对我不公平!"患者知道自己确实患了不治之症后,气愤,怨天尤人,不能理解。怨恨、无助和痛苦等情绪交织在一起,常常迁怒于家属或医务人员,发泄内心的不满、苦闷与无奈,责怪上天的不公平。此时患者需要有机会发泄或有人帮助他们倾诉内心的痛苦。

3. 协议期 "你们一定要想办法延长我的生命,用什么方法都可以,我承受得了。"此期患者已接受自己患不治之症的事实,不再怨天尤人,只是乞求医护人员想尽一切办法来挽救自己的生命,期待医护人员能妙手回春,在自己身上出现奇迹。表现为时而安静时而烦恼,对存活抱有希望,能努力配合治疗。

4. 忧郁期 "我是不行了吧,听天由命吧,不会有什么希望了。"当患者认识到乞求已无济于事,死亡就要来临时,表现出悲观、生活萎靡、情绪极度消沉、压抑。患者体验到失去健康、薪水和家人团聚的悲哀,体到准备后事的悲哀。此时家属应全身心守候在床旁,允许患者为未知的将来痛苦。

5. 接受期 "没什么遗憾和牵挂的了,我已经准备接受死神,你们都不要为我难过。"患者认为自己已经走完人生路程,并做好了迎接死亡的准备。因此患者对死亡不再恐惧和悲伤,而有一种认命感,表现为平静、安详、少言,并要求陪伴者和探视者保持安静。

临终患者的心理变化是十分复杂的。以上五个阶段不是固定不变的。每个临终患者不一定都会经历这五个阶段,各个阶段不一定按顺序发展,有时会交错,有时会缺失,各个阶段持续时间长短也不一样。

(三)与临终患者的沟通策略

1. 充分理解和满腔热情地对待患者 理解是与临终患者沟通的前提,护士要充分理解,满腔热情地对待临终患者,不能因为其就要离去而远离他们,甚至鄙视他们。要准确地评估患者濒死的反应,根据其所处的心理阶段,采取不同的沟通策略。

(1)患者在否认期 不宜急于把病情真相告诉患者,可以慢慢地用渗透的方法,根据患者承受能力和心理准备状况,决定何时、怎样告诉患者。护士应坦诚温和地回答患者对病情的询问,并且注意对患者病情的言语要一致。要经常陪伴在患者身边,耐心倾听患者的诉说,主动表示愿意和他一起讨论死亡,在交谈中因势利导,使患者感到没有被抛弃并且逐步面对现实。

(2)患者在愤怒期 护士应主动提供时间和空间让患者发泄,不责怪、不制止,注意倾听并给予较多的时间陪伴、关心和疏导患者,保护患者的自尊,满足患者的心理要求,千万不要有厌烦、逃避患者的念头。

(3)患者在协议期 护士应主动关心患者,尽可能满足患者合理的要求,并给予真诚的帮助,使患者更好地配合治疗,以减轻痛苦。尽可能满足患者的乞求心理,不让患者感到绝望。在交谈中,应鼓励患者说出内心的感受,尊重患者的宗教信仰和风俗习惯。

(4)患者在忧郁期 应多加安慰和鼓励,增强其生活的勇气,并设法转移患者的注意力,应让其适度地发泄自己的哀伤情绪。护士应静静地陪着他,握住他的手,对他的悲伤、哭泣提供支持,同时也让患者知道他的表现是一个正常情绪的发展过程。安排亲朋好友见面、相聚,并尽量让家属陪伴身旁。让患者和家属倾诉衷肠,指导和鼓励家属参与一些护理患者的工作,有助于家属对患者的心理安慰。劝家属要控制情感,不要再增加患者的悲痛。

(5)患者在接受期 护士应尊重患者,不要强迫与其交谈,给予临终患者一个安静、明亮、单独的环境,减少外界干扰。应设法帮助患者了却未了却的心愿,告慰其心灵,尽量不让患者留有任何遗憾。

2. 帮助患者减轻恐惧和痛苦 处于不同心理阶段的临终患者对死亡都有不同程度的恐惧和痛苦。这种恐惧不是来源于死亡本身,而是对死亡的种种可怕想象。害怕死亡往往比死亡本身更不堪忍受。帮助患者减轻恐惧及痛苦,也是临终关怀的主要任务。护士应首先弄清楚患者的恐惧及痛苦的原因,再针对原因,用适当的方法进一步减轻患者的恐惧和痛苦。真正让患者从恐惧中解脱出来,关键是帮助其树立正确的人生观、生死观。生老病死是客观的自然规律,死亡是人生旅途的必经之路,每个人都要走向死亡。护士本身也应有正确的生死观,有一定的哲学、伦理学、心理学知识及良好的语言素养,才能深入浅出地给患者讲清这些人生哲理。

3. 尊重患者的权利 患者有权知道自己的病情和治疗护理的情况。如果患者已谈不上生命质量,剩下的只是不可避免的痛苦,此时应该注意控制症状,改善余生。在法律允许的情况下尊重患者对死亡时间、死亡地点和死亡方式的选择。

(四)与临终患者家属的沟通

1. 临终患者家属的身心状况

(1)多重压力 家属通常是第一个知道患者病情的人,而又拿不定主意是否应该告诉患者真相。如果家属未告诉患者,就要承受双倍的压力。除了要承受患者疾病的压力,还要承受自己内心的痛苦,在患者面前掩饰自己真实的情绪,抑制自己的悲伤。如果家庭经济困难,还要设法考虑医疗费用的问题。这些压力对临终患者的家属来讲是沉重的,直接影响身心健康。

(2)内疚感 在长期照顾患者的过程中,因为精神、体力和经济消耗很大,几乎拖累了整个家庭。临终患者家属往往会产生非常矛盾的心理,有时欲其生,有时又欲其死,以免连累全家。当患者病情发展变化很快,已经无法挽救时,家属往往会因为自己由于工作脱不开,未能很好地照料患者而感到愧疚和不安。

(3)憔悴 患者在住院治疗期间,家属奔波于医院、家庭和工作单位之间,既要照顾患者,照顾家庭,又要兼顾工作,常感缺乏休息和睡眠,非常疲劳。加之过重的精神压力,使患者家属显得过于疲惫和憔悴,常常无精打采。

(4)营养失衡 精神压力和过度疲劳,使得临终患者家属没有时间和精力去考虑自己的营养问题,导致摄入的营养不能满足机体需要,抵抗力下降。而这一点常常被绝大多数临终患者家属忽视。

2. 与临终患者家属的沟通策略

（1）疏导家属的困扰和痛苦　理解家属压抑和痛苦的情感，对他们的过分言词不要计较，要能宽容和谅解他们，并善于鼓励其将内心的痛苦和真实的想法说出来，必要时可以提供适当的场所，让其发泄心中的悲伤并给予安抚。家属在患者尚未死亡之前就逐渐表达出他们的哀伤，称"前发性悲伤"，这种悲伤是家属在面对亲人真正死亡时最好的心理防御。

（2）尽量满足家属的心理需求　当临终患者家属对患者的治疗护理提出合理的要求时应尽量满足，如有些要求暂时做不到，应给予耐心的解释，以解除疑虑。

（3）关心家属的身心健康　为防止临终患者家属因长期精神压抑和过度疲劳而导致心身疾病，应和他们沟通，教会他们一些保持健康、保存精力及心理疏导的保健方法，如自我放松疗法，注重饮食调理，合理安排作息时间，积极需求社会支持等。

（4）允许家属参与制订患者的治疗护理计划　让家属参与医疗和护理计划的制订，并且教会家属做一些护理操作。这样可以使临终患者家属了解到患者的治疗和护理情况，心中有所寄托，而且当他们能有机会为患者做护理时，也可以使心理上得到一些安慰。

（5）提供良好的丧葬服务　良好的丧葬服务是一种尊重亡者和生存者意愿的表现，也是对生存者良好的心理支持和安慰。尊重临终患者家属意愿，通知其亲朋好友，举行适当形式的悼念活动和丧葬仪式，以寄托哀思和表达情感。

实训内容:临终生活的价值与意义讨论

1. 题目

在你的记忆中你身边有没有临终的人最后的生活时光给你留下很深刻的印象？回忆并思考下列问题。

（1）他们需要别人的照顾吗？

（2）对于温暖的照顾他们有何反应？

（3）让即将离世的人感到温暖的关怀有何意义？

（4）离世的人安详离去对生者有何意义？

2. 方法

分组讨论：

（1）将全班分成若干小组，每个小组组长组织同学讨论，要求每人发言。

（2）没有这样经历的同学听了别人的发言后发表自己的感想。

（3）每个小组派代表向全班汇报。

（廖碧珍　杨　茜　文　华）

思考题

1. 护士建立良好的护患关系有何作用？

2. 何谓护患关系模型？包括哪些类型？

3. 举例说明市场经济下新型护患关系的内涵与特点。

4. 特殊情绪状态的护患沟通有哪些？

5. 特殊患者的护患沟通主要包括哪些？

6. 构成治疗性沟通的基本要素有哪些？

7. 治疗性沟通的基本方式包括哪些？

8. 促进有效沟通的技巧包括哪些？

9. 对于不配合治疗的患者如何实施治疗性沟通？

10. 跨文化的护患沟通中应注意什么问题？

11. 简述临终关怀期的护患沟通策略。

12. 入院沟通的注意事项有哪些？

13. 住院时沟通的原则包括哪些方面？

14. 影响住院时沟通的因素有哪些？

15. 沟通障碍的应对技巧包含哪些？

第五章　日常礼仪

本章要点

　　礼仪是每一个社会人应具有的一种能力，是个人文明素养在社会交往中的集中表现。作为提供服务的实施者，护士需要学习和掌握人际交往礼仪。在日常礼仪这一章，我们将介绍礼仪的特点，社交礼仪的基本原则，电话、宴请、着装等日常基本礼仪。希望通过本章学习，能够了解与掌握日常基本礼仪。

学习目标

识记：

1. 会面礼仪中称谓、介绍、握手礼仪的规范要求及注意事项。
2. 电话礼仪、公共场合礼仪的注意事项。
3. 服饰礼仪 TPO 原则。

理解：

1. 礼仪的特点。
2. 社交礼仪的基本原则。

应用：

1. 在日常工作、生活中灵活运用会面礼仪、宴请礼仪，把握注意事项。
2. 在电话沟通时运用电话礼仪。
3. 根据服饰原则进行着装修饰。
4. 在公共场合遵守礼仪规范。

第一节　礼仪的特点与原则

　　礼仪是人类维系社会正常生活，以一定约定俗成的方式来表现律己敬人的过程。它是人们在长期共同生活和相互交往中逐渐形成的，并且以风俗、习惯和传统等方式固定下来，它涉及穿着、交往、沟通、情商等方面的内容。礼仪是每一个社会人应具有的一种能力，是个人文明素养在社会交往中的集中表现。在交往过程中，以什么形象出现，给人留下何种印象，都会影响交往的效果，这将直接关系到一个人的生存与发展。因此，人们在社会交往中应该掌握一些基本的礼仪知识,在社会交往中才能得心应手,促进社会活动取得成功。医学护理工作强调服务,护士作为提供服务的实施者,必须学习和掌握人际交往礼仪。

一、礼仪的特点

1. 传统性 礼仪是人们在长期的生活及交往中形成的习惯、准则并沿袭下来,并不断吸收其他民族的优秀文化,逐渐发展和完善起来。它根植于传统文化这块沃土上,有着广泛的社会文化基础,人们约定俗成,无须刻意传播,在人们相互交往过程中传播、继承,因而有着深刻的传统性。在这个过程中,传统礼仪的那些繁琐的、保守的内容不断被摒弃,那些体现了人类精神文明和社会进步的礼仪不断补充,代表着中华民族传统文化本质和主流的礼仪,才得以世代相传,并被不断完善和发扬。

2. 共同性 礼仪是在人类共同生活的基础上形成的,是同一社会中,全体成员调节相互关系的行为规范。它以约定俗成的民俗习惯、特定文化为依据,集中地反映了一定范围内人们共同的文化心理和生活习惯,从而带有明显的共同性特点。其范围和准则必须得到广泛的认可,才能在相当的范围内共同遵守。随着沟通交流方式的巨大变革,人际交往更加便利、快捷,礼仪规范的区域性差异逐渐被打破,许多礼仪形式被越来越多的人接受和认可,礼仪的共同性特点将会日趋明显。

3. 差异性 礼仪作为人际交往中一种约定俗成的行为规范,随着社会生产、生存环境和生活形态的变化,必然有其不同之处,其运用要受到时间、地点和环境的约束。这就是礼仪的差异性。这种差异性可以表现在多个方面。比如民族差异性,各民族的习俗礼仪都凝结着本民族、本地区人民的文化情结,因而不同民族的礼仪多姿多彩,各具特色。同是见面礼,不同的民族有着不同的表现形式。礼仪的差异性还表现为个性差异,比如同是出席招待会,男士和女士会有不同的表现风格。礼仪的差异性还体现为时代的变异性,如古代的礼仪和现代礼仪有很多不同。

4. 自律性 礼仪是社会生活中约定俗成的习惯和规则,礼仪对人们的各种行为规范都有着广泛的约束力,但这种约束力不是强制性的。礼仪不像法律那样威严,即使违背了礼仪规范,也不会受到法律的制裁。因此,礼仪的实施主要依靠人们自觉,这就是礼仪的自律性。礼仪的这一特点就要求人们要在内心树立起道德信念和行为准则,不断提高自我约束、自我克制的能力,从而达到自觉地遵守礼仪规范。一个不注意礼仪的人在社会生活中容易陷入处处碰壁、孤独、尴尬、失意的境地,而自觉地遵循礼仪的人,与人交往容易一帆风顺、受人尊重。

5. 等级性 礼仪的等级性表现在对不同身份、地位的人士礼宾待遇不同。在社会生活中,人们往往用长幼之分、男女之别来规范每个人的受尊重程度。在官方交往中,有官方礼宾次序,其主要依据是担任公职或社会地位的高低。这种礼宾次序带有某种强制性,是现代社会正常交往秩序的表现,反映了各级公务人员的社会身份和角色规范。礼仪的等级性在社会交往中还表现为双向对等性,即在不同地区、不同组织的交往中,双方人员在身份和社会地位上要相近,业务性质要相似,以此来表示对对方的尊重。双方的交往还应当是一种尊重互换、情感互动的过程,在礼节上要有来有往、相互对等。这是工作需要与礼仪要求的结合统一。

二、礼仪的基本原则

遵循礼仪规范,就会得到社会的认可和嘉许。违反礼仪规范,就会到处碰壁招致反感、受到批评。正所谓,有"礼"走遍天下,无"礼"寸步难行。为了人际交往的顺利进行,人们在交往中需要遵守礼仪的基本原则,表达出友好的态度和良好的风范,构建出和谐的人际关系氛围。

(一)尊重原则

尊重是礼仪的核心,尊重包含着自尊和尊敬他人。自尊就是要保持自己的人格和尊严。尊敬他人就是要以礼待人,尊重他人的信仰、习惯、人格等。心理学家马斯洛认为,人们对尊重的需要包括对获得信心、能力、本领、成就、独立和自由等愿望。来自他人的尊重包括这样一些概念:威望、承认、接受、关心、地位、名誉、赏识。一个具有足够自尊和尊重他人的人总是更有信心,更有能力,也更有效率,自然也包括对自己在社会上所扮演的角色的正确认识。

礼仪讲究互尊原则,即相互尊敬、坦诚、谦恭、和善及得体,"你敬我一尺,我敬你一丈",才能满足每个人的自尊心理。在人际交往中人与人之间彼此尊重才能保持和谐愉快的关系。"十里不同风,百里不同俗。"不同国家、不同地区,由于民族特点、文化传统、宗教信仰、生活习惯的不同,往往有着不同的礼仪规范。礼仪具有民族、国家和地区自身的文化特色,因此要尊重对方的文化特色并入乡随俗,发挥礼仪交往的作用来构建良好的人际关系。

(二)真诚原则

真诚是人与人相处的基础,是打开社会交往的金钥匙。礼仪的真诚原则,就是要求人们在人际交往中,必须诚心诚意,言行一致,表里如一。"诚于中而形于外"。人生不是一场独角戏,在与他人的交往中,要秉持一颗真诚的心去对待每一个人,在做事时要秉持实事求是的态度,不说谎、不虚伪、不藐视他人,用真诚赢得对方的信任与尊重。

(三)信义原则

取信于人在人际交往中非常重要。信义的原则就是要求人们在人际交往中遵时守信。古语言:"言必信,行必果","君子一言,驷马难追"。说的都是取信的道理。在人际交往中,只有博得人们的信赖,才更有利于成功。

(四)自律原则

礼仪不是法律,不是由司法机关强制执行的。礼仪是待人处事的行为规范。这些行为规范并不是某一个人或某一个团体所规定的,而是由社会大众一致认可并约定俗成的行为规范。因此,它是靠人的自律来维系的,靠社会舆论来监督的。在人际交往中,每一个社会成员,无论其身份,都应当自觉遵守并履行礼仪的相关原则,按照要求来规范自己在交际活动中的言行举止,学会自我约束、自我反省、自我修正,自觉遵守礼仪规范,做一个受大家欢迎的人。

(五)适度原则

在人际交往中要把握分寸,合乎规范。在运用礼仪时,要根据具体情况、具体情境而行使相应的礼仪。如在与人交往时,既要彬彬有礼,又不能低三下四;既要热情大方,又不能轻浮谄谀;要自尊不要自负,要坦诚但不能粗鲁,要信人但不要轻信,要活泼但不能轻浮。否则施礼过度或欠缺热情,都会给人以失礼的印象。

(六)宽容原则

在现代社会,宽容已被作为现代人的一种礼仪素质。宽容就是心胸宽广,宽宏大量,能够原谅别人的过失,能设身处地为别人着想,它是一种崇高的人生境界。在交往中,人们常常会存有一些戒备和不相容的心理,有时难免还会与他人发生冲突。宽容原则就是要求人们,在交际活动中,对他人不要求全责备,过分苛求。只有能够原谅可容之言、饶恕可容之事、包涵可容之人,容许别人有行动与见解的自由,才能达到宠辱不惊的境界,同时也为自己营造一个安宁的心境。

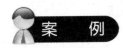 **案 例**

曾 子 避 席

"曾子避席"出自《孝经》,是一个非常著名的故事。曾子是孔子的弟子,有一次他在孔子身边侍坐,孔子就问他:"以前的圣贤之王有至高无上的德行,精要奥妙的理论,用来教导天下之人,人们就能和睦相处,君王和臣下之间也没有不满,你知道它们是什么吗?"曾子听了,明白老师孔子是要指点他最深刻的道理,于是立刻从坐着的席子上站起来,走到席子外面,恭恭敬敬地回答道:"我不够聪明,哪里能知道,还请老师把这些道理教给我。"

在这里,"避席"是一种非常礼貌的行为,当曾子听到老师要向他传授时,他站起身来,走到席子外向老师请教,是为了表示他对老师的尊重。曾子懂礼貌的故事被后人传诵,很多人都向他学习。

第二节 日常基本礼仪

礼仪是人类为维系社会正常生活而要求人们共同遵守的最起码的道德规范,遵守礼仪规范,是建立良好人际关系的前提。常见的日常礼仪包括会面礼仪(meeting etiquette)、电话礼仪(telephone etiquette)、宴请礼仪(banquet etiquette)、服饰礼仪(dress etiquette)、公共场合礼仪(manners in public places)等。

一、会面礼仪

(一)称谓

称谓是指人们在日常交往中相互间的称呼。恰当的称呼反映了一个人的自身教养,为进一步的交往做了良好铺垫。正确掌握和运用称谓,是人际交往中不可或缺的礼仪。

1. 敬称

(1)在较为广泛的社交场合,对社会各界人士表示尊重的称呼,通常使用"同志"、"先生"、"女士"、"小姐"等称谓。

(2)在人际交往中,为了体现对他人的尊重和自身的修养,在称呼对方时,常用您、尊、贵、令等词,以表示谦恭和尊敬。如贵公司、贵姓、贵庚、尊夫人、令尊(称对方父亲)、令堂等。

(3)在与非亲属人士交往中,以亲属称谓称对方,能给人以亲切、热情、敬重之感,如陈姐、胡哥、李姨、张叔等。

2. 职务称

(1)职业尊称 有特定的职业可作敬称,以表示对对方职业和劳动技能的尊重,如肖老师、杨医生、刘护士、王律师等。

(2)行政、技术职务尊称 对有明确职衔的人士,交往双方通常都用职衔称,如赵校长、黄处长、刘经理、杜主任等。对某些领域内的权威人士,交往双方通常使用技术职称,暗示其在该领域的地位,如郑教授、苏总工程师、张会计师等。

3. 年龄尊称　一般对长辈多采用的敬称有大伯、大妈、叔叔、阿姨等。

4. 姓氏称　一般在工作、生活相处比较熟悉的人之间使用的,表示亲切、友好,按年龄、辈分的不同,在姓氏前加一些修饰词,如老王、大李、小陈等。

5. 注意事项　恰当的称呼反映了一个人是尊重对方、懂礼仪、讲礼貌的,是交往成功的开始。在人际交往中,尤其是在一些正式场合,不恰当的称呼被认为是无礼、失敬的表现,让人感到不悦,应当注意避免使用。

(1)忌用绰号,又称"外号"。给别人起绰号并公开或私下称呼都是对他人的不尊重,是极度非礼的行为。

(2)禁用蔑称,是对交往对象一种蔑视和轻视的称谓。如称农民为"土老帽儿",对年长者称"老头"、"老太婆",对军人称"大兵",对外国人称"洋鬼子"等都是失礼的表现。

(3)忌不加称呼及使用替代性称呼,以"喂喂"、"哎哎"或使用"的"字结构的称呼,如"买票的"、"看门的",医护人员以床号替代患者的姓名等,都是失敬于人的表现。

(二)介绍

在现代生活中人们交往范围日益广泛,介绍和被介绍已成为日常交往中常见的事情。通过介绍,可以让双方在短时间内彼此有些初步的了解,为进一步的深入交流奠定基础。得体的介绍往往会给对方留下良好的第一印象,因此人们又把介绍称为交际之桥。

最为常见的介绍方法有三种:一是自我介绍,二是介绍他人,三是名片介绍。

1. 自我介绍　在一些场合没有他人介绍的情况下,要结识对方,往往需要自己向对方说明自己的情况,使对方认识自己而进行自我介绍。自我介绍时应注意以下几点。

(1)自我介绍的时机。选择恰当的时机,如:对方有兴趣时,对方有空闲时,对方情绪好时,对方干扰少时,对方有要求时。只有把握了自我介绍的最佳时机,方能达到预期的效果。

(2)自我介绍的内容。自我介绍主要介绍自己的姓名、身份、工作单位。例如:"老师您好! 我叫李玉,是××护理班的学生"或"您好! 我是您的责任护士,我叫张玲"。如果对方表现出结识的兴趣,可以进一步介绍一下自己的学历、专长、兴趣和经历等。

(3)在自我介绍时要面带微笑,态度真诚,举止大方,言词得当。

(4)自我介绍中的小技巧。例如:当对方正与人亲切交谈时,此时不宜走上前去进行自我介绍,以免打断别人的谈话,要等双方有空闲时再上前进行自我介绍。自我介绍前最好加一句引言,比如:"我们认识一下好吗? 我是……"、"请问您贵姓"、"您是……"等,待对方回答后再顺水推舟地介绍自己。

2. 介绍他人　又称第三者介绍,是由第三者为彼此不相识的双方引见、介绍的一种方式。在为他人作介绍时,要注意以下礼仪。

(1)掌握介绍的顺序。介绍的顺序在介绍礼仪中十分重要。按照国际惯例应遵守"尊者优先了解情况"的原则。即:在为他人作介绍时,首先要确定双方的身份、地位,然后由低向高作介绍。为表示对尊者的尊重,在介绍时应做到:将年轻者介绍给年长者;将男士介绍给女士;将身份低者介绍给身份高者;将客人介绍给主人。

(2)在介绍时应对年长者、女士、身份高者、主人等进行称谓,以示对此人的尊敬,然后再作介绍。如:"王校长,这位是××单位的刘科长。"然后再介绍:"刘科长,这位是我校的王校长。"

(3)在为他人介绍时,态度要热情友好,不要厚此薄彼。在做具体介绍时,手势动作应文雅,举右手示意,手心朝上,并且眼神要随手势投向被介绍的对象,切不可用手指来指去,或眼手不协调。

（4）介绍时,除长者、尊者、女士可以微笑或略欠身致意外,一般均应起立,微笑致意,并礼貌作答"您好"、"认识您很高兴"之类的话语。在宴会桌、会议桌前可不必起立,被介绍者只要略欠身微笑、点头,有所表示即可。

3. 名片介绍　名片是人们社交活动的重要沟通联络工具,它直接承载着个人信息,担负着保持联系的重任。要使名片发挥的作用更充分,就必须掌握相关的礼仪。

（1）名片的递送　在与初次见面的人认识后,出于礼貌或有意继续交往,适时递上自己的名片。递名片时,要起立或欠身,用双手递送名片,面带微笑,注视对方,双臂自然伸出,四指并拢,用双手的拇指和食指分别持握名片上端的两角送给对方,名片正面朝上,文字内容正对对方,切不可以左手递交名片。将名片递给他人时,口头应有所表示,可以说"请多多指教"、"请多关照"等。在递交名片时,应讲究先后次序,或由近而远,或由尊而卑,不应挑三拣四,采用跳跃式。如分不清职务高低、年龄大小,宜先和自己左侧的人交换名片,然后按顺时针进行。当然,没有必要滥发自己的名片。

（2）接受他人的名片　如他人表示要递名片给自己或交换名片时,应立即停止手中所做的事情,起身或欠身,面带微笑,目视对方,用双手接住名片的下方两角,接过名片后应致谢,认真地看一遍,可将对方的姓名、职衔念出声来,并抬头看看对方的脸,使对方感受到尊重。切忌在接过他人名片后,看也不看,随便一扔,或拿在手里折叠,或弃置桌上,这些都是失礼的表现。在接名片的同时应口头道谢,如"认识您很高兴"、"以后多向您请教"等。不可一言不发。

（3）索取他人的名片　如果没有必要,最好不要索要他人的名片。如要索取他人名片,也不宜直言相告,而应采用以下的方式:①主动递上本人名片,此所谓"将欲取之,必先与之"。②询问对方"今后如何向您请教",此法适于向尊长者索取名片。③询问对方"今后怎样与您取得联系",此法适于向平辈或晚辈索取名片。

（4）婉拒他人索取名片　当他人索取本人名片,而不想给对方时,不宜直截了当地回绝,而应以婉转的方式表达此意。可以说"对不起,我忘了带名片",或者"抱歉,我的名片用完了"。若本人没有名片而又不想说明时,也可以用上述方法委婉地表述。

（三）致意

人们在社会交往中,见面时要相互致意,通常称为打招呼,以表示自己对对方的尊重、友好与敬意,这就是见面的礼节。由于世界各民族长期以来所形成的习惯不同,以及宗教信仰的差异,其致意的礼仪也有所不同。常见的致意礼仪有握手礼、点头礼、举手礼、拥抱礼、亲吻礼、鞠躬礼、合十礼、吻手礼、拱手礼等。其中握手礼是在社交场合上最常运用的。

1. 握手礼　它不仅用于见面致意和告辞道别,而且还在不同场合、不同情况中表示支持、信任、祝贺、道谢等各种意思。如与成功者握手表示祝贺,与失败者握手表示理解,与悲伤者握手表示慰问等。握手是沟通心灵,交流情感的一种行之有效的方式。

（1）握手的标准姿势　双方距离 1 m 左右,面带笑容,目光注视对方,上身略微前倾伸出右手,四指并拢,拇指张开与对方相握,手微微上下抖动二、三次,并亲切说"您好",握手时应稍微用力,持续时间为 1～3 秒。握手的力度把握在使对方感觉到自己稍加用力即可。

（2）握手的顺序　一般是上级、长辈、女士等先伸出手来,作为下级、晚辈、客人、男士应先问候,见对方伸出手后再伸手与对方相握。朋友、平辈见面时先伸出手者则表现出更有礼貌。

（3）握手的禁忌及注意事项　①忌出手太慢，此举会让人觉得你不愿意与他人握手。②忌在对方无意的情况下强行与其握手。③忌戴手套与他人握手。如果女士戴有装饰性的手套则可以不摘。④忌在手不干净时与他人握手。此时可以礼貌地向对方说明情况并表示歉意。⑤忌握手后立刻用纸巾或手帕擦手。⑥拒绝对方握手是不礼貌的，握手是友好的表示，如果对方主动伸手与你相握，即便对方没有顾及礼仪次序，你也要宽容地与对方握手。⑦忌交叉握手。多人同时进行握手时，应该按照顺序一一握手。与另一方呈交叉状，甚至自己伸出左手同时与他人握手，都是严重的失礼行为。

2. 鞠躬礼　鞠躬礼是指弯身行礼，是表示对他人敬重的一种礼节。行鞠躬礼的基本方法：鞠躬时要挺胸、抬头、收腹，自腰以上向前倾，右手搭在左手上放置腹前。上身下弯时，首先看对方的眼睛，然后目光向下，抬起上身后再次注视对方的眼睛。鞠躬时上身抬起的速度要比下弯时稍慢一些。一般情况下，受礼者应以平等的方式还礼，但"尊"者对"卑"者可用欠身、点头还礼即可。行进中向对方行鞠躬礼时，应停下来行礼，礼毕后站到一侧，给对方让路，请对方先行。

按照上身倾斜角度的不同，可以将鞠躬分为以下三种类型。一度鞠躬：上身倾斜角度为15°左右，表示致意，用于一般的服务性问候。二度鞠躬：上身倾斜角度为45°左右，表示向对方敬礼，常用于重要活动、重要场合中的问候礼节。三度鞠躬：上身倾斜角度为90°左右，表示向对方深度敬礼和道歉，常用于婚礼、追悼会等正式仪式。

二、电话礼仪

在日常生活中，电话已成为人们交往的重要工具。虽然电话联系不是面对面的交往，但人们在通话中的语气、音调、用语、时间等的把握状况，也能反映出一个人的素质与礼仪修养。因此，在使用电话时要注意自己的"电话形象"，自觉遵守电话礼仪规则。

（一）时间适宜

拨打电话应选择对方方便的时间，不宜在早晨7点以前、晚上22点以后和用餐时间打电话，以免影响他人的休息和进餐。给海外人士打电话，先要了解时差。公务电话宜在他人工作时间内进行，不宜在他人私人时间里，尤其是在节假日里去谈公务。若确实有紧急事物需要联系，电话接通后首先要表示歉意再讲明原由。

（二）语意清晰

通话前应当充分准备，将要表达的内容梳理有序。通话时应适当问候对方，自报姓名，按准备好的内容简要说明，表达要准确清晰，适可而止，宁短勿长。

（三）语调合适

通话时要控制好声音的大小，语速均匀。声音太高则震耳，声音太低则对方难以听清，并要根据通话时的周边环境来调整声音的高低。

（四）礼貌用语

打电话时，要以礼待人。开头语"您好"，然后确认联系的单位，再自我介绍并告诉对方要找的人。如："您好！请问是五医院外科吗？"确认后，再讲明事由："我是一医院外科的张荣，请问刘小明医生在吗？"当通话结束时，要礼貌地道一声"谢谢"或"打扰了"。

接听电话时应礼貌地说一声"您好"，然后自报家门，再问找哪一位。如果接到误打的电话，不要责怪对方，应礼貌地告之"您打错了"，若有可能，应向对方提供帮助。如果打来的电话是找别人的应说"请您稍等"。当通话结束时,要礼貌地道一声"再见"或"不客气",然后将话筒轻轻放下。

(五)及时接电话和回电话

遵循"铃响不过三"的原则,及时接听电话。若有特殊原因致使铃响过久才接电话,须在通话前向发话人表示歉意。如果说话不方便,应当告知对方过一会打过去,或者和对方约定几时再打过来。如果发现存在未接听的电话,一般要主动回话,当然,陌生的电话不在此列。同样通话时要注意把握好时间,尽量遵守"三分钟原则",时间不宜过长。

(六)使用移动通讯时注意事项

在开会、上课时应当将手机关机或设置为静音、振动状态。在公共场所活动时,尽量不要使用手机。需要与他人通话时,应寻找无人之处,切勿当众自说自话。在公共场所里手机狂叫不止,或者在公众场合使用手机时大声讲话,都是侵犯他人权利、不讲社会公德的表现。在餐桌上不宜接打电话,如果必须接时,需离开餐桌,或者转到一边,不可对着菜盘子大呼小叫。

三、宴请礼仪

宴请是为了表示欢迎、答谢、祝贺、喜庆等举行的餐饮活动,以增进友谊和融洽气氛,是交往中最常见的交际活动形式。常见的形式有宴会、招待会、茶会、工作进餐等。宴请的形式多样,礼仪繁多,在这里只介绍一般日常社交场合中的宴请。

(一)宴请准备礼仪

宴请是一种社交性活动,是对宾客的一种礼遇,必须按规定礼仪的要求进行准备。

1. 确定宴请对象、范围、规格 宴请的目的一般很明确,如节庆日聚会、贵宾来访、工作交流、结婚祝寿等。根据不同目的来决定宴请的对象和范围,并列出客人名单。在确定邀请对象时应考虑到客人之间的关系,以免出现不快和尴尬的局面。宴请规格的确定一般应考虑出席者的身份、人数、目的、主宾情况等因素。规格过低,会显得失礼、不尊重;规格过高,则易造成浪费。

2. 确定宴请的时间、地点 宴请的时间和地点应根据宴请的目的和主宾的情况而定,一般来说,宴请的时间安排应以双方都较为合适的时间为宜,尽量为客人方便着想,避免与工作、生活安排发生冲突,通常安排在晚上6—8点。在时间的选择上还不宜安排在对方的重大节日、重要活动之际或有禁忌的日子和时间,例如,欧美人忌讳"13",日本人忌讳"4"、"9",宴请时间尽量避开以上数字的时日。宴请的地点也应视交通、宴会规格和主宾的情况而定,如是官方隆重的宴请活动,一般安排在政府议会大厦或客人下榻的宾馆酒店内举行;企事业单位的宴请,有条件的可在本单位的饭店或附近的酒店进行。

3. 邀请 邀请的形式有两种,一是口头的,一是书面的。书面邀请通常采用发"请帖"的形式,书面邀请时应注意以下礼仪。

(1)掌握好发送时间 一般以提前3~7天为宜。过早,客人可能会因日期长久而遗忘;太迟,客人可能另有安排不能参加。

(2)发请柬的方法 请帖上面应写明宴请的目的、名义、时间、地点等,然后发送给客人。请帖发出后,应及时落实出席情况,作好记录,以安排并调整席位。

4. 席位安排礼仪 中餐宴会往往采用圆桌布置,通常8~12人为一桌。如果有两桌或两桌以上安排宴请时,排列桌次应以"面门为上,以近为大,居中为尊,以右为尊"为原则,其他桌次按照离主桌"近为主、远为次，右为主、左为次"的原则安排。

5. 宴请程序　迎客时，主人一般在门口迎接。官方活动除主人外，还有少数其他主要官员陪同主人排列成行迎宾，通常称为迎宾线，与宾客握手后，由工作人员引入宴会厅。主宾抵达后由主人陪同主宾进入宴会厅，全体宾客入席，宴会开始。

（二）赴宴的礼仪

宾客参加宴会，无论是代表组织，还是以个人身份出席，从入宴到告辞都应注重礼节规范。这既体现了个人素质与修养，又反映了对主人的尊重。

1. 认真准备　接到邀请，能否出席应尽早答复对方，以便主人做出安排。万一遇到特殊情况不能出席时，要尽早向主人解释、表示歉意。出席宴会之前，一般应梳洗打扮。女士要化妆，男士梳理头发并剃须。衣着要求整洁、大方、美观，这给宴会增添了隆重热烈的气氛。如果参加家庭宴会，可给女主人准备一份礼品，在宴会开始之前送给主人。礼品价值不一定很高，但要有意义。

2. 按时抵达　按时出席宴会是最基本的礼貌。出席宴请活动，抵达的迟早、逗留时间的长短，在一定程度上反映了对主人的尊重，应根据活动的性质和当地习俗掌握。迟到、早退、逗留时间过短，都被视为失礼或有意冷落。出席宴会要正点或提前五分钟抵达。出席酒会可以在请柬注明的时间内到达。

3. 礼貌入座　应邀出席宴会活动，应听从主人的安排，入座时注意桌上坐席卡是否写有自己的名字，不可随意入座。如邻座是长者或女士，应主动协助，帮助他们先坐下。入座后坐姿要端正，双脚应踏在本人座位下，不可随意伸出，影响他人。不可玩弄桌上的酒杯、碗盘、刀叉、筷子等餐具。

4. 注意交谈　坐定后，如已有茶，可轻轻饮用。无论是主人还是宾客或陪客，都应与同桌的人交谈，特别是左邻右座，不可只与几位熟人或一两人交谈。若不相识，可自我介绍。谈话要掌握时机，要视交谈对象而定。不可只顾自己一人夸夸其谈，或谈一些荒诞离奇的事而引人不悦。

5. 文雅进餐　宴会开始时，一般是主人先致祝酒词，此时应停止谈话，不可吃东西，注意倾听。致辞完毕，主人示意后，即可开始进餐。进餐时要注意举止文雅，取菜时不可一次过多。吃东西要闭嘴嚼，不可发出声响。嘴里有食物时不可谈话。剔牙时，要用手或餐巾遮口，不可边走动边剔牙。

6. 学会祝酒　举杯祝酒时，主人和主宾先碰，人多时可以同时举杯示意，不一定碰杯。祝酒时不可交叉碰杯。在主人和主宾祝酒、致词时应停止进餐，停止交谈。主人和主宾讲话完毕与贵宾席人员碰杯后，往往到其他席敬酒，此时应起立举杯。碰杯时要注视对方，以示敬重友好。

7. 告辞致谢　宴会结束后，应向主人表示谢意和告辞，同时也要向其他客人进行道别，若出席人较多，应礼让年长者和女士先走。席间一般不应提前退席，若确实有事需提前退席，应向主人打招呼，对主人的宴请表示致谢后轻轻离去。

四、服饰礼仪

人们的社会生活是多方面、多层次的，在不同的场合担当不同的社会角色，因此要根据情况选择不同的着装，以满足担当不同社会角色的需要。服饰是一种文化，它反映着一个民族的文化水平和物质文明发展的程度。在社交活动中，人们可以通过服饰来判断一个人的身份、地位、涵养。通过服饰可展示个体内心对美的追求、体现自我的审美感受。因此,服饰是人类的一种内在美和外在美的统一。掌握服饰打扮的礼仪规范,让和谐、得体的穿着来展示自己的才华和美学修养,以获得良好的社交效果。

（一）服饰打扮的原则

1. 整洁原则 整洁原则是服饰打扮的一个最基本的原则。一个穿着整洁的人总能给人以积极向上的感觉,并且也表示出对交往对方的尊重和对社交活动的重视。整洁原则并不意味着时髦和高档,只要保持服饰的干净合体、全身整齐即可。

2. TPO 原则 T、P、O 分别是英语 time、place、occasion 三个词的大写缩写字头,即着装的时间、地点、场合的原则。着装的时间原则,包含每天的早、中、晚时间的变化;春、夏、秋、冬四季的不同和时代的变化。着装的地点原则是指环境原则。即不同的环境需要与之相适应的服饰打扮。着装的场合原则是指场合气氛的原则。即着装应与当时、当地的气氛融洽协调。服饰的 TPO 原则的三要素是相互贯通、相辅相成的,合适的着装是你踏入社会并取得成功的一个开端。

3. 和谐原则 选择服装时不仅要与自身体型相协调,还要与年龄、肤色、职业相匹配。正确的着装要让各个部分的搭配相互呼应、协调,局部服从整体。服饰本是一种艺术,我们要借助于服饰,根据自己的特点,扬长避短去选择适合自己的服饰,就能体现出服饰的神韵。

4. 个性原则 不同的人有着各自不同的气质,在社交场合要树立出不同的个人形象而让人印象深刻,就需要选择适合自己的服饰。服饰不仅要符合个人的气质,体现个人特色,还要突出自己美好气质的一面,能够扬长避短。

5. 文明原则 在正式场合着装要求文明大方,符合社会道德和常规习惯。在正式场合忌穿过露、过透、过短、过紧的服装,这些都是不雅且失敬于人的表现。

（二）着装的配色原则

服饰的美是款式美、质料美和色彩美三者完美统一的体现,形、质、色三者相互衬托、相互依存,构成了服饰美统一的整体。而在生活中,色彩美是最先引人注目的,因为色彩对人的视觉刺激最敏感、最快速,会给他人留下很深的印象。服饰色彩的相配应遵循一般的美学常识。服装与饰物、饰物之间的色彩应色调和谐,饰物只能起到"画龙点睛"的作用,而不应喧宾夺主。

1. 服装色彩搭配 常用的有两种方法,即亲色调和法和对比色调和法。

（1）亲色调和法 将色调近似但深浅浓淡不同的颜色组合在一起,造成一种和谐的美感来协调色彩氛围。如同色搭配和相似色搭配。

同色搭配:由色彩相近或相同,明度有层次变化的色彩相互搭配形成一种统一和谐的效果。如墨绿配浅绿、咖啡配米色、深红配浅红等。在同色搭配时,宜掌握上淡下深、上明下暗。这样整体上就有一种稳重踏实之感。

相似色搭配:色彩学把色环上大约 90 度以内的邻近色称为相似色。如蓝与绿、红与橙。相似色搭配时,两个色的明度、纯度要错开,如深一点的蓝色和浅一点的绿色配在一起比较合适。这样整体上显得柔和文雅。

（2）对比调和法 将对比色进行搭配,使之对立,既突出各自的特征,又能相映生辉。如主色搭配和对比色搭配。

主色搭配:指选一种起主导作用的基调和主色,相配于各种颜色,造成一种互相陪衬、相映成趣的效果。采用这种配色方法,应首先确定整体服饰的基调,其次选择与基调一致的主色,最后再选出多种辅色,一般来说大面积色彩控制在 3 种以内。主色调搭配如选色不当,容易造成混乱不堪,有损整体形象,因此使用的时候要慎重。

对比色搭配:就是将对比色进行搭配,使之对立,既突出各自的特征,又能相映生辉。如黑与白、红与黑、白与红、宝蓝配玫红等,体现出鲜明个性。

2. 色彩搭配的注意事项 在选择服饰色彩的时候,不仅要考虑色彩之间的相配,还要考虑与着装者的年龄、体形、肤色、性格、职业等相配。

(1)服色与年龄 不同年龄的人有不同的着装要求,年轻人的穿着可鲜艳、活泼和随意些,这样可以充分体现年轻人朝气蓬勃的青春美,而中老年人的着装则要注意庄重、雅致、含蓄,体现其成熟和端庄,充分表现出成熟之美。但无论何种年龄段,只要着装与年龄相协调,都可以显示出独特的韵味。

(2)服色与体形 天下人等,高矮胖瘦各不相同,不同的体形着装也应有所区别。

高大的人,要注意服色宜选择深色、单色为好,太亮、太淡、太花的色彩都有一种扩张感,使着装者显得更高更大。

较矮的人,服色宜稍淡、明快柔和些为好,上下色彩一致可以造成修长之感。

较胖的人,在服色的选择上,应以冷色调为好,过于强烈的色调就更显得胖。

偏瘦的人,服色选择应以明亮柔和为好,太深太暗的色彩反而显得瘦弱。

(3)服色与肤色 肤色影响着服饰配套的效果,也影响者服装及饰物的色彩。但反过来说服饰的色彩同样作用于人的肤色而使肤色发生变化。一般认为:

肤色发黄或略黑,粗糙的人,在选择服色时应慎重。服色的调子过深,会加深肤色偏黑的感觉,使肤色毫无生气;反之,也不宜用调子过浅的服色,色泽过浅,会反衬出肤色的黝黑,同样会令人显得暗淡无光。这种肤色的人最适宜选用的是与肤色对比不强的粉色系、蓝绿色。最忌色泽明亮的黄、橙、蓝、紫或色调极暗的褐色、黑紫色、黑色等。

肤色略带灰黄,则不宜选用米黄色、土黄色、灰色的服色,否则会显得精神不振和无精打采。

肤色发红,则应配用稍冷或浅色的服色,但不宜使用浅绿色和蓝绿色,因为这种强烈的色彩对比会使肤色显得发紫。

(4)服色与性格 不同的性格需要由不同的色彩来表现,只有选择与性格相符的服色才会给人带来舒适与愉快。性格内向的人,一般喜欢选择较为沉着的颜色,如青、灰、蓝、黑等;性格外向的人,一般以选用暖色或色彩纯度高的服色为佳,如红、橙、黄、玫红等。

(5)服色与职业 不同的职业有不同的着装要求,衣着要体现自己的职业特点,特别是工作时的着装,更应体现出其职业的象征性、实用性和审美性的特征。职业装应体现合体、大方、整洁、干练、高雅。如:政府、公司等公务人员的职业装,一般选用黑色、灰色、蓝色或其他庄重的色彩,女性一般着套裙或套装,男性着西装;法官的服色一般为黑色,以显示出庄重、威严;银行职员的服色一般选用深色,这会给客户以牢靠、信任的感觉;医务人员的服色一般为白色,体现出职业的高尚与圣洁。

(三)饰物搭配

饰品能够为佩戴者增添自信和魅力,其神奇的衬托点缀作用是不可低估的。

1. 首饰使用规则

(1)力求同色、同质,数量以少为佳,量不过三。饰物过多、种类过杂,会让人显得庸俗不堪。

（2）与体型协调，扬长避短。如体型高瘦、胸部平坦之人，佩戴一条层叠式富有图案结构的项链或一枚大而雅致的胸针则会将平坦的胸部加以掩盖。体型瘦小的女性，适宜佩戴小型而简洁的首饰，选一些细金属链，以不戴坠为宜。体型偏肥胖，胸部过大的女性，则应该选一条配有长形悬垂饰物，在一定程度上会使体型显得纤细。

（3）与服饰协调，展现个人气质。选择首饰时应兼顾服装的质地、色彩、款式并努力使之相互般配。

（4）与身份协调，体现个人品位。佩戴饰品应符合身份，要与自己的年龄、职业保持一致。如 40 岁以上的女性更适合佩戴珍珠饰品，护士在工作时不宜佩戴首饰。

2. 佩戴方法

（1）戒指　通常戴在左手上，一般只戴一枚，最多两枚。戒指佩戴的位置有不同含义。戒指戴在食指上，表示无偶、正寻求恋爱对象或求婚的意思；戴在中指上，表示正在恋爱中；戴在无名指上表示已订婚或已结婚；戴在小指上，则暗示自己是位独身者；拇指通常不戴戒指。

（2）项链　通常只戴一条，要与整体形象和个性气质相适宜。

（3）耳环　一般每只耳朵均佩戴一只，应注意与脸型、肤色、发型、服装等整体因素相协调。

（4）胸针　穿西装时，应别在左侧领上。穿无领上衣时，应别在左侧胸前，其高度为从上往下数的第一、二粒纽扣之间。

五、公共场合礼仪

人们在社会生活中会时常出现在公共场合，每一个公民都应该遵守公共场合的礼仪，因为这不仅反映了一个人的素质，同时也反映了一个民族、一个国家的精神文明程度。

（一）交通礼仪

1. 乘车　人们乘车时应当遵守公共秩序，候车时要在站台或指定地点等候车辆，不要站在车道上候车。排队候车，先下后上，不要争抢；由前门上车，后门下车；上车后主动向车厢中部移动。乘车人多拥挤时可同一方向侧身站立，保持冷静，相互体谅。当遇到老弱病残孕时应当礼让，并主动让座。女士坐下时应双腿并拢，穿着裙装时应抚裙坐下。恋人在乘车时，不要表现出过分亲昵，否则有伤风雅。乘车时不要嬉戏，大声喧哗、交谈，不要大声接听电话，要长话短说。车厢内禁止吸烟，不吃食物，不得随地吐痰，乱扔果皮纸屑等杂物，不要将头、手伸于窗外，不得兜售商品和散发广告。

2. 乘电梯　乘坐楼梯式电梯时应遵守右行原则，两人行时应一前一后，而不要并列站在电梯上，应当留出左侧用于紧急情况下的使用。

乘坐厢式电梯时，若是无人控制的电梯，陪同人员应做到先入后出，为被陪同人员按好升降开关，选择好楼层，到达目的地后，做手势引导被陪同人员先出电梯。如为有人控制的电梯，陪同人员应后入、后出，陪同人员用手势引导被陪同人员先出电梯。

（二）观剧礼仪

人们到剧院去观看电影、演出，应当遵守影院的公共秩序，做文明的观众。首先应该提前入场，对号入座，落座后尽量减少出入。在电影放映、演出前需将手机调为静音或关机。观剧时要保持安静，不可在观剧时窃窃私语、接听电话，影响他人观看。在某些演出时是禁止拍照和吃食物的,应当事先了解观剧要求并遵守。在演出结束时,应起立站在原位,热烈鼓掌,以示对演员的感谢。

(三)图书馆礼仪

图书馆是学习、查阅资料的公共场所,除了遵守借阅规则外,还要注意个人的仪表仪态,不可穿着背心和拖鞋入内,不可躺卧在座椅上。保持安静,动作要轻,不要大声喧哗。如与人需要较长时间交谈,应该另选择地方。学习时间较长需就餐时,应到休息室或餐厅进餐。

(四)公共场合中应注意的个人仪态

1. 不要在他人面前化妆 在工作时间、工作场合应着淡妆,浓妆只适合于宴会或朋友聚会时。不要借用他人的化妆品,这不仅不卫生,也不礼貌。

2. 发型要与服饰相协调 女士在比较庄重的场合,需穿礼服时,可将头发盘起或挽在颈后,显得端庄、高雅。西装给人以端庄整洁的感觉,发型也要梳得端庄、大方,不要过于蓬松。男性着西装时一定要穿皮鞋,保持面容整洁、修剪胡须、发型利落。

3. 不得在公共场合修剪指甲 社交活动中,人与人之间需要握手。手是仪容的重要部位。一双清洁没有污垢的手,是交往时的最低要求。要经常修剪指甲,指甲的长度不应超过手指指尖。特别值得提出的是,在任何公共场合修剪指甲,以牙齿啃指甲都是不文明、不雅观的举止。

4. 体毛必须修整 鼻毛不能过长,过长的鼻毛非常有碍观瞻。可以用小剪刀剪短,不要用手拔,特别是当着其他人的面。腋毛在视觉中不美观,也不雅观。男士和女士应有意识地不穿暴露腋毛的服饰。女士在社交活动中穿着无袖服装时,必须先剃去腋毛,以免有损整体形象。在社交和公务场合,男士不得穿短裤,不得挽起长裤的裤脚。女士在穿裙装和薄型丝袜时,如露出腿毛,应先将其剃掉。

5. 保持口腔清洁 牙齿是口腔的门面,牙齿的清洁是仪表仪容美的重要部分,不洁的牙齿被认为是交际中的障碍。在社交场合进餐后,切忌当着别人的面剔牙,可以用手掌或餐巾纸掩住嘴角,然后再剔牙。如果口腔有异味,必要时,嚼口香糖可减少异味,但在他人面前嚼口香糖是不礼貌的,特别是与人交谈时,更不应嚼口香糖。

 案 例

小陈是一名年轻的护士,医院受省护理学会委托举办一次全省医院护理部主任会议,小陈被安排做接待工作。接待当天,小陈早早来到车站,当接到来参加会议的人时,她便开口说:"您好!是来参加全省护理部主任会议的吗?请告诉您的单位及姓名,以便我们安排就餐与住宿。"小陈有条不紊地做好了记录。来到医院后,小陈为客人引路,小陈一直小心翼翼,因为陌生也不多说话,虽然自己一向走路很快,但是她放慢步伐,很注意与客人的距离不能太远,一路带着客人,上下电梯时,小陈走在前面,做好带路工作,将客人引入会场后便离开了。原本心想很简单的事情,事后却受到了上级的批评。

案例分析:在迎接礼仪中,小陈与客人职位和身份并不相当,她应先向客人做自我介绍。而小陈没有做,容易引起客人误会和感到唐突。接到客人后要主动打招呼、握手表示欢迎,同时说些寒暄辞令、礼貌用语等,而小陈没有事先了解要接待客人的相关信息,张口就问,十分不礼貌。在引导客人时,应主动配合客人步伐一起前行,并做一些有关会议安排的介绍。在出电梯时,应改为客人先走出电梯,自己在后面,以保证客人安全。进入会场后小陈应将客人安排好座位,并将客人和本院领导做相互介绍。小陈的接待工作虽然完成了,但让客人感到不悦,留下的印象是缺乏礼仪素养的,所以受到了上级的批评。

实训内容:礼仪姿态训练

1. 握手礼练习　在课堂上组织学生进行握手礼练习,分别练习同性间、异性间的握手礼,注意姿态、时间、表情的把握。

2. 鞠躬礼练习　训练行鞠躬礼的姿态,以及在不同情境下行鞠躬礼的角度。

3. 介绍礼仪练习　练习自我介绍、他人介绍,注意语言的组织、面部表情、手势的控制以及先后顺序。

4. 交换名片练习　两人一组,练习递送与接受名片,注意语言、姿态、手势、表情的把握。

5. 电话礼仪训练　进行拨打电话和接听电话的模拟训练,注意语言的组织、语气、语调的把握。

6. 综合训练　教师设计实训背景,课前布置每组学生设计人际交往的情节,要求将握手礼、鞠躬礼、交换名片、介绍礼仪、电话礼仪、服饰礼仪、宴请礼仪、公共场合礼仪等知识点贯穿在情景中,在实训课上以小组为单位进行课堂情景剧表演。

(王向荣)

思考题

1. 在人际交往中应遵守哪些礼仪原则?
2. 握手时需要注意些什么?
3. 何谓 TPO 原则?
4. 公共场所中保持良好个人形象应注意哪些方面?
5. 乘坐楼梯式电梯时应注意什么?

第六章 护士礼仪的基本素养

本章要点

  良好的礼仪修养是护理工作者专业形象的重要组成部分,护士应努力学习仪容、表情、举止、服装、配饰的礼仪规范,塑造良好的职业形象。在护士礼仪的基本素养这一章,我们将着重介绍护士的仪容礼仪、举止礼仪、服饰礼仪的含义、原则、要求和禁忌,希望每一位护士都能规范修饰仪表,传递护士的服务理念,维护护士的自身形象。

学习目标

识记:

1. 能正确简述护士化妆的原则及禁忌。

2. 能正确说出举止礼仪的基本要求。

3. 能正确描述着装的 TPO 原则。

4. 能正确说出护士服的着装要求。

理解:

1. 能比较眼语的时间、角度、部位、方式、变化,说明应用要求与场合。

2. 能正确说明护士微笑的特征和注意事项。

3. 能举例说明护士常用站姿及应用场合。

4. 能举例说明服装款式的种类及适用场合。

应用:

1. 能应用所学知识进行仪表修饰,展示护士的良好形象。

2. 能规范自己的行为举止及恰当地运用眼神与笑容,塑造良好的护士形象。

3. 能应用服饰礼仪知识,在工作场合及生活中合理搭配服饰。

  在护理工作中,良好的个人基本礼仪素养是护理工作者专业形象的重要组成部分。护士应努力学习仪容、表情、举止、服装、配饰的礼仪规范,塑造良好的职业形象。

第一节　护士的仪容礼仪

　　仪容通常是指人的外观、外貌,重点指人的容貌。在人际交往中,仪容会受到人们的特别关注,并将影响到对方对自己的整体评价,所以在个人的仪表问题之中,仪容是重之中重。礼仪对个人仪容的首要要求是仪容美。它包括三层含义:第一,仪容的自然美,它是指仪容的先天条件好,天生丽质,尽管以相貌取人不合情理,但先天美好的仪容相貌,无疑会令人赏心悦目、感觉愉快;第二,仪容的修饰美,它是指依照规范与个人条件,对仪容进行必要的修饰,扬长避短,塑造出美好的个人形象,在人际交往中尽量使自己显得有备而来;第三,仪容的内在美,指通过后天的学习,不断提高个人的思想、道德水准和文化、艺术素养,培养出自己高雅的气质与美好的心灵,使自己秀外慧中,表里如一。因此,真正意义上的仪容美,应当是上述三个方面的高度统一。忽略其中任何一个方面,都会使仪容美有失偏颇。

　　由于护理职业的特殊性,对护士仪容美的要求是健康端庄的面容、整洁简约的发式、自然传神的表情、恰到好处的修饰化妆以及高尚的职业道德情操,这样患者在与护理人员接触的过程中,才能感受到护理人员的专业形象之美,从而更好地配合治疗和护理,更好地恢复和促进其自身健康。护士的个人仪容,应当引起重视的通常有面部的修饰、发部的修饰、化妆和肢体的修饰四个方面。

一、护士面部修饰

　　面部仪容是个体仪容的焦点。护士在服务于患者之前,应保持健康端庄的面容,并进行适当规范的修饰。护士面容的基本要求是形象端庄自然,保持面部洁润和健康。

　　(一)眼部修饰

　　1. 眼部清洁与保养　要及时除去眼部的分泌物,注意眼病的预防和治疗,若眼睛患有传染病,应自觉回避社交活动。

　　2. 眼镜　护士要注意眼镜的选择与清洁。眼镜的选择首先是保证眼镜的实用功能,其次眼镜的款式也要注意适合护士的职业特点及个人面部特征,墨镜仅适合室外活动时防紫外线损伤眼睛时佩戴,在室内工作时佩戴墨镜往往给人以拒人千里之外的感觉,是不适当的。眼镜应每天擦拭,保持镜片的清洁,以维护护士整洁的职业形象。

　　3. 眉部修饰　常言道"眉清目秀",眉毛对眼睛起着装饰的作用。对于不够美观的眉形,如残眉、断眉、竖眉、"八字眉",或是过淡、过稀的眉毛,应采取措施,进行修饰。修饰眉形之前应确认个人脸形和眉形轮廓特点,再根据扬长避短的基本原则进行修饰。

　　(二)耳部清洁

　　进行面部清洁时,注意不要忽略对耳部的清洁。必要时,还须清除耳孔中的分泌物,如果耳孔周围长出浓密的耳毛,应定期进行修剪。护理人员应注意不要在工作岗位上,尤其是接待患者时挖自己的耳朵,否则会给患者造成不雅之感。

　　(三)鼻部清洁

　　进行面部清洁时,要注意认真清洁鼻部,但护士要避免当众吸鼻子、擤鼻涕、挖鼻孔等,特殊情况下清理鼻涕应以手帕或纸巾辅助,并尽量避免发出过大声响。还要认真检查鼻毛是否长出鼻孔之外。一旦出现这种情况,应及时对其进行修剪。

（四）口部清洁保养

1. 口腔清洁　牙齿洁白、口腔无味,是嘴巴护理中的基本要求。要做好这一点,一要每天定时在每一次饭后刷牙,以去除异物、异味,二要经常采用漱口水、牙线、洗牙等方法保护牙齿,三要在上班前忌用烟、酒、葱、蒜、韭菜之类气味刺鼻的东西。

2. 嘴唇护理　护士保持嘴唇的清洁湿润,避免开裂、起皮。男性护理人员若无特殊宗教信仰和民族习惯,最好不要蓄须,应及时修剃。

3. 异响　社交礼仪规定,除谈笑之声外,人体发出的所有声音,诸如咳嗽、哈欠、喷嚏、吐痰、清嗓、吸鼻、打嗝、放屁的声响,都是不雅之声,统称为异响,护士在工作场合应当严于律己。

（五）面部及颈部皮肤保养

面部、颈部皮肤可反映人的健康状况、年龄和情绪。如果能对面部皮肤实施悉心的保养护理,会使人青春常在。由于受先天和后天的种种因素影响,每个人的皮肤不可能十全十美,为使皮肤光滑滋润,应根据自身皮肤的性质加以保养,建议从以下几方面采取措施:第一,适量饮水及做好面部护理,以保持皮肤的水分充足;第二,注意洁肤不要过于频繁及避免接触碱性物质,以保护皮肤膜;第三,保证充足的睡眠以减缓皮肤衰老过程;第四,避免暴晒、风沙、酷冻等外界不良刺激;第五,保持积极乐观的心态,定期放松身心,注意合理饮食。

二、护士发部修饰

（一）一般原则

1. 勤于梳洗　头发是人们脸面之中的脸面,要自觉地做好日常护理。对头发勤于梳洗,作用有三:一是有助于保养头发;二是有助于消除异味;三是有助于清除异物。

2. 长短适中　虽说一个人头发的长短应当尊重其个人喜好,不可强求,但从礼仪和审美的角度看,它仍受到若干因素的制约。不可以一味地只讲自我与弘扬个性,而不讲规范。影响头发长度的制约因素有性别、身高、年龄和职业。

3. 发型得体　选择发型,除个人偏好可适当兼顾外,最重要的是考虑个人条件与所处场合。

（1）个人条件　包括发质、脸型、身高、胖瘦、年龄、着装、配饰、性格等,都会影响到发型的选择。在上述个人条件里,脸型对发型的选择影响最大。例如,圆脸女士适合将头顶部的头发梳高,避免头发遮住额头,这样使脸显得瘦长些,而此发型不适合长脸女性。

（2）所处场合　在社会生活中,人们的职业不同、身份不同、工作环境不同,发型自然也应有所不同。如工作场合,发型应当传统、庄重、保守一些;在社交场合,发型应当个性、时尚、艺术一些。至于前卫的艺术造型,则只有艺术工作者才是适宜的。

（二）护士的发式

护士的工作发式,除了遵循基本的美发规则外,还应体现护士的职业特点。护士帽是护理职业的象征,护士的发式要与护士帽相协调。其总体要求是整洁、简练、明快、方便、自然。

1. 佩戴燕帽时的发式 护士佩戴燕帽时,长发要盘起戴网罩,头发前不过眉,侧不过耳,后不过领;短发不要超过耳下 3cm;燕帽要戴正戴稳,距前额发际 4～5cm,发卡固定于帽后,宜选用白色或与燕帽同色发卡。发卡不得显露于帽的正面,不要佩戴夸张的头饰。

2. 佩戴圆帽时的发式 在手术室、传染病房、烧伤病房、ICU 等特殊科室工作的护士,要求佩戴圆帽,目的是为了无菌技术操作和保护性隔离。带圆帽时,头发要全部遮在帽子里面,不露发际,不遮眉,后面头发不外露,不戴头饰;帽缝要放在正后方,边缘要平整,帽顶要饱满。男护士无论在什么科室均一律佩戴圆帽,不剃光头,不留长发。

三、护士化妆

(一) 皮肤的保养

由于受先天和后天的种种因素影响,每个人的皮肤不可能十全十美,可以根据自身皮肤的性质加以保养,建议从以下几个方面采取措施。第一,适量饮水及做好面部护理,以保持皮肤的充足水分;第二,注意洁肤不要过于频繁及避免接触碱性物质,以保护皮肤膜;第三,保证充足的睡眠以减缓皮肤衰老过程;第四,避免暴晒、风沙、酷冻等外界不良刺激;第五,保持积极乐观的心态,定期放松身心,注意合理饮食。

(二) 化妆

化妆是修饰仪容的一种高级方法,它是指采用化妆品按一定技法对自己进行修饰、装扮,以便使自己容貌变得更加靓丽。化妆是一门综合艺术,有着一定的方法和步骤,还需注意遵循以下原则及回避禁忌。根据护士的职业特点,护士工作妆应为淡妆。

1. 护士工作妆的原则 应遵循美化、自然、得体、协调的原则。基本的化妆程序大致分为七个步骤:洁面护肤,上粉底,修眉、画眉、涂眼影、画眼线、刷睫毛,上腮红,画唇线、涂口红,检查。化妆程序可因人而异,按照自己的习惯进行。

2. 化妆的禁忌

(1) 勿当众化妆 化妆应在上岗之前进行。无论是在办公室、护士站、病房还是在其他社交场所化妆都是不合适的。在众目睽睽之下化妆既有碍于人,也不尊重自己,尤其在有男士在场时。

(2) 勿借用他人化妆品 既不卫生,也不礼貌,故应避免。

(3) 勿使化妆妨碍他人 化妆过浓、过重,甚至香气四溢,此种"过量的"化妆可能造成对他人的妨碍。

(4) 勿使妆面出现残缺 若妆面出现残缺,应及时避人补妆。

(5) 男士也可以通过化妆来美化自己 化妆并非女子专用,男士在日常工作和生活中,也要保持健康、整洁、容光焕发的容颜。如肤色的调整、眉形的修饰、嘴唇的着色和滋润、胡须的修剪等。

(6) 睡眠之前应彻底卸妆 化妆品对皮肤都有一定程度的损害,不要让化妆品留在面部过夜。化妆者临睡前要用卸妆液或洁面乳彻底卸妆,并做好护肤。

四、护士肢体修饰

头面仪容固然是修饰的重点,肢体修饰也同样不可忽视,它同样是礼仪活动中的重要组成部分,许多礼仪形式都是通过肢体动作来完成的,可以说肢体也是礼仪的载体,因此,我们有必要规范肢体各部位的仪容。

(一)手臂的修饰

人际交往中,手臂是人身体上使用最勤、动作最多的一个部分,往往被人们视为社交之中的"第二张名片"。护士在护理工作中用手的机会很多,对手臂的修饰有更加严格的要求。

1. 手臂的清洁与保养

(1)手 在日常生活中,手是接触人和其他物体最多的地方,出于清洁、卫生、健康的考虑,手更应当勤于洗涤和保护。工作岗位上的护士,在进入和离开病房前、接触清洁物品前及处理污染物品后、无菌操作前后以及接触伤口前后都应当进行规范的洗手,然后涂少许的护手霜等以保持手的滋润。此外,护士在工作中还应注意不要双手乱用,例如揉眼睛、抠鼻孔、剔牙齿、搔抓头发等。

(2)肩臂 社交礼仪要求在非常正式的政务、商务、学术、外交活动中,人们的手臂尤其是肩部,不应当暴露在衣服之外。也就是说在这些场合不宜穿着半袖装或无袖装。而在其他一切非正式场合,则无此限制。根据现代人着装的具体情况,腋毛属于"个人隐私",女士在正式场合特别要注意,在他人面前,尤其是异性面前,不要穿着会令腋毛外现的服装,否则是很失礼的。护士更不宜穿着无袖装工作,这是修饰肩臂最重要的一点。而在非正式场合,若打算穿着暴露腋窝的服装,则务必先行脱去或剃去腋毛。

2. 手臂的妆饰 手臂的妆饰是整体修饰中非常重要的组成部分,更是现代女性为自己增添美感的重要部位。但是,护理职业对从业人员的美感,却有着独具特色的要求。手臂的妆饰以朴素、庄重为美,不应以艳丽、怪诞取胜。首先,不要留长指甲,因为长指甲不但不符合医务工作者的身份,而且还容易藏污纳垢,给人不卫生的印象。指甲一定要经常修剪,其长度通常不应长过手指指尖,而且在修剪指甲时,应同时清洁手指甲沟附近的皮肤。其次,指甲不要过于修饰,若将指甲涂得大红大紫,与身份、年龄都很不协调。此外,还应提醒的是,在任何公众场合修剪指甲,都是不文明、不礼貌的举止。

(二)下肢的修饰

中国人打量别人的习惯性做法是"远看头,近看脚,不远不近看中腰"。腿部在近距离之内常为他人所注视,因此在修饰仪容时不能偏废。修饰腿部时重点应当注意以下两个问题。

1. 下肢的清洁与遮掩 在正常情况下,应保持脚部卫生,勤于洗脚,鞋子、袜子要勤换,如有可能,应随身带上备用袜子,以应不时之用。不要穿残破有异味的袜子,不要在他人面前脱下鞋子,更不要脱下袜子搔抓脚部,这类不良习惯,均有损个人形象。一般在正式场合是不允许光着脚穿鞋子的。那样既不美观,又有可能被人误会。在欧美国家,光脚穿鞋,则往往被视为炫耀"性感"的做法。此外,一些有可能使脚部过于暴露的鞋子,如拖鞋、凉鞋、镂空鞋等,不能在正式场合穿着。护士上班时应穿规定的护士鞋,并且要求做到定期清洁保养,使其干净、舒适、方便、美观。

在正式场合,男士着装应穿长裤。女士可以穿长裤、裙子,但不得穿短裤,或是过于暴露的超短裙。越是正式的场合,女士的裙子应当越长。在庄严、肃穆的场合,女士的裙长应在膝部以下。女士在正式场合穿裙装时,必须穿袜子。护士在工作中着裙装式护士服时,应配上肉色长统袜。无论是长袜还是短袜,袜口均不能露在裙摆或裤脚之外。

2. 下肢的美化 下肢虽不算是职业人士修饰的重点,但从整体形象的角度来考虑,对其进行合乎常规的美化,还是有必要性的。首先,注意修剪趾甲,使其长度适中、外形美观、整洁卫生,同时还应剪去趾甲周围的死皮。其次,忌在趾甲上涂化彩妆。最后,如果腿毛较多,无论是男士还是女士,正式场合最好着长裤,如果女士要穿裙装,则应将其去除,或是选择色深而不透明的袜子进行遮掩。

第二节 护士的举止礼仪

举止(manners)是人们在活动或交往过程中所表现出的各种姿态,也称举动、动作、仪态或姿态。举止可以展现人类所独有的形体之美,并能在日常生活中表露人的思想、情感以及对外界的反应。因此,在社交礼仪中将举止视为人类的一种无声的语言,又称第二语言或副语言。正如艺术家达·芬奇所说:"从仪态了解人的内心世界、把握人的本来面目,往往具有相当的准确性和可靠性。"医护人员举止端庄、语言文明、服饰整洁得体,可以给患者留下良好的印象,是取得患者信任、建立良好医患关系的"通行证"。

一、表情

表情(expression)是指人的面部表情,属于非语言信息传播系统的核心组成部分。在人际交往中,表情真实可信地反映出人们的思想、情感、反应等各种复杂的心理活动与变化。人类的表情虽然千变万化,但是大都具有共性,它超越了民族性、地域文化的界限,成为一种世界性语言。护士应当进行表情的学习与训练,努力向服务对象呈现出热情、友好、轻松、自然、真诚的表情。

(一)眼神

眼神(look in the eyes)通常是对眼睛总体活动的一种统称。俗话说:"眼睛是心灵的窗户",它是人体传递信息最有效的器官,能够表达最细微、最精妙的差异,显示出人类最明显、最准确的交际信号。人们内心深处的所有语言、感情、态度和情绪,往往透过这个窗口自然地流露出来,它有着深刻、微妙、富有表现力的内涵。在汉语中用来描述眉目表情的成语就有几十个,如眉飞色舞、眉目传情、愁眉不展、暗送秋波、眉开眼笑、瞠目结舌、怒目而视,这些成语都是通过眼语来反映人们的喜、怒、哀、乐等情感的。著名印度诗人泰戈尔说:"在眼睛里,思想敞开或是关闭,放出光芒或是没入黑暗,静悬着如同落月,或者像忽闪的电光照亮了广阔的天空。那些自有生以来除了嘴唇的颤动之外没有语言的人,学会了眼睛的语言,这在表情上将是无穷无尽的,像海一般的深沉,天空一般的清澈,黎明和黄昏,光明与阴影,都在自由嬉戏。"

眼语的构成一般涉及时间、角度、部位、方式、变化五个方面。护士在与人交往时,一定要注意眼神的合理表达与正确运用。

1. 时间 时间是指交往双方相互注视的时间长短。注视对方时间的长短,往往十分重要。在交谈中,听的一方通常应多注视说的一方。

(1) 表示友好 注视对方的时间应占全部相处时间的 1/3 左右。

(2) 表示重视 在听报告、请教问题或是护士在为患者进行入院评估时,为表示关注,注视对方的时间应占全部相处时间的 2/3 左右。

(3) 表示轻视 注视对方的时间不到相处时间的 1/3,往往意味着瞧不起对方或不感兴趣。

(4) 表示敌意或兴趣 若注视对方的时间超过全部相处时间的 2/3 以上,有时表示对对方发生了兴趣,有时表示对对方抱有敌意,或是为了寻衅滋事。

2. 角度 角度是指目光发出的方向,可表示与交往对象的亲疏远近。护士在工作中由于工作内容的不同而采取不同的注视角度。注视他人的角度有四种。

(1) 平视 即视线呈水平状态,也称正视,一般用于普通场合与身份、地位平等的人进行交往。

(2) 侧视 是平视的一种特殊情况,即位于交往对象一侧,面向对方,平视对方。它的关键在于面向对方,否则即为斜视,是很失礼的。护士在与患者相处时,要尽量避免。

(3) 仰视 即在注视他人时,本人所处的位置较对方为低,需要抬头向上仰望对方,以示尊重、敬畏,适用于面对尊长时。

(4) 俯视 即注视他人时所处的位置较对方为高,需要低头向下俯看对方。俯视可用于对晚辈表示宽容、怜爱。但在一般社交场合,俯视他人往往带有自高自大、对对方不屑一顾之意,应注意避免使用。

3. 部位 部位是指目光所及之处。注视他人的具体部位不同,说明自己的态度不同,也说明双方关系不同。一般情况下,与他人相处,不宜注视其头顶、大腿、脚部与手部,或是"目中无人"。对异性而言,通常不应注视其肩部以下,尤其不应注视其胸部、裆部、腿部。可以注视对方的常规身体部位如下。

(1) 双眼 注视对方的双眼,表示自己在全神贯注地倾听对方的谈话,称为关注型注视。但要注意注视的时间不宜过长,以免双方感觉尴尬。

(2) 额头 注视对方额头至双眼位置,表示严肃、认真、公事公办,称为公务型注视,适用于极为正规的公务活动。

(3) 双眼至唇部 注视此区域,表示友好、亲切、信赖,是社交场合面对交往对象时所采用的常规方法,称为社交型注视。

(4) 双眼至胸部 表示亲近、友善,称为亲密型注视,是亲人间、恋人间使用的注视方式。

4. 方式 方式是指在社交场合注视他人的方式,最常用的有以下几种。

(1) 直视 即直接注视交往对象,表示认真、尊重、坦诚,适用于各种情况。

(2) 凝视 是直视的一种特殊情况,即全神贯注地进行注视,多表示专注、恭敬。

(3) 环视 即有节奏地注视不同的人员或事物,表示认真、重视。它适用于同时与多人打交道,表示"一视同仁"。

5. 变化 在人际交往中,眼神是时刻变化的,包括注视对方时眼睑的开合、瞳孔的变化、眼球的转动、视线的交流等。

(1) 眼睑的开合　人的内心情绪变化,会使其眼睛周围的肌肉进行运动,从而使其眼睑的开合也发生改变。瞪大双眼,表示愤怒、惊愕。眼睑眨动一般每分钟 5～8 次,若过快表示活跃、思索;过慢则表示轻蔑、厌恶;有时,眨眼还可表示调皮或不解。

(2) 瞳孔的变化　瞳孔的变化反映着人们的内心世界,平时它的变化不多。若突然变大,发出光芒,目光炯炯有神,表示惊奇、喜悦、感兴趣。若突然缩小,双目无神时,表示伤感、厌恶、毫无兴趣。

(3) 眼球的转动　若眼球反复转动,表示在动心思。若悄然挤动,则有向人暗示之意。

(4) 视线的交流　交流视线的具体做法,应因人、因时、因事而不同。与人交往,不交流视线不行,交流不当也不行。

(二) 微笑

微笑(smile)是一种令人感觉愉快、既悦己又悦人的发挥正面作用的表情,是人际交往的润滑剂。笑容可以缩短人与人之间的心理距离,打破交际障碍,为深入的沟通与交往创造和谐、温馨的良好氛围。另外,适时地多笑,还可以保健身心,正所谓"笑一笑,十年少"。日常生活中,笑的种类很多,符合礼仪要求的有含笑、微笑、轻笑、浅笑、大笑、狂笑等。其中以微笑最受欢迎,因为它体现了一个人心境良好、充满自信、真诚友善、爱岗敬业,所以被视为"社交的通行证",被称为基本笑容或常规表情。微笑也是护理工作岗位上的一种常规面部表情,微笑服务更是优质服务所不可或缺的重要内容。

1. 微笑的特征　微笑是面含笑意,但笑容不甚显著。在一般情况下,护士在微笑之时,应做到不出声、不露齿,恰到好处。先要放松自己的面部肌肉,然后使自己的嘴角微微向上翘起,让嘴唇略呈弧形,在不牵动鼻子、不发出笑声、不露出牙齿,尤其是不露出牙龈的前提下,轻轻一笑。掌握微笑的特征,必须要发自内心,渗透感情,自然流露,切不可故作笑颜。微笑根据双唇的延展度的不同,分为三度。

(1) 一度微笑　嘴角向上微微翘起,作自然轻度的微笑,表示自然友好的情绪。比较适宜于社交场合初次见面、微笑服务时的社交礼节性微笑。

(2) 二度微笑　嘴角有明显的上弯,两颊肌肉有较明显的舒展,表示亲切、温馨等情绪。适宜于社交场合下与熟人和亲友间的友谊性微笑。

(3) 三度微笑　嘴角大幅上扬,两唇呈将要开启的感觉,两颊肌肉明显向两侧推展,表示亲爱、甜蜜等情绪。适宜于亲人、恋人间的甜蜜微笑。

2. 微笑的注意事项

(1) 注意整体配合　微笑虽是一种简单的表情,但要使之真正取得成功,必须做到四个结合:①口眼结合:口到、眼到,笑眼传神,微笑才能扣人心弦。②笑与神、情、气质相结合:"神"就是要笑出自己的神情、神色、神态,做到情绪饱满,神采奕奕;"情"即笑出感情,笑得亲切、甜美,反映美好的心灵;"气质"就是笑出谦恭、稳重、大方、得体的良好气质。③笑与语言相结合:注意微笑与美好语言的有机结合,声情并茂,微笑服务方能发挥出应有的特殊功能。④笑与仪表、举止相结合:端庄的仪表、适度的举止,是护士基本的礼仪规范,以姿助笑,以笑促姿,就能形成一种完整的、统一的、和谐的美。

(2) 力求表里如一　真正的微笑,应有丰富的内涵,渗透着自身一定的情感,体现着内心深处的真、善、美,是内心活动的自然流露。只有护士真正把患者当成自己的亲人,才能从内心深处发出对他们的关心和同情。同时,具有对护理专业的爱和高度的职业责任感,在工作中才能真正表现出"职业微笑"。这种发自内心的微笑表达的是真诚,体现了护士的纯朴、坦然、宽容和对人的真诚。

(3)体现一视同仁 微笑服务是一种宽容大度的爱心奉献,必须一视同仁,不能凭主观好恶而"区别对待"。不论我们接待的是耄耋老人还是不谙世事的孩子,不论是外宾还是内宾,都要一视同仁,一律微笑以待之,切忌"以貌取人"。

(4)注意环境与场合 微笑服务只是对护理工作的一种总体要求,但在具体运用时,还必须注意与所处的环境与场合相协调。一些情况下,面含微笑是不可取的,如进入气氛庄严的场所时,患者满面愁容、忧伤时,患者具有某种先天的生理缺陷时,接待急危重症患者或抢救患者时。在以上几种情况下,如果面含笑意便会伤及服务对象的情感,且会使自己在人际交往中的处境十分不利。

(5)学会克制不良情绪 每个人在现实生活中,都会经历不同程度的酸甜苦辣、悲欢离合以及人际关系中的烦恼等。护士若把自己的不良情绪带到工作中,有可能使得患者的健康状态因受到护士的不良情绪刺激而恶化,同时护士也将会失去患者的信任和尊重。因此,救死扶伤这一神圣职责要求护理人员必须像一名优秀的演员一样,只要走上舞台,就应有一定的克制力和忍耐力,学会控制内心的情绪,忘掉一切烦恼,进入自己所扮演的角色,微笑地面对患者所提出的各种问题,积极满足其身心需要。

总之,护士的表情礼仪是以职业道德情感为基础的,也与护士个人的习惯和表达能力有关。在临床护理工作中,要求护理人员做到善于理解表情,把握表情,并能在不同的场合控制自己的情感,做到遇急事不慌、碰纠缠不怒、悲喜有节、处事有度,以保持治疗休养环境的和谐与稳定。此外,护士更要细心体察患者的面部表情,进一步解读患者心理活动的深刻内涵,从而为患者提供高质量的护理服务。

二、站姿

站姿(standing)是指人在站立时所呈现的姿态,是人最基本的姿势。优美而典雅的站姿,能衬托出美好的气质和风度,是培养良好仪态的起点。正确健美的站姿会给人以挺拔笔直、舒展俊美、庄重大方、精力充沛、信心十足、积极向上的印象。它不仅给人美感,还对人体发育及内脏发挥正常生理功能有直接影响。

(一)基本站姿

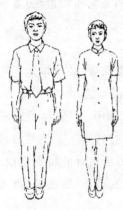

站姿的基本要求是:头正颈直,目视前方,下颌微收;双肩保持水平,稍向下压,肩外展;躯干挺直,直立站好,身体重心在两腿之间,做到挺胸、收腹、立腰、收臀。双臂自然下垂于身体的两侧或双手交叉握于腹部。两腿立直并拢,双足尖稍错开,一般夹角为15°～20°。膝和脚后跟靠紧或双脚一前一后错开斜立,夹角保持45°。由于性别方面的差异,男女的基本站姿又有一些不尽相同的要求。对男士的要求是稳健,对女士的要求则是优美(图6-1)。

1. 男士站姿 男士站立时,可两腿平行,双脚微分开,与肩同宽(间距最好不超过一脚之宽)。全身正直,头部抬起,双眼平视,双肩稍向后展并放松。双臂自然下垂伸直,双手贴放于大腿外侧;也可双臂

图6-1 基本站姿

自然下垂,右手握住左手腕部上方自然贴于腹部,或背在身后贴于臀部。如果站立过久,可以双脚轮流后退一步。身体的重心轮流落在一只脚上,但上身仍需挺直。脚不可伸得太远,双腿不可叉开过大,变换不可过于频繁,膝部不可出现弯曲。

2. 女士站姿 女士站立时,通常应当挺胸,收颌,目视前方,双手自然下垂,叠放于腹前或腰际,双腿并拢,不宜叉开。女士双脚也可呈"丁"字形,重心可置于某一脚上。

(二)护士常用站姿

1. 正脚位小八字步站姿 站姿要求:在基本站姿的基础上,两手叠放(左手在下,右手在上),置于腹前;脚后跟和膝部均靠紧,脚尖平齐向前;双脚呈"V"字形(足尖距一拳)。这种姿势庄重大方,适用于隆重、热烈或庄严的场合(图6-2)。

2. "丁"字步站姿 在小八字步基础上向前平移右脚(或左脚)跟至另一脚内侧凹部,两脚呈"丁"字形,身体各部位要求同小八字步(图6-3)。

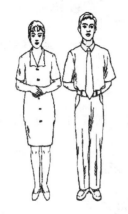

图6-2 正脚位小八字步站姿

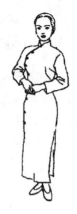

图6-3 "丁"字步站姿

(三)纠正不良站姿

站立时不可过于随便,不可塌腰、探脖、耸肩、挺腹或不停颤抖;双手不放在衣兜里或叉在腰间,护理人员还要注意避免扶肩搭背或随便倚靠在患者床边、墙壁等。这些站姿会给人留下不良印象。

三、坐姿

坐姿(sitting position)即就座后身体所呈现的姿势。坐姿是人们社交中采用最多的姿势,是一种静态的姿势,相对于站姿而言比较放松,但不能过于随便。端庄坐姿,既能展现自我良好的气质,又给人以文雅、稳重、冷静、沉着的感觉。

(一)基本坐姿

正确的坐姿一般要兼顾角度、深浅、舒展三个方面的问题。角度即坐定后上身与大腿、大腿与小腿所形成的角度,这两个角度均有大小之分,坐姿因此而不同。深浅即入座后臀部与座位所接触面积的多少,以此而论,坐姿有深浅之别。舒展即入座前后手、腿、脚的舒展、活动程度,其舒展与否,往往与交往对象相关,故可间接地反映双方关系。

基本坐姿是:头部端正,目视前方或面对交谈对象;挺直上身,在一般情况下,不可身靠座位的背部;通常坐下之后不应坐满座位,占据其1/2~2/3的位置即可;双手掌心向下,叠放于大腿上,或是放在身前的桌面上,或一左一右扶在座位两侧的扶手上;上身与大腿、大腿与小腿之间均呈 90°角;双腿最好并拢,男士双腿可张开一些,但不应宽于其肩宽;双脚下垂,置于地面上,脚尖朝向正前方或侧前方,双脚可以并拢、平行,或呈外八字状。双脚也可一前一后(图 6-4)。

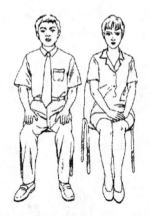

图 6-4　基本坐姿

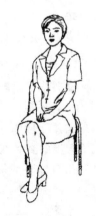

图 6-5　坐位丁字步

(二)常见的坐姿

1. 坐位丁字步　此种坐姿很端庄(图 6-5)。

2. 正坐位点式丁字步和侧坐位点式丁字步　此种坐姿显得比较悠闲,还可以保持身段均衡的自然美(图 6-6)。

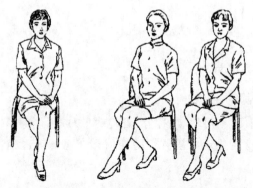

(a) 正坐位点式丁字步　　　(b) 侧坐位点式丁字步

图 6-6　正坐位点式丁字步和侧坐位点式丁字步

3. 正坐位平行步　此种坐姿适用于低平面就座时(图 6-7)。

4. 正坐位小叠步　此种坐姿给人一种大方高贵的感觉(图 6-8)。但要注意悬空的脚尖应向下,切忌脚尖朝天、鞋底向前,或脚尖指向他人,也不可上下抖动,否则有失风度。

5. 坐位平行叠步　此种坐姿可显示女性的大方和腿型的秀美(图 6-9)。

(三)入座与离座的礼仪要求

1. 注意顺序　若与他人一起入座,落座时一定要讲究先后顺序,以礼让尊长。就座时合乎礼仪的顺序有两种:一是优先尊长,即请位尊之人首先入座;二是同时就座,它适用于平辈人与亲友、同事之间。无论如何,抢先就座都是失礼的。

2. 讲究方位　不论从正面、侧面还是背面走向座位,通常都讲究从左侧一方走向自己的座位,从左侧一方离开自己的座位。它简称为"左进左出",在正式场合一定要遵守。

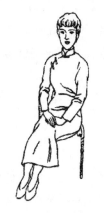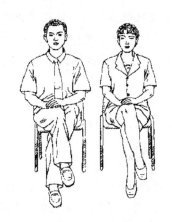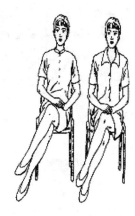

图 6-7　正坐位平行步　　　　图 6-8　正坐位小叠步　　　　图 6-9　坐位平行叠步

3. 落座无声　就座过程中,不论移动座位还是放下身体,都不应发出嘈杂的声响。落座时不慌不忙、悄无声息,本身就体现着一种教养。调整坐姿时,同样也不宜出声。

4. 入座得体　就座时,应转身背对座位。如距其较远,可以一脚后移半步,待腿部接触座位边缘后,再轻轻坐下。着裙装的女士入座,或护士身着护士服时,应先用双手拢平裙摆,随后再坐下。

5. 离座谨慎　离座之际,亦应注意礼仪顺序。不要突然站起,惊吓到其他人。也不要弄出声响,或把身边东西碰到地上。

（四）纠正不良坐姿

坐时避免前倾后仰,两腿不可过分叉开或将大腿并拢小腿分开,避免双手放于臀下,避免将腿长长地伸出去或高跷起二郎腿,腿脚不停地抖动。坐下后不要随意挪动椅子,必要时,轻轻挪动,避免声响打搅他人。

四、行姿

行姿(posture)即走姿,是指人在行走中所形成的姿势。与其他姿势不同,行姿自始至终都处于动态之中,体现人的动态之美和精神风貌。从总体上讲,行姿属于人的全身性的综合活动。但是,其重点则在行进中的脚步上。因此,行姿有时也称步态。对行姿总的要求是轻松、矫健、优美、匀速,要做到不慌不忙、稳重大方。

（一）基本行姿

行走时,应以正确的站姿为基础,并且要全面、充分地兼顾以下六个方面。

1. 昂首挺胸,全身伸直　在行走时,目标明确,面朝前方,双眼平视,头部端正,胸部挺起,背部、腰部、膝部避免弯曲,应使全身形成一条直线。

2. 起步前倾,重心在前　起步行走时,身体应稍向前倾,身体的重心应落在反复交替移动的前脚脚掌上。这样身体就会随之向前移动。但需注意,当前脚落地、后脚离地时,膝盖一定要伸直,踏下脚时再稍微松弛,并即刻前移重心,如此走动,步态会更加优美。

3. 脚尖向前,步幅适中　在行进时,向前伸出的脚应保持脚尖向前,不要向内或向外(即外八字或内八字步),并应保证步幅大小适中。步幅是指行进中一步的长度。正常的步幅应为一脚之长,即行走时前脚脚跟与后脚脚尖间相距为一脚长。

4. 直线行进,自始至终　在行进时,双脚内侧行走的轨迹大体应呈一条直线。此外还要克服身体在行进中的左右摇摆,使腰部至脚部始终都保持以直线的形态移动。

5. 双肩平稳,两臂摆动　行进时,双肩要平稳,力戒摇晃。两臂应自然地、前后有节奏地摆动。摆动的幅度以 30°左右为佳,不要横摆或同向摆动。在摆动时,手部要协调配合,掌心向内,自然弯曲。

6. 全身协调,匀速行进　行走时,在某一阶段速度大体上要均匀,有节奏感。另外,全身各个部分的举止要相互协调、配合,表现轻松、自然。

五、蹲姿

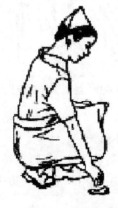

蹲姿(squatting)也是护理人员常用姿势的一种,如整理储物柜的下层,为患者整理床头柜等。蹲姿的运用要优美、典雅。其基本要求是:一脚在前,一脚在后,两腿靠紧下蹲,前脚全脚掌着地,小腿基本垂直于地面,后脚脚跟抬起,前脚掌着地,臀部要向下。女士着裙装要抚平下摆,护士着护士服也要如此,并注意下缘不能触地。蹲姿禁忌面对他人、背对他人及下蹲时双腿平行叉开(图6-10)。

图 6-10　蹲姿

六、护理工作中常见的举止礼仪

规范优雅的举止能塑造良好的护士形象,给患者以美的享受,在疾病的恢复中起到重要的作用。护理工作中常见的举止有:持病例夹、端治疗盘、推治疗车等。

(一)持病例夹

病例夹是保存患者病例资料并便于随时书写的夹子,护士在护理工作中使用、传递病例夹的概率很高。正确的持病例夹的姿势是:在站姿的基础上,病例夹放在左前臂内侧,用手掌握病例夹的右缘中上部,左臂靠近腰部,右臂自然下垂或翻看、记录。行进时横持病例夹,夹在肘关节与腰部之间,病例夹前缘略上翘,右臂自然摆动(图6-11)。

(二)端治疗盘

治疗盘是护理工作中使用率很高的物品。护士做一些护理操作时,往往需要端治疗盘前往病房。正确的端盘姿势配以轻盈稳健的步伐会给患者带去一种精神安慰,体会到安全感。正确的端治疗盘的姿势是:双手托盘底左右两侧的中部,拇指固定两侧,但不可伸于盘内,双肘尽量靠近腰部,前臂与上臂呈 90°,双手端盘平腰,取放和行进中都要平稳,治疗盘不触及护士服(图 6-12)。端盘开门时应用肩部将门轻轻推开。

(三)推治疗车

治疗车往往在护理工作中运送较多、较重物品,也是最常使用的用物之一。治疗车一般三面有护栏,一面无护栏。推车的正确姿势:护士位于无护栏的一侧,双臂均匀用力,重心集中于前臂,行进、停放平稳。注意:腰部负重不要过多,行进中随时观察车内物品,注意周围环境,快中求稳。

(四)推平车

平车一般用于运送需急救或手术前后的患者。推平车和推治疗车一样要快中求稳。在运送患者时,使患者的头部位于大车轮一端,以减少对患者头部的震荡,小车轮一端位于前

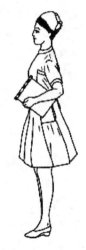

图 6-11 持病历夹

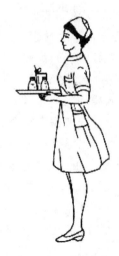

图 6-12 端治疗盘

方,容易掌握方向。护士位于大轮端,以便于观察患者的面部表情。

第三节 护士的服饰礼仪

服饰是人们对服装、饰物和携带品的总称。数千年来,服饰早已经脱离了遮羞避寒的原始意义,具有了丰富的文化内涵。服饰是一个人仪表的重要组成部分,对仪表有着强烈的渲染力。它可以美化人体、掩饰不足,塑造良好的个人形象。从宏观上讲,服饰能反映一个国家、一个民族的文化素养、精神面貌及物质文明的发展程度;从微观上看,服饰能表达个人的气质、性格、社会地位、文化品位、审美情趣和价值取向,也能表现个人对自己、他人以及对生活的态度。大方得体的服饰给人一种无形的魅力,有助于人们在人际交往中形成良好的第一印象。每一个护理人员的着装,既反映了护士自身的职业形象,同时又代表了所在单位的形象及其规范化程度。因此,有必要学习相关的服饰礼仪(dress etiquette)知识,做到服饰得体、协调。

一、着装的基本原则

着装既是一门技巧,更是一门艺术。着装应根据自身的个性、阅历、修养及自身的特点等选择恰当的服饰,在选择过程中需要遵循着装的基本原则。

(一)TPO 原则

着装要规范、得体,应牢记并严守 TPO 原则。所谓 TPO 原则,是世界上流行的一个着装协调的国际标准,也是有关服饰礼仪的基本原则之一。其中的 T、P、O 三个字母,分别是英文时间(time)、地点(place)和目的(object)这三个单词的缩写。它的含义是:人们在选择服装时,应当兼顾时间、地点、目的,并应力求使自己的着装及其具体款式与着装的时间、地点、目的协调一致,才能获得和谐、得体的穿着效果。

1. 时间原则

(1)符合时代要求 不同时代穿衣的要求不同,唐朝时人们穿宽袍大袖的服装,清朝时穿长衫马褂。即使同一个时代,潮流也在不断地改变。因此,着装既不能超前,也不能滞后,应把握时代的潮流和节奏。

（2）符合季节的更迭　一年四季中，随着季节的更迭，着装应随之而改变。夏天的服饰应以透气、吸汗、简洁、凉爽、轻快为原则；而冬天应以保暖、御寒、大方为原则。

（3）符合时间的不同　每天早、中、晚时间不同，着装也应不同。早上锻炼时可穿运动装；白天上班需面对职业对象，应选择合身而严谨的职业装；晚上可穿宽大、舒适及随意的服装，如需赴宴则应考虑穿宴会服。

2. 地点、场合原则

（1）与地点相适应　着装的地点原则实际上是指着装要与环境相协调。无论在室内或室外、国内或国外、单位或家中，不同的地点，着装应有所不同。如护士在医院上班穿着白大衣，逛街购物穿休闲装，在家休息穿着家居服都是符合与地点相适应的原则。

（2）与场合相适应　选择服饰应注意与穿着场合及该场合的气氛相协调。在交际应酬中有公务、社交、休闲三种场合。公务场合对于服装款式的要求是庄重、保守、传统，具体款式有制服、西装、套裙、工作服；社交场合对于服装款式的要求是典雅、时尚、个性，具体款式有时装、礼服、民族服装以及比较个性化的服装等；休闲场合对于服装款式的要求是舒适、方便、自然，具体款式有家居服、牛仔装、运动装、沙滩装。

3. 目的原则　从目的上讲，人们的着装往往体现着其一定的意愿，即着装留给他人的印象是有一定预期的。着装应适应自己所扮演的社会角色。服装的款式，在表现服装的目的性方面发挥着一定的作用。一个人身着款式庄重的服装前去应聘新职、洽谈生意，通常表明他郑重其事、渴望成功。而在此类场合，若选择款式暴露、性感的服装，则表示自视甚高，对求职、生意的重视，远远不及对本人的重视。

（二）适应性原则

在着装的选择和穿着上应考虑与年龄、职业身份、肤色和体型相适应的原则。

1. 与年龄相适应　年龄大小往往决定所着服装的风格和款式。年轻人可选择活泼多变的服装，休现青春和朝气，如牛仔装、迷你装、吊带裙和短裤等。中年人可选择较正式的西服、套装以及质地上乘的休闲装。

2. 与职业身份相适应　不同的职业有不同的服装要求，体现职业特点。选择符合自己职业身份的服装既能表明职业人士的责任感和可信任程度，也能表现出对他人的尊重。护理人员的职业特点决定了着装应朴素、典雅和稳重。

3. 与肤色相适应　人的肤色会随着所穿衣服的色彩发生变化，因此，在选择服装时，应该使得服装的色彩与个体的肤色相协调，从而起到相得益彰的效果。中国人是黄种人，其审美观认为健美的肤色应是白里透红、润泽光亮、富有弹性，这种肤色的人对服装的选择面较宽，色彩无论明暗、深浅都适合。肤色偏黑的人应避免穿过于深暗的服装，应选择浅色调、明亮些的服装，如浅黄、浅粉、奶白色等，这样可衬托出肤色的明亮感。肤色偏黄的人，应该避免穿黄色、土黄色、紫色、朱红色的服装，因为这些色彩与皮肤对比性弱，会使肤色看上去更黄。应穿蓝色或浅蓝色上衣，可使偏黄的肤色衬托得娇美洁白。

4. 与体型相适应　着装也应考虑体型的差异，以扬长避短。身材较胖者，适宜穿 V 字领或纵方向开领、有细长感的衣服，注意选择线条简洁，色彩有收缩感的深色和暗色，如纵条纹服装使人产生修长感。身材比较瘦的人在着装上适当多用花边和折纹，在面料的选择上以色泽亮、能产生扩张感为佳。另外，大图案的服装对身材较瘦的人也能产生不错的效果。

（三）整体性原则

正确的着装应当基于统筹的考虑和精心的搭配，其各个部分不仅要"自成一体"，而且还要相互呼应、配合，在整体上尽可能地显得完美、和谐。若是着装的各个部分之间缺乏联系、"各自为政"，哪怕再完美也毫无意义。着装要坚持整体性，重点要注意两个方面：一方面应恪守服装本身约定俗成的搭配，如西服搭配衬衣、皮鞋。另一方面使服装各个部分相互适应，局部服从整体，展现着装的整体美，如装饰物的选择应同着装主色相近或呈对比色，以取得和谐与呼应的效果。

（四）个体性原则

每一个人的个性各不相同，在着装时，既要认同共性，又不能泯灭自己的个性。着装要坚持个体性，具体来讲有以下两层含义：第一，着装应当照顾自身的特点。要做到"量体裁衣"，使之适应自身，并扬长避短。第二，着装应创造并保持自己所独有的风格。在允许的前提下，着装在某些方面应当与众不同。切勿紧追时髦、随波逐流，致使个人着装毫无特色可言。

（五）整洁性原则

在任何情况之下，人们的着装都应力求整洁，避免肮脏或邋遢。整洁性体现于下述三个方面：第一，着装应当整齐。不应又折又皱，不熨不烫。第二，着装应当完好。不应又残又破，乱打补丁。至于"乞丐装"，在正式场合亦应禁穿。第三，着装应当干净。不应当又脏又臭，令人生厌。

（六）文明性原则

在日常生活里，应努力做到文明着装。着装的文明性，主要是要求着装文明大方，符合社会的道德传统和常规做法。它的具体要求是：第一，忌穿过露的服装。尤其是在公务场合，袒胸露背，暴露大腿、脚部和肩部的服装，均应忌穿。在大庭广众打赤膊则更在禁止之列。第二，忌穿过透的服装。倘若使内衣、内裤"透视"在外，令人一目了然，当然有失检点。第三，忌穿过短的服装。不要为了标新立异，而穿着小一号的服装。更不要在正式场合穿短裤、超短裙之类过短的服装。它们不仅会使自己行动不便，频频"走光"、"亮相"，而且失敬于人，使他人多有不便。第四，忌穿过紧的服装。不要为了展示自己的线条而有意选择过于紧身的服装；更不要不修边幅，使自己内衣、内裤的轮廓在过紧的服装之外隐约可见。

（七）技巧性原则

不同的服装有不同的搭配和约定俗成的穿法。例如，穿单排扣西装上衣时，两粒纽扣的要系上面一粒，三粒纽扣的要系中间一粒或是上面两粒。女士穿裙子时，所穿丝袜的袜口应被裙子下摆所遮掩，而不宜露于裙摆之外。穿露趾凉鞋时，一般不宜穿袜子。穿西装不打领带时，内穿的衬衫应当不系领扣，等等。这些要求，都属于着装的基本技巧。着装的技巧性主要是要求在着装时依照其具体的穿法而灵活改变，要学会穿法、遵守穿法。对此既不可以不知，也不可以另搞一套，免得贻笑大方。

二、着装礼仪

日常生活中，每个人的服装都会给他人留下深刻的印象。服装是由面料、色彩、款式三个基本要素所构成，此外，穿着方法也甚为重要。一般而言，人们的服装留给他人的印象，或者说每个人对自己服装应予重视的要点，主要指的就是这三个方面的问题。

（一）服装的面料

面料就是用来制作服装的材料。作为服装三要素之一，面料不仅可以诠释服装的风格和特性，而且还直接左右着服装的色彩、造型的表现效果。

从总体上来讲，优质、高档的面料，大都具有穿着舒适、吸汗透气、悬垂挺阔、视觉高贵、触觉柔美等几个方面的特点。制作在正式的社交场合所穿着的服装，宜选纯棉、纯毛、纯丝、纯麻制品。以这四种纯天然质地面料制作的服装，大都档次较高。有时穿着纯皮革制作的服装，通常也是允许的。

（二）色彩

服装的色彩通常给人们留下的印象最深，而且在很大程度上也是服装穿着成败的关键所在。在服装的三大要素之中，色彩对他人的刺激最快速、最强烈、最深刻，所以被称为"服装之第一可视物"，故应引起高度重视。

人们在穿着服装时，在色彩的选择上往往既要考虑个性、爱好、季节，也要兼顾他人的观感和所处的具体场合。对一般人而言，在服装的色彩上要想获得成功，最重要的是要掌握色彩的特性、色彩的搭配以及正装的色彩选择三个方面的问题。

1. 色彩的特性

（1）色彩的冷暖　每种色彩都拥有区别于其他色彩的独特的相貌特征，即色相。色彩由于色相不同，使人产生温暖或寒冷的感觉。使人有温暖、热烈、兴奋感觉的色彩，称暖色，如红色、黄色等；使人有寒冷、抑制、平静感觉的色彩，称冷色，如蓝色、黑色等。

（2）色彩的轻重　色彩明暗变化的程度，称为明度。不同明度的色彩，会给人以轻重不同的感觉。色彩越浅，明度就越强，它使人有上升感、轻感；色彩越深，明度就越弱，它使人有下垂感、重感。人们平日的着装，通常讲究上浅下深的搭配。

（3）色彩的软硬　色彩的鲜艳明亮度称纯度。色彩纯度越高，就越鲜艳，给人以软的感觉；色彩纯度越低，就越深暗，给人以硬的感觉。前者适用于喜庆场合的着装，后者则适用于庄重场合的着装。

（4）色彩的缩扩　色彩的波长不同，给人收缩或扩张的感觉也是不同的。一般来讲，冷色、深色属于收缩色；暖色、浅色则为扩张色。运用到服装上，前者使人苗条，后者使人丰满，二者皆可使人在形体方面避短遮羞。

2. 色彩的搭配　不论是整体运用还是局部运用色彩，都应讲究科学搭配。科学的配色方法，能使人更好地表达个人气质，达到期望的效果。下面介绍几种常用的配色方法。

（1）统一法　即配色时采用同一色系之中各种明度不同的色彩，按照深浅不同的程度进行搭配，以便创造和谐之感。统一法配色适合工作场合或庄重的社交场合的着装配色。

（2）对比法　指的是在配色时运用冷暖、深浅和明暗两种特性相反的色彩进行搭配的方法。它可使着装在色彩上反差强烈，静中有动，突出个性，如红与绿、黑与白等。对比法搭配可适用于多种场合。

（3）点缀法　在采用统一法配色时，为了产生一定变化，在某些局部选用其他某种不同的色彩加以点缀，如袖边、领口、口袋或装饰等，起到画龙点睛的作用。这种方法主要用于工作场合的着装配色。

（4）呼应法　即配色时在某些相关的部位刻意采用一种色彩，以使其遥相呼应，产生美感。如穿西装的男士讲究鞋与包同色，即为此法的具体运用。它也适用于各类场合的着装配色。

（5）时尚法　即在配色时酌情选用当时正在流行的某种色彩。它多用于普通的社交场合与休闲场合的着装，但在应用时应考虑场景和年龄等因素。

3．正装的色彩选择

（1）三色原则　三色原则是选择正装色彩的基本原则。它要求正装的色彩在总体上应当以少为宜，最好不超过三种色彩。遵守三色原则有助于保持正装的庄重感，在色彩上显得规范、简洁、和谐。一般正装的色彩若超过三种，会给人以繁杂和低俗之感。

（2）基本色彩　正装的色彩一般应为单色，无图案。最标准的套装色彩是深色，并应首选蓝色、灰色、棕色、黑色。衬衫以白色最佳，皮鞋、袜子、公文包宜为深色，以黑色最为常见。

（三）款式

服装的款式是指服装的造型、种类和式样。它既与着装者的性别、年龄、体型、职业及偏好有关，也受制于文化、习俗、道德、宗教及时尚流行趋势等。在服装三要素中，有关款式方面的礼仪规范最详尽、最具体、最严格，所以在社交场合，选择服装对款式方面的要求更高。根据礼仪规范在社交场合选择服装款式，最重要的是使之合乎身份，维护形象，并对交往对象不失敬意。按照风格的不同，服装可分为礼服、职业服装和休闲服装。

1．礼服　礼服一般在婚庆、访问、庆典和酒会等各种特别场合穿着。它能表达人际关系的婚、丧、喜、庆等各种特殊的感情。礼服突出华丽、隆重、优雅和庄重的气氛，因此礼服面料大多选用高级细致的丝绒、丝绸或织锦面料，呈现自然高雅的光泽与高贵质感。礼服的款式又随着流行趋势不断变化。民族服装在涉外活动中也可以作为礼服穿着。

礼服的选择应根据穿着的时间、地点、环境等综合因素确定。黑色是西式礼服常选用的颜色，但由于东方人是黑头发、黑眼珠。如果穿黑色礼服会使人显得暗淡，所以应注意搭配其他色彩醒目的配件，而且配件可以相对华丽些，以使人更为生动。在我国，正式场合可穿着传统旗袍，它能表现出中国妇女的婉约之美。

2．职业服装　工作时按照职业的要求穿着的服装称为职业服装。职业服装主要分为两大类：①工装或制服，如警察、工人、医生、护士等上班穿着的服装。这类服装的面料、色彩和款式统一，线条流畅，简洁明快，适应性强，能标志职业特色，体现职业形象。②适合办公室环境的服装，主要包括西服套装和女式裙、裤式套装。这类服装风格严谨，色彩素雅，制作精良，显得规范庄重，能体现职业人士的精明干练，让人产生信任感。

3．休闲服装　这类服装适合于在闲暇时间或非正式的场合穿着。面料多以棉、麻、丝等天然织物为主，讲究舒适自然，如运动装、牛仔装、毛衣、T恤衫等。休闲装没有固定的模式，可最大限度地发挥个人的爱好和个性。休闲服装能充分展示服装的无穷魅力，为在不同场合的着装提供了更多的选择。休闲装在穿着时应注意整洁舒适，同时配合自身的体型、年龄和身份，选择适合的款式和颜色，再搭配相适宜的饰品。使休闲装穿着得体和美观。

三、护士工作着装

护理既是一门科学，又是一门艺术。护理独特的艺术美是通过护理人员的形象来实现的，而护士的形象对护理对象的身心将产生直接或间接的影响，从而直接影响护理效果和质量。正确得体的着装不仅能体现护士良好的精神面貌和较高的文化修养，而且还可增强护士的自信，提高与人交往的能力。因此，护理人员的着装，除了应遵守着装的基本规则外，还应体现出护理人员的职业特点。

（一）护士服的着装要求

护士服是护士工作时的专用服装，是区别于其他医疗服务人员的重要标志，也是护理职业群体的外在表现形式，它代表着护士的形象，是白衣天使的象征。护士服的款式有裙式和裤式，色彩以白色居多，部分医院将儿科、妇产科的护士服改为淡粉色，急诊、手术室的护士服为绿色等，这是将色彩的特征用于护理实践中，使不同的色彩对患者的心理产生不同的影响。护士服的着装要求包括以下几个方面。

1. 仅供上班时着装 护士服为护士的职业装，上班时间着护士服，这是护理工作的基本要求，非上班场合不宜穿护士服，以示严谨。护士身着醒目的护士服，一方面是护理工作的需要，另一方面也易使护士产生职业责任感和自豪感。

2. 宜佩戴工作牌 护士身着护士服时应同时佩戴标明其姓名、职称、职务的工作牌。这样做，一方面可促使护士更积极、主动地为患者服务，认真约束自身的言行；另一方面也便于患者辨认、询问和监督。因此，每一位护士都应自觉地把工作牌端正地佩戴在左胸上方，避免反面佩戴。当工作牌损坏或模糊不清时应及时更换。

3. 应整齐清洁 护士服应经常换洗，保持平整，忌脏、皱、破、乱等。护士服的清洁和整齐体现了护士严谨的工作作风和严肃的工作态度，显示着护士职业的特殊品质。

4. 整体装束应力求简约端庄 护士服的样式应以简洁、美观、穿着得体和操作活动自如为原则。穿着护士服，应大小、长短、型号适宜，腰带平整，松紧适度。同时注意与其他服饰的搭配与协调，如护士服内不宜穿过于臃肿、宽大的衣服，如大衣、羽绒服和棉衣等，内衣的颜色宜浅，领边和袖边不宜外露于护士服外。夏季护士多着裙装，材质通透，可在护士服内穿着衬裙，但颜色宜选用白色或肉色，同时下摆不能超出护士服下摆。护士服有冬、夏装之分，当季节更迭时，应及时更换，不宜冬装夏用或夏装冬用。护士服应搭配平跟或坡跟、软底、白色或乳白色护士鞋，样式简洁，防滑舒适，不宜穿高跟鞋或走路时有声响的鞋。选择肉色或浅色袜子，袜口不宜露在裙摆或裤脚的外面。夏季护士应穿着丝袜，不可光脚穿鞋，使腿部皮肤裸露。

（二）护士帽的佩戴要求

现代的护士帽有两种，即燕帽和圆帽。戴燕帽时，如果护士是短发，要求前不遮眉、后不搭肩、侧不掩耳；如果护士是长发，则应梳理整齐盘于脑后，发饰素雅端庄。燕帽应平整无折并能挺立，应距离发际4～5 cm，戴正戴稳，高低适中，用白色发卡固定于燕帽后，发卡不得显露于帽的正面。戴圆帽时，头发应全部遮在帽子里面，前后左右都不外露头发，边缝应置于脑后，边缘整齐，帽顶饱满。

（三）口罩的佩戴要求

口罩的佩戴要根据护士脸型大小及工作场合选择。戴口罩时，首先应端正口罩，系带于两耳后，松紧适度，遮住口鼻，注意不可露出鼻孔。纱布制口罩应及时换洗消毒，保持口罩的清洁美观。一次性口罩使用后应及时处理，不应反复使用。口罩不用时应取下，折叠整齐，放入清洁的口袋中，禁止挂于胸前。口罩如有污渍或被污染应立即更换。

四、饰品礼仪

饰品是人们在着装的同时所选用、所佩戴的装饰性物品，如首饰、手表、领带、帽子、手套、包袋、眼镜、鞋袜等。它对于人们的穿着打扮可起到辅助、烘托、陪衬和美化的作用。饰品的实用价值不是很强,所以可以使用,也可以不用。然而,从审美的角度来看,它却与服装、化妆同时被列为人们用以装饰、美化自身的三大基本方法。在社交场合,饰物是一种无声的语言,可借以表达使用者的知识、阅历、教养和审美品位;同时,它也是一种有意义的暗示,借以表达使用者的地位、身份、财富和婚恋现状。

在现代,饰品的装饰意义更加明显。以下介绍有关首饰、手表使用方面的礼仪规范,因为它们是人们日常生活中使用最多的饰品。

（一）首饰

首饰以往特指戴在头上的装饰性物品,现在泛指各类没有实际用途的饰物。由于其装饰作用明显,因而受到社会各界,尤其是广大女性的青睐。学习首饰礼仪,需要掌握以下两点:一是使用规则,二是佩戴方法。

1. 使用规则

（1）数量规则　以少为佳。在不必要时,可一件首饰也不佩戴。如果想同时佩戴多种首饰,不可超过 3 种。除耳环、手镯外,戴同类首饰最好不要超过一件,但新娘可以例外。

（2）质地规则　争取同质。若同时佩戴两件或两件以上首饰,应使其质地相同。戴镶嵌首饰时,应使其被镶嵌物质地一致,托架也应力求一致,这样总体上显得协调。

（3）色彩规则　力求同色。如同时佩戴两件或两件以上首饰,应使其色彩一致。戴镶嵌首饰时,应使其与主色调保持一致。

（4）身份规则　符合身份。佩戴首饰时,不仅要照顾个人爱好,更应注意与个人的性别、年龄、职业、工作环境等保持大体一致,而不宜使之相去甚远。作为一名护士,在工作场合不宜佩戴首饰。

（5）季节规则　与季节相吻合。一般来说,季节不同,所选戴的首饰也应不同。冬季,人们的衣物穿着较多,包裹严实,肢体暴露较少,适合佩戴耳环、胸针等;夏季的服装轻薄,肢体暴露较多,适合佩戴项链、手镯等。这样,首饰才发挥了它的装饰作用。

（6）体型规则　扬长避短。在选择首饰时,应考虑自身的体型、脸型等特点,以达到掩饰自身不足、增加美感的作用。

（7）习俗规则　遵守习俗。不同国家、民族和地区,其佩戴首饰的习惯多有所不同。对此,一方面应了解其不同,另一方面应尊重他人的习惯。

（8）搭配规则　力争与服饰协调。佩戴的首饰是服饰的一部分,要兼顾所穿服饰的质地、款式、色彩,并努力使之在风格上相互般配。如穿着运动服、工作服时不宜佩戴首饰;穿着考究的服装时,可以搭配昂贵的饰物;服装轻盈飘逸,饰物也应玲珑精致。

2. 佩戴方法

（1）戒指　戒指又称指环,通常是戴在左手手指上,一般只戴一枚戒指,如果想多戴,最多也只戴两枚,可以戴在一只手的两个相邻手指上,也可以戴在两只手对应的手指上。戒指的戴法反映婚恋状况,如:戴在食指上表示求婚或想结婚;戴在中指上表示正在恋爱;戴在无名指上表示已经结婚;戴在小指上则暗示自己是一位独身者。拇指通常不戴戒指。新娘戴薄纱手套时,可将戒指戴任薄纱手套外或内,而其余人应戴在手套内。选择戒指的粗细应与所戴手指的粗细一致。护士在工作中不应戴戒指,因会影响护理操作的正常进行,同时也不利于对戒指的保护。

（2）耳环　又称耳饰,分为耳环、耳钉、耳链、耳坠等。一般为女性成对使用。不宜在一只耳上同时戴多只耳环。男子也可戴耳环,但习惯是左耳戴一只,右耳不戴。佩戴耳环,应兼顾脸型。不可选择与脸型相似形状的耳环,以防止同型相斥,使脸型的不足被夸大。如果没有特殊需要,不要同时戴链形耳环、项链和胸针,因为这三种首饰集中在一起,会显得过分张扬,而且繁杂凌乱。

(3)项链和挂件 项链男女均可使用,但男士佩戴项链一般不应外露。佩戴项链一般不应超过一条,但可将一条长项链折成数圈佩戴。项链的长短应与脖子的粗细成正比。颈细长者可选用短项链;颈粗短者可选用长项链。短项链长约40 cm,适合搭配低领上装。中长项链长约50 cm,使用广泛。长项链长70 cm以上,适合女士在隆重的社交场合佩戴。挂件又称项链坠,通常与项链同时配套使用。其形状、大小各异,常见的有心形、文字形、十字形、吉祥图案等。选择挂件,应考虑与项链是否搭配及协调一致。在正式场合不能选用过分怪异或带有令人误解的图形、文字的挂件,也不可同时使用两个或两个以上的挂件。护士在工作场合一般不宜佩戴项链和挂件,如要佩戴,也只能戴于工作服以内,勿露于外。

(4)胸针和领针 胸针和领针是别在胸前的饰物,多为女士专用。胸针因其图案以花卉为多,又称胸花。别胸针的部位,讲究颇多。穿西装时,胸针应别在左侧领上。穿无领上衣时,别在左侧胸前。发型偏左时,胸针应当偏右。反之,发型偏右时,胸针应当偏左。别胸针的具体高度,一般在从上往下数的第一粒和第二粒纽扣之间。领针是专用于西式上装左侧领上的饰物。它是胸针的分支,男女均可使用。佩戴领针时,数量以一枚为限。不宜与胸针、纪念章、奖章和企业徽记等同时使用。在正式场合,不能佩戴有广告作用的领针,也不要将其别在右侧衣领、书包、帽子、围巾等不恰当的位置上。

(5)手镯和手链 手镯是佩戴于手腕上的环状饰物。佩戴手镯时,强调手腕与手臂的美丽,所以手腕与手臂不美的人应慎戴。手镯可戴一只,通常应戴于左手上。戴两只时,可一只手戴一个,也可都戴在左手上,不应在一只手上戴多只手镯。男人一般不戴手镯。手链是一种佩戴在手腕上的链状物。与手镯不同的是男女均可佩戴,但是一只手只能戴一条手链,且通常戴于左手上。在一只手上戴多条手链,双手同时戴手链,手链与手镯同时佩戴等一般都是不合适的。手链与手镯均不应与手表同戴于一只手上。护士在工作时不宜佩戴手镯或手链。

(6)脚链 其是佩戴于脚踝部位的链状饰物。它是时下新兴的一种饰物,多为青年姑娘所喜爱,主要适用于非正式场合。佩戴脚链,意在强调脚踝、小腿等相关部位的长处,若此处缺点较多,则切勿使用。脚链一般只戴一条,戴在左、右脚腕上均可。脚链最好光脚佩戴,若穿丝袜,则应将脚链戴在袜子外面,使其醒目。护士在工作中不宜佩戴脚链,否则会给人以不够庄重之感。

(二)手表

在正规的社交场合,手表被视同首饰,可体现地位、身份和财富状况,同时还意味着佩带者时间观念强、作风严谨。

手表的选择,通常应注意种类、形状、色彩、图案和功能等方面。手表的种类一般以价格区分,选择时要量力而行,还要顾及职业、场合、服饰及交往对象。在正式场合所戴的手表在造型方面应庄重、保守,避免怪异、新潮,一般有正圆形、椭圆形、正方形、长方形及菱形等。颜色宜选择单色手表或双色手表,不应选择三色或三种以上颜色的手表。金色、银色和黑色是手表颜色的理想选择。图案除手表上的数字、商标、厂名和品牌外,不宜出现其他图案。查看时间是手表最主要的功能,因此,手表应准确到时、分,其功能应少而精。注意成年人通常不应佩戴失效表、广告表及卡通表等不符合礼仪规范的手表,以免给人以不严肃或是不修边幅、不尊重交往对象的感觉。

护士在工作场合一般不戴手表,而佩戴胸表,因为手表戴在腕部,易被污染又不便消毒处理,而胸表小巧别致可挂于左侧胸前。

护士在工作中,应尽量以美好的服饰礼仪展现护士的外在美,以良好的服务体现护士的内在美,使患者在美的感受下鼓起与疾病斗争的勇气和力量,从而更好地配合治疗与护理,以尽快地康复。

实训内容:护士的举止礼仪训练

1. 站姿训练 这里介绍正确站姿的三种训练方法。

(1) 背靠墙训练法:背部靠墙站立,使头部、肩部、臀部、小腿、脚后跟紧贴墙壁。

(2) 背靠背训练法:两个人一组,背靠背站立,要求两人头部、双肩、臀部、小腿、脚后跟紧贴在一起。

(3) 头顶书训练法:将书置于头顶上,保持书不能掉下来。

2. 坐姿训练 按坐姿基本要领,着重脚、腿、腹、胸、头、手部位的训练,可以配舒缓、优美的音乐。

3. 走姿训练

(1) 走路时挺胸。

(2) 目光平视。

(3) 双臂自然地前后摆动。

(4) 整个身体稍稍前倾3°～5°,注意重心不要靠后。

(5) 全脚掌着地,后脚跟离地时要用脚尖用力蹬地,膝部不弯曲。

(6) 走直线。在地上画一条直线,行走时双脚内侧可稍稍碰到线,并与其是平行的。

(任海静)

思考题

1. 对护士仪容美的要求是什么?
2. 护士在工作中应如何进行仪容修饰?
3. 护士身体修饰有哪些注意事项?
4. 自我进行眼神与微笑的训练。
5. 社交礼仪中对各种站姿、坐姿、行姿的规范和要求是什么?
6. 什么是TPO原则?
7. 护理工作中,护士常见的举止有哪些?具体要求是什么?
8. 设定护理工作情境,进行护士举止礼仪的角色扮演,练习各种举止。
9. 不同场合的着装要求与款式都有哪些?
10. 护士在工作中应该怎样着装?
11. 佩戴首饰的规则有哪些?

第七章 求职礼仪

本章要点

　　职业是人们维持生活、服务社会、发挥才能、完善个性的基础。如何找到最适合自己的坐标和位置,开发自己的潜能,实现自己的人生价值,是每一个求职者必然会遇到的问题。在求职礼仪这一章我们着重介绍了求职应聘的简历书写、应聘时的形象设计及面试礼仪,希望通过学习护士能够提升求职应聘的能力。

学习目标

识记:简历的书写原则、面试着装的要求。

理解:

1. 正确说出简历书写的注意事项。

2. 正确说出面试着装的要求。

3. 正确说出面试中的注意事项。

应用:能自行设计一份个人简历、能根据自身特点进行形象设计及参加一场模拟的求职面试。

　　茫茫人海,每个人都以不同的姿态走在各自的人生轨迹中。职业是人们维持生活、服务社会、发挥才能、完善个性的基础。如何找到最适合自己的坐标和位置,开发自己的潜能,实现自己的人生价值,是每一个求职者必然会遇到的问题。近些年来,我国教育事业迅速发展,为现代化建设培养了大批的合格人才,自主择业、双向选择,已经成为各类高校毕业生择业的主旋律。人生如战场,就业亦是如此。今天的人才市场强手如林,要想在激烈的竞争中争得自己的一席之地,不仅要具备一定的知识技能,还必须学会一套积极、高效的求职技巧和礼仪,这样才能离成功更近一步。

第一节 求职简历

一、个人简历

　　个人简历(personal resume)主要是针对应聘的工作,将相关经验、业绩、能力、性格等简要地列举出来,告诉应聘单位自己是一个怎样的人才,以达到推荐自己的目的。准备一份个人简历是求职的第一步。完美的简历就像一出无声的舞剧静静地展示着一个人的魅力,让用人单位看到自己的特色和优势。一份好的个人简历不见得一定能获得工作,但一份糟糕的个人简历肯定会被淘汰出局。

(一) 简历内容

个人简历一般由个人基本资料、学习和工作经历、应聘职位及希望待遇三大部分组成。

个人基本资料:包括姓名、性别、年龄、籍贯、受教育情况、语言表达能力、兴趣爱好、联系电话或通信地址。其中,联系电话务必填写清楚,便于用人单位联系,以免错过机会。

学习和工作经历:包括所读学校的名称、学历、曾任职务、所获奖项、曾经发表过的论文著作、工作(实习)过的单位及岗位,在工作中取得的成绩等。这部分内容主要是向用人单位证明自己的应聘资格,用人单位比较重视这一部分的内容,应认真对待。

应聘职位及希望待遇:注明应聘工作项目,希望得到的报酬,让用人单位对应聘者的要求有一个基本的了解。对于报酬待遇,建议持保守态度比较好一些,可不在个人简历里体现。

(二) 简历设计

1. 书写原则 人要衣装,佛要金装。一份合格的个人简历,应该用词准确、内容完整、条理清晰、简明扼要。写好一份简历,应遵从以下三个原则。

第一个原则:要"简"。招聘主管不可能对所有的简历都进行仔细阅读,篇幅以一页内为好,一般不超过两页。起草简历时,初稿可以长一点,把所有的有关内容都写上,然后进行删改,仔细推敲每一个词、每一项内容,把最有价值的信息保留下来,用最简洁的语言表达出来,以便招聘主管能够在 10 秒钟左右看完所有内容。

第二个原则:要突出"经历"。用人单位最关心的是求职者的经历,从经历来看求职者的经验、能力和发展潜力,所以在写简历的时候,要重点写学过的东西和做过的事情,即学习经历和工作经历。学习经历包括主要的学校经历和培训经历,工作经历要标明经历过的单位、从事的主要工作。对过去工作业绩的陈述,为达到最好的陈述效果,必须量化成数字或百分比,量化的业绩比空洞的叙述更可靠、具体和客观。对毕业生来说,不可能有实际工作经验,但并不意味着没东西可写。可以强调最近的教育或培训情况,包括和应聘的工作有直接关系的课程或活动,实习工作也可作为相应的工作经验;可以写上曾参加过的社会公益活动,假期做过的兼职推销活动等。

第三个原则:要突出所应聘的"职位"信息。招聘主管关心主要经历是为了考察求职者能否胜任工作,所以不管是写自己的经历,还是做自我评价的时候,一定要抓住所应聘职位的要求来写。

2. 注意事项

(1) 消灭错别字 简历上的错别字对求职者来说是致命的错误,会被立刻淘汰,没有任何机会。招聘方认为有错别字说明人的素质不够高,态度不认真。许多人说:"当我发现错别字时我会停止阅读。"

(2) 注意实事求是、扬长避短 简历里面的内容,应实事求是,不能虚构。不可为了夸大自己的能力和成绩,虚构所获奖励、荣誉和工作经历;也不要把所有有关自己的事情都写进去,与应聘职位无关的、对自己不利的内容完全可以不在简历上出现。

(3) 切忌过于谦卑 简历的作用是推销自己、表现自己。应聘者有什么特长,应尽量在简历上表现出来,让用人单位发现自己的价值。切忌过于谦卑,不好意思向人陈述自己的优点和成绩,让用人单位无法正确判断应聘者的价值。因此,在简历上,不仅要列举所干过的工作,更应强调自己能胜任某项工作的技能以及所取得的成绩。

(4)注意简历格式　简历的布局要合理,表现形式简单大方,语言表达朴素、精练,表现出为人诚实、办事干练的品质。个人的主要经历、工作业绩、社会活动经验等的排列顺序要认真考虑。常用的排列方法有按时间先后顺序直接排列、按时间顺序颠倒排列、按求职目标有针对性地选择排列,可以根据具体情况选择一种最能体现你能胜任该工作的工作业绩和主要经验进行编排。

(5)注意个人信息的筛选　现在简历上的个人信息如婚姻状况、血型、身高等已不再是必需,除非职位有特殊要求,可不写进去。对于政治面貌,是个人的信仰问题,属个人隐私,尤其在向涉外企业求职的时候,这一条应删去。

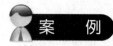

以下为简历实例一份,并请业内专家进行专业评点。

张同学　上海某大学(评点1)

个人资料

生日:1992-03-02

性别:女

政治面貌:中共预备党员

自我评价

具有扎实的经济学及管理学理论基础,善于分析研究公共政策和公共关系。掌握了系统的会计学知识,可以较灵活地运用到会计实务中。个性开朗,善于接受、学习新事物,有良好的团队精神。(评点2)

兴趣爱好

喜欢阅读与音乐,热衷于参与公益活动。

教育背景

2010.9至今　上海某大学财政专业,会计(第二专业)

2007.9—2010.6　某省市某中学(评点3)

主修课程(评点4)

财政:财政学、税收管理、经济法、国际金融、货币银行学、公共管理、政治学、政府预算、西方经济学、项目评估等。

会计:中级财务会计、高级财务会计、成本会计、审计、会计电算化、管理会计等。

所获奖励

2013年　国家奖学金二等奖;

2013年　上海某大学优秀志愿者;

2012年　上海某大学三好学生;

2011年　人民奖学金三等奖;

2010年　人民奖学金三等奖。

社会实践(评点5)

2013.6—2013.7　上海某证券某营业部,任上海某大学青年志愿者协会副会长;

2012.7—2012.8　某会计师事务所；

2011.9—2012.6　组织多次志愿者服务活动，上海某大学学术部干事；

2011.7—2011.8　某省财政局企业科；

2011.3—2011.6　负责院报出版，某专栏负责人，上海某大学宣传部干事；

2010.9—2011.9　负责出海报，举办摄影展。

个人技能

英语：CET-4 575 分（评点 6）、CET-6 525 分；中级翻译笔试证书，具有良好的听、说、读、写能力。

计算机：上海市中级计算机考核证书。

评点 1：在个人信息部分，可以不必提及学校名称，以免重复。一般主考官会从教育背景了解到你所受到的教育情况。

评点 2：自我评价及兴趣爱好属于主观的内容，不应放在如此突出的位置。主考官更看重过去的一些客观经历。内容的叙述要简洁，突出重点。

评点 3：如果是非重点学校可以不用提及。

评点 4：此处罗列的课程可根据应聘职位的要求适当调整。如果申请与本专业不同的职位，可以更多地提及你辅修的专业、自学的知识情况。

评点 5：实践经历可以更加详细一些，包括时间、公司名称、职位名称和主要职责。同类工作经历要有所删减。

评点 6：有了高级别证书，低级别的就可以不用提及。

整个简历基本提供了相关的内容，但以下方面可以改进：

（1）针对性　你事先要对应聘职位进行全面的分析，找出该职位需要的核心能力，然后要从你的教育背景、实际经历中找到能体现这些能力的方面，将它们重点体现。

（2）简洁性　关键信息要一目了然，避免多余的信息，要让面试主考官能在 3 秒钟内找到相关信息。

（3）关注细节　格式、字体要简洁一致。

附：置盐道彦先生（日本）归纳，下面一些类型的求职者用人单位不喜欢。①成绩"优"而无其他专长的学生；②以自我为中心的求职者；③学生时代耗尽精力的学生；④大学时代学无所成的学生；⑤缺乏魅力的求职者；⑥头脑简单的求职者；⑦不善交际的求职者；⑧身体状况欠佳的求职者；⑨自我主张太强的求职者；⑩志愿动机模棱两可的求职者；⑪给人第一印象不深的求职者。

二、求职信

求职信（cover letter）是日常应用文书的一种特殊信件，又称应聘函或自荐信，顾名思义是求职者直接向用人单位以书面形式请求录用的一种信函，集介绍、自我推荐和下一步行动建议于一身，其内容应紧紧围绕"我符合要求、我可以胜任、我有诚意应聘"展开。事情往往是这样，能够胜任工作的人，不一定能获得工作；能获得工作的人，往往是那些善于巧妙地表现自己，让对方感到自己是适合这一工作的人。一份好的求职信能体现求职者清晰的思路和良好的表达能力，能拉近求职者和招聘主管之间的距离，从而更容易获得面试机会。求职信的内容和结构主要包括以下几点。

1. 称呼　自荐信的称呼要比一般书信的称呼正规，自荐者要针对用人单位是私企或国企、合资企业或外企等性质不同,选用不同的称呼,让他(她)感到自己对他(她)的了解和重视,也表明自己的成熟和精明,形成良好的第一印象。一般来说,求职信的称呼以"尊敬的先生/女士"或"尊敬的招聘官/招聘负责人"最为常见。如果你得知收信人的名称或职位,也可将其加上,如"尊敬的张经理"、"尊敬的李芳女士"。此外,对用人单位明确的可直接写上单位名称,如"尊敬的××公司人事部"、"尊敬的××公司张经理"。

2. 问候和寒暄 为了增进感情,消除生疏,顺利进入主题,问候和寒暄几句是十分必要的。通常采用"您好"、"近安"或者"占用您的时间,非常抱歉"等语,使人乐意看下去,并能从中获得良好的印象。千万不要像给普通朋友写信一样,写上诸如"最近好吗"、"近来可好?"之类的问候语,这不是正规商业信函的写作手法。

3. 正文 自荐信的重点是正文,其内容大体包括以下几部分。

(1)招聘信息的来源 如果你是在广告上得知此次招聘的,就写出是在哪儿看到的广告,如"我在××学校就业指导中心看到贵单位的招聘信息"。如果你是经人介绍的,可指出介绍人的姓名,如"在与贵公司营销部李经理的交谈中,他向我简单介绍了贵公司的情况,并建议我与你们联系",但应注意措辞及态度,不要让人觉得你有走后门的企图。

(2)求职目标和要求 目的明确、公事公办是商业信函的一个显著特点,因此,直奔主题,告诉招聘单位你的目的即可,且一定要写明具体的职位,如"我希望应聘贵公司的内部审计师职位",决不要写诸如"一份有挑战性的工作"等含糊的字眼。切不可长篇大论,写一堆自以为足以"以情动人"的文字,那只会招来用人单位的反感。

(3)对招聘单位的了解和赞美 表达你对招聘单位的了解情况,对其进行适当的赞赏,让招聘单位知道你很愿意在此服务。可以说其名声、业绩、影响力、公司文化或行业背景、发展前景等。但如果你对招聘单位及所处行业的情况不是十分了解,不要班门弄斧。

(4)自己具备的求职条件 这是求职信的核心部分,需有的放矢地自我推销。对教育背景、知识技能、工作经验等,应在简历中有翔实的介绍,此处只需针对招聘单位及所应聘岗位的应聘要求,围绕简历中的两三个要点进行发挥,突出知识技能和工作能力,从而让招聘人员觉得你就是他们最好的人选之一,让你通过筛选进入面试程序。

(5)渴望得到这份工作的心情,以及你做好该项工作的决心 语气应积极、自信但不自傲,不卑不亢,告诉用人单位自己能胜任这份工作。

4. 结尾 一般是在结尾处再次强调你对此职位的兴趣,表明希望得到面试机会,如"我盼望着您能给我一个面试的机会"或"盼您的答复"等,不过只可点到为止,不必啰嗦,语气也不必太过"乞求"。并注明详细通信地址、邮政编码、电话号码等,切莫遗忘,以致无法联系。

5. 祝颂语 在求职信的末尾可写上"此致,敬礼"、"祝工作顺利"、"顺祝愉快安康"、"深表谢意"等通用祝福用语。也可根据用人单位的实际,写出特色的祝颂语。

6. 署名及日期 署名可以简单写为"自荐人某某"或"某某谨启",日期写在署名下方,用阿拉伯数字书写,年、月、日俱全。

7. 附件 附件是向用人单位提供的原件或复印件。特别是自荐信中所提到的有关自己的经历、业绩等情况,主要包括学历证、学位证、荣誉证、职称证、成绩一览表等,以便于用人单位审核。

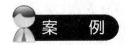

求 职 信

尊敬的先生/小姐：

您好！

我从报纸上看到贵公司的招聘信息，我对网页兼职编辑一职很感兴趣。

我现在是报社的在职编辑，从2008年获得硕士学位后至今，一直在报社担任编辑工作。几年来，对报社编辑工作已经有了相当的了解和熟悉。经过新闻工作者协会的正规培训和数年的工作经验，我相信我有能力担当贵公司所要求的网页编辑任务。

我对计算机有着非常浓厚的兴趣，能熟练使用 FrontPage 和 DreamWeaver、PhotoShop 等网页制作工具。本人自己做了一个个人主页，现在日访问量已达150人左右。通过互联网，我不仅学到了很多在日常生活中学不到的东西，而且坐在电脑前轻点鼠标就能尽晓天下事的快乐更是其他任何活动所不能及的。

由于编辑的业务性质，决定我拥有灵活的工作时间和良好的办公条件，这一切也在客观上为我做兼职编辑的工作提供了必要帮助。基于对互联网和编辑事务的精通和喜好以及我自身的客观条件和贵公司的要求，我相信贵公司能给我提供施展才能的另一片天空，而且我也相信我的努力能让贵公司的事业更上一层楼。

随信附上我的简历，如有机会和您面谈，我将十分感谢。即使贵公司认为我还不符合你们的条件，我也将一如既往地关注贵公司的发展，并在此致以最诚挚的祝福。

此致

敬礼！

钱×
2015年2月9日

第二节　形象设计

古希腊哲学家亚里士多德说过："美观是最好的自荐。"现代心理学研究也表明，一个人的外观可以对应聘就业产生直接的影响。在应聘面试时，必须注意将自己的仪表作一番认真的修饰。不论是仪容、化妆，还是服饰、配饰，都必须规范得体，争取给用人单位留下良好的第一印象。

一、着装的整体要求

1. 庄重大方　选择服装的不同式样、质地、色彩等均能反映出一个人的性格特征、知识水平和不同的审美观。求职者的身份要求所选择的服装应能够充分表现出庄重得体、适宜大方的自我个性。绝不允许不修边幅或过分时髦，或是刻意地追求怪异、新奇、性感，尤其禁忌穿露肩、露胸、露腰的"三露"服装。

2. 正规得体　一般面试宜按正规场合穿着打扮，注意充分考虑自己职业的特点。传统的商务礼仪中，男性求职者应穿西装，女性求职者应穿套裙。很多行业有自己的装扮标准，护士的形象要求不但是礼仪上的,更重要的是功能上的。护理人员面试时可穿让人看上去具有亲和力的较正式服装,避免高贵冷艳的"女强人"形象,随时随地都能体现出"白衣天使"的特殊韵味。应聘较高职位或是去外资企业求职时,修饰仪表还须注意是否正规得体。

二、男性求职者着装

一般来说,传统商务礼仪中男性穿西装是最正规和最被认可的着装。要使所穿着的西装称心合意,就必须在西装的选择、穿法、搭配等方面遵守相关的礼仪规范。

1. 西装　西装面料首选毛料,不选不透气、发光发亮的各类纤维面料;颜色选单色无图案,深蓝色是首选,还可选灰色或棕色;衣袖不要过长,以手臂向前伸时,衬衫袖子露出 2～4 cm 为宜;衣领不要过高,以伸直脖子时,衬衫领口外露 2 cm 为宜;西装应清洁平整,每次穿之前进行熨烫;通常,西装上衣的纽扣若为两粒扣,只系上面那粒,若为三粒扣,可只系中间或上中两粒扣子;不可把衣袖挽上去或卷起裤脚;西装口袋尽可能少装东西,甚至不装;西装里面也不可穿得鼓鼓囊囊。

2. 衬衫　要求是单一色彩的长袖衬衫,白色最好,蓝色、灰色、棕色、黑色也可以考虑,最好没有任何图案。穿西装时,衬衫的所有纽扣都要扣好,不打领带时,可以解开领口的纽扣;衬衫大小应合适,不要太短小紧身,也不要过分宽松肥大,松松垮垮,下摆不能过短,应均匀地扎到裤腰里。

3. 领带　领带是西装的灵魂,也是最抢眼的饰物。深色西装可以配颜色比较华丽的领带,此时衬衫应是纯色;浅色西装,领带应相应素雅;个子高的人应选择外观朴素、雅致大方的领带,个子矮的人适合斜纹细条的;脖子长的人宜选用大花型;面色红润的人宜选用素净的颜色;脸色苍白、晦暗的人可选用明亮色调的领带;领带结要打得挺括、端正,外观上呈三角形,收紧时在结下面压出一个窝儿;一般打好后,下端正好碰到腰带扣,超过就可能不时从上衣衣襟处露出来。

4. 鞋子　一定要穿皮鞋,擦干净并上好鞋油,确信鞋子是完好的,无脱漆或显得过旧,颜色与西装相配,黑色是很好的选择。

三、女性求职者着装

传统商务礼仪中,套裙是女性求职者的首选。套裙可以是西装上衣和随便的一条裙子自由搭配组合成的"随意型",也可以是西装上衣和裙子成套设计、制作的"成套型"。衣服颜色以冷色调为主,可以选择藏青、炭黑、茶褐、土黄、紫红等稍冷一点的颜色,上衣和裙子可以是一色的,也可以采用上浅下深或上深下浅两种不同的色彩,形成鲜明的对比;同色的套裙,可以搭配不同色彩的衬衫、领花、丝巾、胸针、围巾等衣饰,显得生动、活泼;裙子以窄裙为主,裙长到膝或过膝,以不短于膝盖上 15 cm 为限;上衣的领子要完全翻好,衣扣全部扣上,裙子要穿得端端正正,上下对齐的地方好好对齐。若是应聘广告、公关等这些比较注重创意的企业和职位,则可以穿得时尚一些,反映出求职者对社会潮流的敏感和洞悉力。适当的化妆可以为形象增色,"有妆若无妆",让自己看上去健康自然、精神焕发,切勿浓妆艳抹,失去原本生动的魅力。

四、配饰

常见的配饰有戒指、项链、耳环、耳钉、手链、脚链等。对求职者来说,不可以一次佩戴太多的配饰,佩戴配饰的作用不是为了显示珠光宝气,而是对整体服装起到提示、浓缩或扩展的作用,切忌用配饰突出自己身体中不太漂亮的地方,如颈部有赘肉和褶皱的女性,就不适合戴太有个性色彩的项链,以免被人过多地关注。作为毕业生,可以不戴任何配饰。护士不允许戴戒指、耳环等饰品。另外,染头发、染指甲、文身这些东西,在面试的时候尽量不要出现。

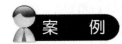

　　某公司要招聘一批搞效果设计的人才,经过几轮的淘汰,基本确定了几个人,有一个青年按时到面试现场去接受最终的审定。因为自己是搞设计的,出门的时候专门打扮了一下,戴上了一个略显老旧但是很有味道的滴血十字架饰品。

　　面试官有四位,除了三位中国公司领导外,还有一位从美国总部来中国公司考察工作的领导。他们要面试的青年走近一些,亲切聊聊,哪知那位美国领导惊呼一声,就呵斥青年出去。这个青年最后被告知不被录取,他百思不得其解,不知道是哪句话没说对。

　　实在忍不住的情况下,他就去找了这个公司问情况。经历了几次折腾,他终于见到了面试他的其中一位中国官员,弄清了事情的真相。

　　原来,一切都是出在他的那个自以为豪的十字架上。

　　在美国文化中,这个十字架代表着一个叫"3K党"的组织。据面试官说,美国领导的祖辈就有被"3K党"迫害过的,有一份家族血泪账。当他看到青年居然戴着象征"3K党"的滴血十字架标志时,一下子就暴发了⋯⋯美国领导说,若是在美国,他可能会受到制裁⋯⋯

　　青年听完吓出一身冷汗,呆若木鸡地立在原地。他没想到一个小小的饰品,居然给自己惹来这么大的祸害,丢了一份心仪的工作⋯⋯

第三节　面　试　礼　仪

　　应聘面试(interview)是对应聘者所进行的当面考察与测试。这一关比前面的笔试关可能更难逾越,更富有挑战性。一般认为,它是求职具有决定性的一关。良好的谈吐举止,得体的职业礼仪,在无形之中能显示出良好的个人修养和风度气质,为面试加分添彩。

　　1. 准时赴约　准时赶到面试地点参加面试,这是最基本的礼节。俗话说:一晚三慌。应该早做准备,提前赶到。一来可留下守时可信的印象,二来有充足的时间稳定情绪,便于发挥。一般最好提前10~15分钟到达。

　　面试时间通常由用人单位单方面来确定,对应聘者来说没有商量的余地,只得顺从,守信誉,不能违约,即使临时发生了意外情况,不能按时赶到或不能参加,也应及早通知用人单位,并表示歉意,这样可以得到用人单位的谅解,可能会得到再次面试的机会。

　　2. 礼貌通报　抵达用人单位面试地点后,一定要有礼貌地先通报对方负责面试的工作人员。不可贸然进入,不论门是否关闭。如果听到自己的名字被叫到,应有力地回答一声"是",然后再进入面试房间。如果面试房间的门是关着的,就要以里面听得见的力度敲门,听到回复后再进去。如果面试官让稍等一下,应听从他的安排,不要东张西望、动手动脚或中间插话,这会让面试官感觉出你的局促不安,甚至认为你是一个缺乏耐心的人。

　　3. 正确称呼　当应聘者进入办公室后,面临的首先是如何与工作人员或主考官打招呼的问题,首先应面带微笑,向主考官点头致意,若考官只有一人,则可说:"您好!我是某某,是来参加面试的。"如果是多位考官,则可说:"大家好(或老师们好)!我是某某,是来参加面试的。"这样可以迅速消除紧张的情绪,缩短双方的心理距离,为自己赢得好的第一印象,迈出成功的第一步。

4. 保持微笑 有资料表明,面试官对于求职者第一印象往往是在前6秒钟内形成的,良好的第一印象来源于人的仪表谈吐,但更重要的则是他表现出来的精神面貌。微笑是表情中最能赋予人好感、增加友善和沟通、愉悦心情的表达方式。面试官通常会认为,一个懂得微笑的人,是一个热情有礼、有修养、有魅力的人,在工作中更能得到他人的信任和尊重。

5. 文明谈吐 求职者在答问过程中要注意自身的谈吐形象。保持音调平静,音量适中,控制说话的速度,不可尖声尖气,声细无力。要克服平时说话的口头禅,不带"嗯"、"这个"等无关紧要的口头语,说话时不要唾沫乱飞,不要颠三倒四,语言要简洁明了,条理清楚。问话完毕,听不懂时可要求主试人重复一遍。不要随便打断对方的话,万不得已时,先说声"对不起",表现出彬彬有礼,不要轻易反驳,但可以时而点头以表示赞同。

6. 妙用体态语言 在面试时,除了运用语言进行交流、交谈外,在表达情感方面,还要借助于大量的体态语言,即身体各部位的动作、姿势、形态、表情等体现出特定信息、态度和情感。有时无声胜有声,面试官从面试者的走、站、坐的姿态、表情、眼神就可以判断该人的气质、性格、自信心、创造性,这些无声的信号对应聘者的"命运"至关重要。在体态方面,应聘者主要应当注意以下四条。

(1)自然 在面试时,应聘者一定要能沉得住气,临阵不慌,轻松自如。不管有多少考官或在什么场合,求职者的任何举止动作,都以自然二字为最好。千万不要矫揉造作,举止呆板,更不要慌乱不堪,手足无措。

(2)大方 举止大方,不仅能够给初次见面的对方留下一个良好的印象,也会给用人单位留下充满自信的好形象。面试之时,应聘者的一举一动都要大大方方,有条不紊。不要瞻前顾后,东张西望,自己嘀咕,也不要缩手缩脚,胆战心惊,小心翼翼,放不开动作,最后给人留下一个胆小怕事的坏印象。

(3)文明 应聘者在面试的时候,要不时检点自己的一言一行,避免在面试的时候站没站相,坐没坐样。一定要记住:走动、就座、开门、关门时不要出声,回答问题时不要指手画脚、手舞足蹈,进出办公室门的时候勿忘始终面对面试官。

(4)优雅 在注意不文明的举止行为的同时,应聘者在面试过程中还应当使自己的举手投足优雅动人,赏心悦目。优雅的举止不但有助于塑造出求职者的高雅形象,而且还很容易使面试人员由此而对自己产生好感,帮助自己如愿以偿。

以下是一些求职者举手投足常犯的无声和有声语言的错误:

(1)故意挤压手指和骨骼而弄出声响干扰面试,破坏和谐氛围。

(2)在面试时精力不集中,如折纸、转笔,这样会显得很不严肃,让你看上去很不成熟。

(3)面试中乱摸头发、胡子、耳朵,显露你的紧张,且会分散注意力,不能专心交谈。

(4)用手捂嘴说话,也是一种紧张的表现,且会让对方觉得你不愿意讲真话,嘴里有话不让人听清楚。

(5)当着人面挖耳朵、擦眼屎、擦鼻子、打喷嚏、用力清喉咙都是粗鲁与令人生厌的小动作。即使喷嚏难以抑制,打完之后也应该随即说声"对不起"。

(6)扮鬼脸也是一种不雅的小动作。用歪嘴、眨眼、皱眉、瞪眼、耸鼻子来表达对别人说话的反应,面试官很可能据此认定你不够成熟稳重。

7. 有效言谈交流 应聘者在进行面试的过程中,必须对自己的言谈加以认真的把握。求职者的语言、语音、语气、语调,都要倍加重视。根据社交礼仪的规范,至少要特别注意如下四个方面的问题。

(1)礼貌 在面试之际,应聘者务必要使自己的谈吐表现得文明礼貌,使用礼貌用语,绝对不能使用粗俗的语言。不论是自我介绍,还是答复询问,均须使用必要的谦词、敬语。在称呼考官时不应直呼其名,而应称其职务,或以"您"和其他的尊称相称。在回答完对方的提问之后,一定要加上一声"谢谢"。对这些细枝末节,不能掉以轻心。

(2)标准 求职者在回答考官的提问以及进行自我介绍时,说话要简洁明了,直指核心。面试中的很多问题都没有标准答案,只要言之有据,思路清晰即可。除此之外,还要求应聘者语言标准,使用专业术语,讲标准普通话。

(3)连贯 应聘者在面试时,谈吐的连贯与否至关重要。应聘者谈吐的连贯,在这里具有双重含义。一是要求前后连贯,即面试时的谈吐应与应聘者自己向用人单位提供的其他资料完全相符。二是要求谈吐一气呵成,切勿吞吞吐吐。

(4)简洁 在进行自我介绍或回答提问时,应聘者的谈吐应当化繁为简,简明扼要。能不说的话,就不要说,能少说的话,就不要多说,不该重复的话,就一定不要重复。倘若考官限定自我介绍或回答问题的时间,务必要严格遵守,宁可提前,也不要超时。

面对面试官的提问,应聘者应从容镇定,力戒以下倾向。

(1)戒自卑 应聘者要充满自信,精神抖擞,坦荡从容,给对方一个靠得住,有较强能力的好印象。

(2)戒抢答 应先让面试官问完整条问题,然后给自己数秒钟的时间去想清楚才开始作答。

(3)戒沉默 应聘者不要因怕对方嫌你轻浮而自始至终保持沉默,最愉快的交谈是双方都能畅所欲言。

(4)戒附和 应聘者要保持独立的个性,不固执,但也不唯唯诺诺,说话流利,有逻辑性。

(5)戒呆板 当提问者提出一些拐弯抹角的问题时,有的看起来与专业无关,你千万要小心,不要匆忙作答,因为这往往是面试官旁敲侧击,考察你的应变和创新能力。

(6)戒辩论 与主考官的意见不一致时,切记不要据理力争,即使你不同意他的看法,也不能直接给予反驳,可以用诸如"是的,您说的也有道理,在这一点上您是经验丰富的,不过我也遇到过一件事……"的开头方式进行交流。

(7)戒随意贬低别人 论人是非、自夸自大在面试中均是大忌,容易给主考官留下搬弄是非、不知天高地厚的感觉。

8. 适时告辞

(1)告辞的时机 如何适时告辞,善始善终也有学问。如果你是用人单位约请参加面试的应聘者,何时告辞应视对方的要求而定,不能在对方还未告知的情况下单方贸然提出。一般情况下,面试的所有提问回答完毕后,面试就算结束,例如,对方说"今天就谈到这里吧,请等候消息",这时你方可告辞离开。

如果你是直接上门联系工作,那么何时告辞你就应主动些。因为你是主动拜访者,从礼节上看,对方不好主动打发你走,只能从行为举止上表现出来,如果对方心不在焉,焦躁不安,或不时地看表,这就是下逐客令的信号,你应察言观色,主动提出告辞。

（2）告辞的技巧　在谈话结束时，想问用人单位究竟如何决定，那就主动向对方表示自己的意愿，坦然地问对方："不知您认为我适不适合来贵单位工作，我会很好地工作的。"如果对方答复说"我们还没有定下来"，你要尽快判断对方的话是托词还是实情。根据你的判断或者表示："我告辞了。我等候你们的研究结果，您看什么时候需要我再来，就通知我，谢谢。"或者表示："如果以后你们需要用人时再告诉我。"总之，谈话时一定要认真、有礼貌。不管谈话结果如何，不论是录用还是被拒绝，你都要很有礼貌地说："真不好意思，打扰了您好多次，今天又花费了不少时间，我走了，您也该休息了。"若是对方决定录用你，就说："谢谢，我一定努力工作。您看要办什么手续，何时来报到。"若是决定不录用，就说："没什么，还是很感谢您给我见面的机会，打搅您了，我告辞了。"若是人家要送你到门口，你一定要很有礼貌地请人家留步，握手或拱手告别。告辞时这些礼貌的举止，或许对你的录用能起到帮助。

（笪玉荣）

思考题

1. 参加应聘时应做好哪些准备工作，书面求职及面试的礼仪应注意哪几点？

2. 仔细阅读下面的案例和专家点评，谈谈自己的看法。

头发挑染的小张穿着一身休闲装走进了应聘现场，双肩包上挂满了各式小铃铛，颈部及手腕上的饰品闪闪发亮。

点评：对于在校学生而言，应聘一般职位不一定要穿什么时装、名牌服饰，庄重、朴素、得体就好，但也不可忽略不同职位的不同要求，例如，应聘公关职位就要适当地注意时尚，而应聘文秘、财务职位就应与时尚拉开适当的距离。仪表修饰最重要的是干净整洁，一般不要太标榜个性。应聘时佩戴太多的饰物，容易分散考官的注意力，有时也会给考官留下不成熟的印象。

3. 请结合下面案例中两位求职者的表现，分析求职面试中应答礼仪有哪些？言谈举止应注意哪些基本礼仪？

王先生来到面试单位，进入面试场地后很自然地在考官对面坐下，身体往背椅上一靠，眼睛紧盯着考官。随后在一系列的应答中，声音铿锵有力，内容有条不紊，令考官频频点头，可结果是两周之后，他没有接到录用通知。打电话去问，答复只有一句：我们害怕您，还是另谋高就吧。而另一位求职者去参加面试，因为心理准备不充分，刚一落座，主考官就问他："你是一个人来广州求职的吗？"由于紧张，竟作出这样一个可笑的回答："不，火车上很多人。"结果在场的人都大笑不止，他才发现自己答错了话，情绪一下子低落到了极点，结果自然是被淘汰。

第八章 护士人文修养

本章要点

　　医学的本质是人学，失去了人文精神，医学就失去了灵魂。一座医学的高峰必然是技术与人文的交汇，与之相应也必然要求医务人员具备良好的人文修养。在这一章里，我们将阐述"人文"、"人文科学"和"人文精神"的概念和内涵；在此基础之上，探讨医学与人文的内在联系，提高护士人文修养的策略。本章的重点是解释医学的人文内涵，难点是如何提高人文修养。

学习目标

识记：

1. 阐述人文精神的特征。

2. 叙述护理人文修养的内涵。

理解：

1. 解释下列名词：人文、人文科学、人文精神、体验、自省。

2. 理解人文的内涵。

3. 分析护理人文修养的意义。

应用： 能够理解践行人文理念，在护理实践中做到人文关怀。

第一节 概　　述

　　一个人的精神世界有三大支柱：科学、艺术、人文。科学追求的是真，给人以理性，科学使人理智；艺术追求的是美，给人以感性，艺术让人富有激情；人文追求的是善，给人以悟性，人文中的信仰使人虔诚。科学强调客观规律，艺术注重主观情感。科学就是根据事物的普遍性处理事物的特殊性。艺术则是根据事物的特殊性去处理事物的普遍性。人文则既有深刻的理性思考，又有深厚的情感魅力。一个人的精神世界，不能没有科学，不能没有艺术，也不能没有人文。因此，我们也可以把人的综合素养概括为科学素养、艺术素养和人文素养。

一、人文

什么是人文？科学与人文是什么关系？社会科学是不是人文？文学艺术是不是人文？在今天的社会，我们看到，不仅理工科的学生往往有知识、缺人文，社会学科的甚至学文学艺术的学生也往往有知识、有艺术，缺人文。

人文（humanism）是一个动态的概念。中国文化中的"人文"，是指与人和人事相关的社会人伦道德文化，它是与以自然为对象的"天文"相对应。英文与汉语"人文"相对应的是humanism，泛指任何以人为中心的学说，以区别于以神为中心的神本主义。它是文艺复兴时期的时代精神，是作为中世纪基督教神权的对立物出现的。作为西方的人文精神，强调的是人道，人的价值的实现。而在中国，人文的关键是"文"。《周易·系辞》说："物相杂，故曰文。""文"是指事物之间的交错关系，又可指事物的纹理。由此引申出条文、秩序、制度等含义。因此，归纳起来人文的基本含义是指人类生活和活动的基本关系、条理、秩序、规范，包括价值观、习惯、道德规范和法律规范等。

我国《辞海》中就这样写道："人文指人类社会的各种文化现象"。文化是人类或者一个民族、一个人群共同具有的符号、价值观及其规范。"各种"文化现象，显然包括了先进的和落后的，科学的和愚昧的，优秀的和次劣的，健康的和病态的。我们现在所说的人文或人文精神，或人文思想、人文教育，显然是指人类文化中先进的、科学的、优秀的、健康的部分。而其核心是先进的价值观，其主要内容则是指先进的规范；对于社会而言，尤其是先进的法律和制度规范；对于社会成员而言，尤其是先进的道德和习惯规范；对于青少年来说，首先体现在养成良好的习惯规范。

知识大体可以分为科学和技术、文学和艺术、哲学和宗教三个大的部分。科学和技术包括数学、自然科学和社会科学，这是讲客观、讲规律、讲理性的。文学和艺术则主要是讲主观、讲情感、讲感性的。哲学和宗教应该说主要是讲人文。这种人文知识、人文思想、人文精神，大量地渗透在文学和艺术之中，甚至大量地产生于文学和艺术之中，也渗透在社会科学之中，所以人们往往把文学和艺术，甚至社会科学，看成是人文学科。其实人文精神也渗透在自然科学和技术之中。这里的关键是渗透还是不渗透，渗透多少，这就同一个国家的文化、教育有着密切的关系。如果不渗透，这样的社会科学，甚至这样的文学和艺术，也是没有人文的，至少是缺乏人文的。事实上，文学和艺术也是由两个部分组成：形式和内容。这里的内容应该是人文的。但是在有的社会、有的时期，它也可能是缺人文、不人文，甚至是反人文的。哲学总该是人文的了，但是如果哲学只讲方法论，甚至只讲"斗争的哲学"，那它也是不人文，甚至反人文的。又比如，医学以人为对象，本来就始于人文，充满着人文。但是当人们把它看成一种治疗"技术"的时候，反而缺乏人文了。所以我们常常说有的人有知识无文化，或者说有艺术无文化，讲的就是这个道理。这里的文化指的就是文化中的先进部分、核心部分，也就是我们现在所说的人文。

人文，作为人类文化的一种基因，作为一种朴素的习惯和意识，无论是西方还是东方，无论是中国还是外国，古已有之。但是作为一种普遍的文化，即更多的人、更大的人群共同具有并成为稳定的价值观及其规范，则始于 15 及 16 世纪的文艺复兴时期，形成于 17 及 18 世纪的约翰·洛克、亚当·斯密和法国启蒙运动以及美国的独立宣言和法国的人权宣言时期，反思于 19 世纪及 20 世纪初的马克思、尼采、罗素所处的反思期，发展于 20 世纪中后期的现代时期。而马斯洛的需求层次论和自我价值的实现，则是现代人文思想最杰出的代表。近代以来,人类社会发生了一系列的深刻变化。人文革命的典型代表是文艺复兴,科学革命促进了近代科学的诞生,并由此诞生了两大观念:尊重人(人文观念),尊重规律(科学观念)。

人文的核心是"人",以人为本,关心人、爱护人、尊重人。这就是我们常常说的人类关怀、生命关怀。人是衡量一切的尺度,在人世间的各种权利,只有人权是天赋的,生来具有的,不可剥夺,也不可代替。承认人的价值,尊重人的个人利益,包括物质的利益和精神的利益。医学是认识生命活动规律,保持和增进健康,预防和治疗疾病,促进人类实现身体、心理和社会适应上全面健康的科学知识体系与实践活动。由此可见,医学并非单纯意义上的自然科学。著名医史学家西格里斯提出:"与其说医学是一门自然科学,不如说它是一门社会科学。医学的目的是社会的。它不仅要预防疾病,使某个机体得到恢复,而且还要使人得到调整,以适应它的环境,成为一个有用的社会成员。为了做到这一点,医学经常要用科学的方法,但是它的最终目的仍然是社会的。"1980年,我国著名社会学家于光远在《百科知识》中写道:"医学不是纯粹的自然科学,而是两个科学门类(自然科学和社会科学)相结合的科学。因为医学的对象一方面是作为自然界物质的人,另一方面这个人又在一定社会中生活。"这些观点说明医学的过程不但要掌握其科学精髓,而且要有培养良好的人文素养,以适应社会的需要。

二、人文科学

人文科学(the human sciences)是研究人类信仰、情感、道德和理智的各门科学的总称。它是以人的内心活动、精神世界以及作为人的精神世界的客观表达的文化传统及其辩证关系为研究内容、研究对象的学科体系,它是以人的生存价值和生存意义为研究主题的学科,它所研究的是一个精神与意义的世界。

有人把人文科学归于社会科学。其实,两者既有区别又有密切联系。人文科学,是以人类的精神世界及其沉淀的精神文化为对象的科学。社会科学则是一种以人类社会为研究对象的科学。人文科学主要研究人的观念、精神、情感和价值,即人的主观精神世界及其所积淀下来的精神文化,而社会科学更多的是研究客观的人类社会、个人及其主观世界。前者常用意义分析和解释学的方法研究微观领域的精神文化现象,其涵盖的科学包括文、史、哲及其衍生出来的美学、宗教学、伦理学、文化学、艺术学等。后者则侧重于运用实证的方法来研究宏观的社会世界、社会现象,其涵盖的科学主要有经济学、社会学、政治学、法学等。

由于"人"与"社会"在本质上的一致性和不可分割性,尽管在理论上可以将人文科学与社会科学区别开来,但在实际中,不可能把人文科学与社会科学截然分开。人一开始就是社会的人,人类精神文化活动就是在社会场景中展开的,本身就是一种社会现象,而社会现象又源于人类精神活动的创造。人文现象与社会现象都是由人、人的活动以及活动的产物构成的。它们从不同的侧面以不同的方式反映同一社会生活,因而相互补充、相互渗透、相互影响。正是这种水乳交融的紧密联系,构成了二者内在的亲缘性与统一性。

人文学科承担着从各个学科角度培育人文素质的教化实践功能,它作用于人的感情状态,在潜移默化中改变人的价值观,影响人的情趣和气质,并激发人的创造潜能。人文教育必须渗透于普通教育全过程中。

三、人文精神

人文精神(humanistic spirit)是一种普遍的人类自我关怀,表现为对人的尊严、价值、命运的维护、追求和关切,对人类遗留下来的各种精神文化现象的高度珍视,对一种全面发展的理想人格的肯定和塑造。

人文精神是一种意识、观念、态度、主张或宗旨，它强调人的价值的重要性，强调人的精神追求或心灵追求(包括情感追求、审美追求、道德追求、认知追求与创造追求)及人对真善美的追求，是人之所以为人而不是动物的根本区别和本质，它是任何一个精神健康的人安身立命的生活之本。

人文精神的主旨在于人不被自己的创造物所束缚，而是运用这些创造物去为人的精神生活或心灵生活(情感生活、审美生活和道德生活)服务，运用这些创造物去进行新的创造，让这种自强不息的精神永远发扬下去。只有这样，才真正是更加符合人性，更加符合人的本质，更加符合人的本性，也只有这样，才能更充分地张扬人性。因此，人文精神强调人的兴趣、人的追求的自由发展，强调人的创造性的充分发展，强调人的自身的提高进步和不断的自我完善，强调人的自我实现，强调人的人格独立，强调人的主体性。其内涵可以归纳为以下几个方面。

(1)"对人的价值追求"，提倡人文精神与科学性的相容性，关怀的中心是现实生活中人的身心全面价值的体现。

(2)人文指"区别于自然现象及其规律的人与社会的事物"，其核心是贯穿于人们思维与言行中的信仰、理想、价值取向、人文模式、审美情趣，即人文精神是一个人、一个民族、一种文化活动的内在灵魂与生命。

(3)人文精神是把人的文化生命和人的文化世界贯注于人的价值取向和理想追求之中，强调人的文化生命的弘扬和人的文化世界的开拓，促进人的进步、发展和完善。

(4)人文精神是人类不断完善自己、拓展自己、提升自己，使自己从"自在的"状态过渡到"自为"状态的一种本事。

(5)人文精神是"一种关注人生真谛的和人类命运的理性态度"，它包括对人的个性和主体精神的高扬，对自由、平等和做人尊严的渴望，对理想、信仰和自我实现的执着，对生命、死亡和生存意义的探索等。

四、护理人文修养的意义

医学不仅是科学和艺术的结合，更是人文的。在"生物医学模式"下，人们运用生物与医学联系的观点认识生命、健康与疾病。人们认为健康是人体、环境与病因三者之间的动态平衡，这种平衡被破坏便发生疾病。"生物-心理-社会医学模式"不仅关注人的生物性，同样关注人的社会性，充分认识到环境因素、社会因素、心理因素对健康的综合作用，是对"生物医学模式"的更正与补充，它不仅重视生物个体本身，更重视影响个体和群体健康的社会、心理和精神状态。因此，医务人员除了为患者提供诊疗服务之外，还要为患者提供精神、文化、情感的服务，以利于患者的康复。

然而医学从来不是一门完美的科学，这是医学的局限。这种局限既来自生命现象的复杂性和不确定性，也来自医务人员作为人而非神的特性。医学还具有风险性，不犯错误的医疗是不存在的。医学不能治愈一切疾病，也不能治愈每一个患者，生老病死是自然规律。"偶尔是治愈，常常是帮助，总是去安慰。"从这个意义上讲，医学不仅是维系人类生命价值的重要手段，更是人性的传递、情感的延伸。

20世纪以来，现代科学技术得到了突破性进展，医学取得了前所未有的快速发展，医疗技术发生了根本性改变。这些转变使生物-心理-社会医学模式下的生物层面得到了更多的强化，上升到了新的高度，而另一方面医学也开始与人文分离，医学与患者的距离越来越远。医学技术的复杂性需要医护人员花费大量时间去学习、熟练及应用,医学的诊疗也更多地依赖这些高新技术与仪器,过度依赖药物与手术。而患者与家属也更不容易了解和理解这些技术的真实应用性与自己的关联,医患的沟通也越来越困难。这些不仅淡化了医患之间的人性化接触,医护人员对患者重疾病治疗,轻人文关怀,也损害了医务人员队伍的整体形象,使得医院可持续发展困难重重。医学的本质是人学,抽去了人文精神,医学就失去了灵魂。一座医学的高峰,必然是技术与人文的交汇,与之相应也必然要求医务人员具备良好的人文修养。

第二节　护理人文修养的实现

一、护理人文修养的内涵

1. 关爱(care)　我国古代中医理念要求一名医者要达到:"上知天文,下知地理,中知人事"。这句话朴素地表达了医者需要从仁心出发,在为患者提供良好的技术服务的基础上,还要掌握患者所处的社会环境,了解其心理精神、情感的需求,要有同情怜悯之心,体会患者的痛苦,给患者足够的重视、安慰和尊重。尽可能创造出一个利于患者倾诉病情的环境,要与患者建立良好的人际关系,帮助其建立战胜疾病的信心和生活下去的勇气,从而达到最佳的治疗效果。此时,医生付出的关爱体现出超越于知识技术之上的最高尚的灵性医学。

2. 博爱(caritas)　患者除了对疾病的担忧、苦闷和彷徨外,甚至亲朋好友也会受到影响,他们内心的担忧、痛苦、无助不仅影响到他们的机体及精神,也会影响患者的精神以及疾病演变的过程。因此,医学人文关怀的范围应跨越医院而延伸至与患者相联系的群体。不仅诊治患者的身心,而且关注、干预患者周边群体人的心理紊乱及医学相关的社会问题。这对患者的病情恢复大有裨益,对社会的稳定亦有一定的作用,这是关爱上升到博爱的最佳境界。

3. 至善(the supreme good)　医学人文关怀的至善原则不同于医学科技形成的"科技至善"。科技至善是医学科技追求技术飞速发展的外在的、物化的要求。它容易导致了医生专注于诊断治疗的机械化、计算机化而偏离关注人的情感,从而割裂了与医学人文精神的结合。医学人文所追求的"至善"才是医学科技内在的价值取向,是医院和医护人员践行的人文道德标准。医院是全面体现博爱精神的社会单元,医护人员是实施和延续博爱的社会人。无论是在医疗制度、卫生政策,还是具体诊疗护理中,能够站在患者的角度体察其感受、帮助、安慰、治愈,确保医学技术沿着造福人类的道路前进。

4. 慎行(cautious in conduct)　慎行是指医生在临床思维和医疗过程中要全神贯注、权衡利弊、谨慎行事,不允许丝毫的简单与草率,避免伤害患者的行为发生。如治疗预期的正作用与副作用是否利大于弊? 对治疗风险是否作过全面考虑和预防? 医患沟通是否融洽和充分? 对于治疗过程中的创伤和痛苦,患者是否知情和能否承受? 对于治疗成本和可能的代价患者是否有心理准备? 这些都与医护人员的人文素养直接有关。在医疗行为诸过程中,应尽可能提供高效、优质、便捷的服务,慎重对待技术引发的社会伦理问题。医疗科技带来了新的诊疗方法,为解除患者病痛提供了新思路,但片面追求高精尖技术的疗效和效率也会导致忽视技术的适宜性及可能的伤害性。面对医学模式的转变、疾病谱的变化和社会对医疗服务的高要求形势,需要人文关怀正确应对医学与人文科学相互渗透交叉所带来的诸多尖锐而复杂的社会问题,尤其是医学伦理问题将起着越来越重要的作用。

医学人文关怀的基本内涵所诠释出的关爱是医学人文关怀最基本的要求,博爱是医学人文关怀的追求,至善是医学人文关怀具体的体现,慎行是医学人文关怀必备的行为。将医学人文关怀应用于临床工作中的每一个细节,是最终实现医疗为人群的健康服务的基本要求。

二、如何塑造护理人员的人文修养

1. 积淀深厚的人文知识,打好人文修养的基础

(1) 历史知识 现实是历史的延续,了解人类文明的发展历程及成果,才会了解人类社会的过去,并以此认识现在,推断未来,形成关于社会的时间、空间发展概念,使自身走向更高层次的文明。

(2) 哲学知识 哲学的本质是认识和思考我们所处的世界。哲学能教会我们运用科学的世界观和方法论分析世界的现实问题,处理现实生活中的人与自然、人与社会、人与人、人与物之间的关系。

(3) 传统文化知识 中国传统文化内容丰富、包容万象、博大精深,涵盖思想观念、生活方式、风俗习惯、宗教信仰、文学艺术、教育科技等诸多方面。它根植于封建主义的土壤,经过五千年的锤炼,成为中华民族兴国安邦、炎黄子孙安身立命的文化根本,成为支撑中华文化的精神脊梁,成为推动中华文化发扬光大、绵延不断、生生不息的力量之源。

(4) 伦理知识 伦理知识即关于道德问题的知识。道德属于上层建筑的范畴,是一种特殊的社会意识形态。它通过社会舆论、传统习俗和人们的内心信念来维系,是对人们的行为进行善恶评价的心理意识、原则规范和行为活动的总和。通过对善与恶、权利与义务、理想与使命、行为准则等知识的学习,塑造提升道德认识、道德情感、道德信念、道德意志和道德行为。

(5) 美学知识 美学是一门研究人对现实的审美关系的科学。要学好美学需要扎实的哲学功底与艺术涵养。它既是一门思辨的学科,又是一门感性的学科。美学与文艺学、心理学、语言学、人类学、神话学等有着紧密联系。美学知识能够丰富人们的精神生活,使生活变得有情致、有韵味、有活力、有光彩、有价值、有希望。

2. 加强人文体验与内省,促进人文精神的培养

(1) 体验 一般是指个体在亲身经历过程中,通过反复观察、感受、实践、探究,对认知、情感、行为和认识的深度体察、感悟,最终认识某些可以言说或者未必能够言说的事物,从而掌握知识和技能,发展能力,养成某些行为习惯,形成某些观念、情感、态度乃至心理品格的过程。体验具有个体性、亲历性和内在性。体验可以以不同的标准分为感觉体验、视觉体验、动手体验、情感体验或者成功体验、挫折体验等。

(2) 内省 内省是自我观察、自我分析、自我认识、自我矫正、自我完善、自我提升的过程,是个体在头脑中对问题进行反复、严肃、执着的沉思,是对过去的经验反馈,同时又是做出新计划和行动的依据。

在临床实践中,医护人员通过深度体察和感悟患者的诊疗过程,不断内省自己的行为修养、敬业精神和职业习惯是否符合“以人为本”的价值观和“救死扶伤”的职业观等人文精神理念,从而培养高度的责任感和同情心,树立尊重患者、关怀患者的高尚职业道德。

当然,人文修养、人文精神的培养还需要外部环境的有利支持。社会大环境的人文氛围,报纸、电视、互联网的人文导向,医药卫生体制的支撑性,医院管理的文化策略等都会影响护士人文修养的建立与提升。

人文修养的提高是一个潜移默化、终生教化的过程,护理工作者要充分认识人文修养的医疗意义,要把人文知识与人文精神的修养贯穿于生活、工作的各个环节,做一个合格的健康守护者。

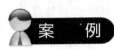 案 例

患者,女,23岁,银行职员。性格开朗,积极上进,注重自身形象和修养。患者因自己是单眼皮并伴有内眦赘皮,使人感到总有一种未睡醒、没有精神的感觉。因此,到整形美容科进行了内眦开大、切开重睑手术,术后第二天来院换药,由于第二天主诊医师休息,护士给进行了清创、换药,换药当中护士未回答患者的全部提问,并且未作任何说明,患者不满,在母亲的陪同下,进行了投诉。患者后悔手术,并认为毁容了,原因是红肿厉害,重睑线过宽、不自然,不能见人,心理负担较重。

解析:面对心理负担较重的患者,医生应首先倾听患者的意见,对患者的心态有足够的了解,对患者进行创口的生长过程及肿胀时间、预后状况的讲解,使患者知道红肿属于正常的生理反应,没有必要担心。对患者进行心理辅导,使患者知道每个人术后都有这种心理变化。患者术后的马鞍形心理变化特征,具体表现是未做手术时情绪高涨,术后情绪低落,但随着手术创口的恢复,情绪好转,一个月后情绪又会恢复到高涨状态,是一种正常的心态反映。未对护士进行患者术后心理马鞍形变化周期特点的培训,护士的注意力全部集中在换药上,未注意患者的提问,从而造成误解。这种患者只要沟通得当,帮助患者树立足够的信心,就会得到充分的理解。在正常的医疗活动过程中,医生和护士不仅要按照医德进行诊疗方案的制定,对待患者还要耐心细心,及时与患者沟通到位,从患者的利益出发,认真回答患者提出的疑问。医务人员的人文修养、沟通能力和医德医风在现代医患关系中尤为重要,努力提升自身的专业技术水平和人文修养,保障安全,讲求科学,是我们每一位医务工作者义不容辞的责任。

(谢 虹)

思考题

1. 学习了本章内容,你对何为人文、何为人文精神有没有新的认识?试着归纳一下你心目中的人文理念、人文精神。

2. 举例说明为什么人的精神世界需要科学、艺术、人文三大支柱。

3. 为什么医学、护理学需要人文素养?

4. 学习了本章内容,你计划如何提升自己的人文修养?

5. 在护理实践中,如何才能做到人文关怀?

中英文对照

H

halo effect	晕轮效应
horizontal communication	横向沟通
humanism	人文
humanistic spirit	人文精神

I

image design	形象设计
indirect communication	间接沟通
inducing and attracting rule	诱发吸引律
informal communication	非正式沟通
information distortion	信息失真
instrument to modify	仪表修饰
interpersonal	人际
interpersonal attraction	人际吸引
interpersonal charm	人际魅力
interpersonal cognition	人际认知
interpersonal communication	人际沟通
interpersonal conflict	人际冲突
interpersonal relationship	人际关系
interview	面试

L

language communication	语言沟通
light circle attracting rule	光环吸引律
light circle effect	光环效应
look in the eyes	眼神

M

manners	举止
manners in public places	公共场所礼仪
meeting etiquette	会面礼仪
multi-culture	多元文化
multi-culture nursing	多元文化护理
mutually beneficial and attracting rule	互惠吸引律
mutually complementary and attracting rule	互补吸引律
mutual-participation model	共同参与型模式

N

nonverbal communication	非语言沟通
nurse-patient relationship	护患关系
nurse-patient relationship conflict	护患冲突

O

one-way communication	单向沟通
opposite sex attracting rule	异性吸引律

P

personal resume	个人简历
physiological function	生理功能
posture	行姿
primacy effect	首因效应
professional etiquette	职业礼仪
projection effect	投射效应
psychological function	心理功能
public image	公众形象

R

recent effect	近因效应
relation	关系

S

self-disclosure	自我暴露
sitting position	坐姿
social function	社会功能
social prejudice effect	社会刻板效应
squatting	蹲姿
standing	站姿

T

telephone etiquette	电话礼仪
the human sciences	人文科学
the supreme good	至善
therapeutic communication	治疗性沟通
trigger body of communication	沟通的触发体
two-way communication	双向沟通

V

vertical communication	纵向沟通

参考文献

CANKAOWENXIAN

[1] （唐）孔颖达.春秋左传正义（卷56）[M].北京：北京大学出版社,1999.

[2] 赵景卓.现代礼仪[M].北京：中国物资出版社,2006.

[3] 姜小鹰.护理美学[M].北京：高等教育出版社,2010.

[4] 梁立.护士人文修养[M].杭州：浙江大学出版社,2010.

[5] 李昌彧.人际沟通与职业礼仪[M].北京：化学工业出版社,2010.

[6] 周毅.人际交往与医患沟通[M].北京：北京大学医学出版社,2011.

[7] 赵爱平,袁晓玲.护患沟通指导[M].北京：科学出版社,2011.

[8] Julia Balzer Riley.护理人际沟通[M].6版.隋树杰,董国忠,主译.北京：人民卫生出版社,2010.

[9] 史瑞芬,史宝欣.护士人文修养[M].北京：人民卫生出版社,2012.

[10] 高燕.护理礼仪与人际沟通[M].3版.北京：高等教育出版社,2014.

[11] 胡爱明.护士人文修养[M].2版.北京：人民卫生出版社,2014.

[12] 李小妹.护理学导论[M].3版.北京：人民卫生出版社,2012.

[13] 黄建萍.现代护理礼仪[M].2版.北京：人民军医出版社,2010.

[14] 刘华侠,辛霞.护理管理学[M].南京：江苏科技出版社,2013.

[15] 丁梅,王军辉.护理人文修养[M].南京：江苏科技出版社,2013.

[16] 李晓玲.护理人际沟通与礼仪[M].北京：高等教育出版社,2010.

[17] 王斌,人际沟通[M].2版.北京：人民卫生出版社,2012.

[18] 史瑞芬,护理人际学[M].北京：人民军医出版社,2003.

[19] 马如娅,人际沟通[M].北京：人民卫生出版社,2006.

[20] 冷晓红.人际沟通[M].北京：人民卫生出版社,2006.

[21] 余桂林.人际沟通[M].北京：中国协和医科大学出版社,2013.

[22] 麻友平.人际沟通艺术[M].北京：人民邮电出版社,2012.

[23] 李秋萍.护患沟通技巧[M].北京：人民军医出版社,2010.

[24] 李峥.人际沟通[M].北京：中国协和医科大学出版社,2004.

[25] 艾莎·N·恩格尔伯格.沟通[M].郭春宁,译.北京：中国人民大学出版社,2013.

[26] 陈刚,叶红.护理与人际沟通[M].合肥：安徽科学技术出版社,2009.

[27] 林俊华.护理美学[M].北京：中国中医药出版社,2012.

[28] 张乃正,冯文珍.护理礼仪与人际沟通[M].西安：陕西师范大学出版社,2012.

[29] 史瑞芬.护理人际学[M].北京：人民军医出版社,2013.

[30] 王玮.职场面试必胜手册[M].北京：清华大学出版社,2013.

［31］ 孙祺奇.面试礼仪［M］.北京:中国经济出版社,2014.

［32］ 王彩霞.医患沟通［M］.北京:北京大学医学出版社,2013.

［33］ 李怀东.医学人文关怀的基本内涵［J］.中国医学伦理学,2012,25(4):536-537.

［34］ 未来之舟.求职礼仪手册［M］.北京:海洋出版社,2005.

［35］ 麦可思研究院.大学生求职决胜宝典［M］.北京:清华大学出版社,2013.

［36］ 张翠娣.护士人文修养与沟通技术［M］.北京:人民卫生出版社,2012.

［37］ 刘宇.人际交往与护士专业礼仪［M］.北京:北京大学出版社,2008.

［38］ 刘宇.护理礼仪［M］.北京:人民卫生出版社,2006.

［39］ 刘桂英.护理礼仪［M］.北京:人民卫生出版社,2004.

［40］ 金正昆.社交礼仪教程［M］.4 版.北京:中国人民大学出版社,2013.

［41］ 孙曲曲.这样求职最有效［M］.北京:京华出版社,2006.